不忘流派初心

发展中医事业

米烈汉题

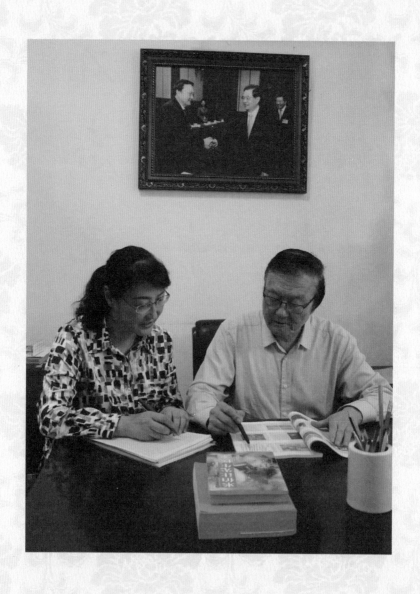

长安米氏内科流派证治丛书

长 安 玉 钥

——米烈汉经验拾粹

主　编　杨明丽

副主编　肖　洋　程红卫

世界图书出版公司

西安　北京　广州　上海

图书在版编目（CIP）数据

长安玉钥：米烈汉经验拾粹 / 杨明丽主编. —西安：世界图书出版西安有限公司,2018. 9
（长安米氏内科流派证治丛书）
ISBN 978 - 7 - 5192 - 4699 - 0

Ⅰ. ①长… Ⅱ. ①杨… Ⅲ. ①中医内科—中医临床—经验—中国—现代 Ⅳ. ①R25

中国版本图书馆 CIP 数据核字（2018）第 195916 号

书　　名	**长安玉钥**：米烈汉经验拾粹	
	CHANG'AN YUYAO：MI-LIEHAN JINGYAN SHICUI	
主　　编	杨明丽	
责任编辑	胡玉平	
装帧设计	绝色设计	
出版发行	**世界图书出版西安有限公司**	
地　　址	西安市北大街 85 号	
邮　　编	710003	
电　　话	029 - 87214941　87233647（市场营销部）	
	029 - 87234767（总编室）	
网　　址	http：//www. wpcxa. com	
邮　　箱	xast@ wpcxa. com	
经　　销	新华书店	
印　　刷	西安牵井印务有限公司	
开　　本	787mm×1092mm　1/16	
印　　张	15　插页 1	
字　　数	280 千字	
版　　次	2018 年 9 月第 1 版　2018 年 9 月第 1 次印刷	
国际书号	ISBN 978 - 7 - 5192 - 4699 - 0	
定　　价	58.00 元	

医学投稿　xastyx@ 163. com　‖ 029 - 87279745　87284035
☆如有印装错误，请寄回本公司更换☆

前　言

作为第四批全国名老中医药专家学术经验继承人，我有幸成为米烈汉先生的学生。跟师学习十余年，深刻体会到名老中医是中医理论、前人经验与当今实践相结合解决临床疑难问题的典范，他们代表着当前中医临床和学术的最高水平，是中医药伟大宝库的重要资源。

米烈汉先生是长安米氏流派代表性传承人。他的父亲是我国当代著名的中医学家米伯让先生。在家庭熏染和父亲的言传身教下，奠定了米烈汉先生立志献身祖国中医事业的思想基石。在父亲的严格教育和自身严格要求下，米烈汉先生在努力做好医务行政和科研工作的同时，他时刻不忘自己医师的天职，在他的诊室里总是挤满来自全国各地的患者，他精心为每位患者诊治，耐心回答患者的询问，不管多累、多晚，他都会认真看完最后一位患者。他以高尚的医德赢得了广大群众的信任，以精湛的医术博得众多患者的赞誉，以精诚的执着坚定了后学对中医的信心。笔者有幸跟随米烈汉先生学习，认真体会和领悟先生的学术思想和临床经验，认真分析总结，更深入地领略到米烈汉先生的学术思想对临床思辨的指导性与宝贵临床经验在辨证施治过程中的实用性。

笔者汇集跟师所学所见，归纳总结先生学术思想及临床经验编写成书。借此让米烈汉先生的学术思想及临床经验帮助更多的中医药爱好者。

"米烈汉教授从医历程"主要介绍米烈汉先生的生平及从医经历。让我们对一位具有精湛医术、崇高医德和严谨治学态度的一代名医有了全面的了解。第二篇主要从病因病机、治法、方药等方面分析、归纳、总结米烈汉先生对肺间质纤维化、糖尿病肾病、甲状腺疾病等常见内科疾病的认识，更深入阐明了米烈汉先生治疗慢性疾病的学术思想。"医案精选"主要总结笔者随师学习期间见闻的许多临床验案，积累了大量病历资料。笔者将这些散在的精典医案加以总结提炼，以病名为纲，总结米烈汉先生治疗内科杂病的经验，汇篇成册，为我们全面系统地总结、挖掘米烈汉先生的学术经验提供资料。

我有幸跟随米烈汉先生学习，亲聆先生谆谆教诲，受益匪浅。我仅以自己浅薄的认知将米烈汉先生的学术思想及临床经验总结成书出版，因自身才短思涩，不能更全面、深入地总结米烈汉先生的学术精髓。谨以此书作为学习研究米烈汉先生学术思想的资料，不足之处敬请同道批评指正。同时感谢长安米氏内科的同门们在出版此书的过程中的大力帮助。

编　者
2018 年 5 月

目　录

>> **米烈汉教授从医历程**

传承衣钵,立志学医 ·· 1

甘当人梯,悉心传教 ·· 4

>> **米烈汉教授对内科常见疾病的认识**

肺间质纤维化 ·· 5

糖尿病肾病 ·· 10

甲状腺结节 ·· 19

肥胖症 ·· 23

老年痴呆症 ·· 27

阳　痿 ·· 32

>> **医案精选**

头痛(血管神经性头痛) ··· 38

头痛(偏头痛) ·· 39

头痛(外伤头痛) ·· 40

头痛(神经性头痛) ·· 41

头痛(神经性头痛) ·· 43

头痛(高血压病) ·· 44

梅核气 ·· 45

梅核气(慢性咽炎) ·· 47

眩晕(颈椎病) ·· 48

眩晕(颈椎病) ·· 49

心悸(心律失常) ·· 50

心悸(心律失常) ·· 52

肺痿（肺间质纤维化）……………………………………… 53

肺痿（肺间质纤维化）……………………………………… 55

胸痹（冠心病）……………………………………………… 56

胸痹（冠心病）……………………………………………… 58

胸痹（冠心病）……………………………………………… 59

胸痹（冠心病）……………………………………………… 61

麻木（舌神经损伤）………………………………………… 62

麻木（颈部脊髓瘤术后）…………………………………… 63

麻木（末梢循环障碍）……………………………………… 65

胃脘痛（慢性萎缩性胃炎）………………………………… 66

胃脘痛（慢性浅表性胃炎）………………………………… 67

胃脘痛（慢性萎缩性胃炎伴糜烂）………………………… 68

胃脘痛（胆汁反流性胃炎）………………………………… 70

胁痛（围绝经期综合征）…………………………………… 71

胁痛（胆结石）……………………………………………… 72

胁痛（急性胆囊炎）………………………………………… 73

泄泻（肠易激综合征）……………………………………… 74

便秘（术后便秘）…………………………………………… 76

便秘（便秘）………………………………………………… 77

肝癖（非酒精性脂肪肝）…………………………………… 78

水肿（甲状腺功能减退）…………………………………… 80

水肿（糖尿病肾病）………………………………………… 81

水肿（特发性水肿）………………………………………… 82

水肿（糖尿病肾病）………………………………………… 84

郁证（焦虑症）……………………………………………… 85

郁证（产后抑郁症）………………………………………… 87

历节病（痛风症）…………………………………………… 88

痹证（产后风湿痛）………………………………………… 89

内伤发热（神经官能症）…………………………………… 90

汗证（自主神经功能紊乱）………………………………… 91

紫斑（血小板减少性紫癜）………………………………… 93

遗　尿　…………………………………………………… 94

瘿病（甲状腺腺瘤）·································· 95

瘿病（甲状腺腺瘤）·································· 96

瘿病（甲状腺腺瘤）·································· 98

粉刺（痤疮）······································ 100

风疹（湿疹）······································ 102

湿温（自主神经功能紊乱）···························· 103

不寐（神经衰弱症）································· 104

不寐（神经衰弱症）································· 105

不寐（围绝经期综合征）····························· 107

消渴病（2 型糖尿病）······························· 108

消渴病（2 型糖尿病）······························· 110

消渴病（2 型糖尿病）······························· 111

消渴病（2 型糖尿病）······························· 112

消渴痹证（糖尿病周围神经病变）······················ 114

呆病（老年性痴呆）································· 115

呆病（老年性痴呆）································· 117

阳痿（勃起功能障碍）······························· 118

阳痿（勃起功能障碍）······························· 120

乳癖（乳腺增生症）································· 121

乳癖（乳腺增生症）································· 123

乳癖（乳腺增生症）································· 125

痛经（原发性痛经）································· 126

痛经（盆腔炎）···································· 128

痛经（原发性痛经）································· 129

痛经（原发性痛经）································· 131

闭经（闭经）······································ 132

月经量少（月经不调）······························· 133

月经先期（月经不调）······························· 134

月经延期（月经不调）······························· 136

虚劳（围绝经期综合征）····························· 137

腰痛（子宫内膜异位症）····························· 139

下腹痛（慢性附件炎）······························· 140

溢乳(高泌乳素血症) ································· 141

黄褐斑(蝴蝶斑) ································· 143

中医学对气、血、痰的认识

中医学对气的认识 ································· 145

中医学对血的认识 ································· 152

中医学对痰的认识 ································· 154

气、血、痰的关系 ································· 158

米烈汉教授对气、血、痰的认识 ························· 166

长安米氏内科学人发表的相关论文

行气化瘿汤治疗散发性甲状腺肿 40 例 ················· 173

行气化瘿汤治疗瘿瘤 34 例临床疗效观察 ············· 174

疏肝消瘿饮治疗结节性甲状腺肿 37 例 ················· 178

消瘿汤治疗甲亢 30 例 ····························· 180

米烈汉主任医师治疗瘿病处方用药的规律性研究 ········· 182

化痰消脂汤配合西药治疗肥胖型 2 型糖尿病 60 例 ······· 186

开降冲剂治疗代谢综合征临床疗效观察 ··············· 188

运脾化浊冲剂治疗非酒精性脂肪肝疗效观察 ··········· 192

抗纤汤治疗特发性肺纤维化 13 例临床观察 ············· 194

抗纤汤治疗肺纤维化疗效观察 ····················· 196

米烈汉老师治疗肺间质纤维化经验 ··················· 199

路波主任医师运用柴胡疏肝散异病同治医案撷英 ······· 202

米烈汉擅用柴胡疏肝散的经验 ····················· 205

米烈汉教授临证验案选粹 ························· 208

米烈汉老师异病同治验案举隅 ····················· 211

米烈汉主任医师运用补气活血法临床经验 ············· 214

参芪地黄汤合桃红四物汤加减治疗气阴两虚兼血瘀型糖尿病 32 例 ··· 217

米烈汉主任医师治疗胰岛素抵抗综合征的临床经验 ······· 218

米烈汉教授治疗糖尿病肾病经验 ··················· 222

益肾活血汤治疗糖尿病肾病(气阴两虚兼血瘀证)疗效观察 ··· 224

米烈汉活用补中益气汤经验 ······················· 228

米烈汉主任医师运用加味滋肾清肝饮经验拾粹 ········· 230

米烈汉教授从医历程

米烈汉，男，1952年生，陕西泾阳人，一级主任医师，硕士研究生导师，教授，全国政协委员，国家级名老中医，国家级师带徒导师，全国优秀中医临床研修人才指导老师，陕西省首届名中医，长安米氏内科流派代表性传承人。享受国务院特殊津贴专家，陕西省有突出贡献专家，北京同仁堂中医大师。

现任中国老年学和老年医学学会常务理事、国家自然科学基金评审专家、北京中医防治慢性病协会全国学术委员会主任委员、陕西省中医药专家委员会主任委员、陕西省老年学会会长、陕西省专家讲师团副团长、陕西省军区中医保健顾问、陕西省中医药研究院米伯让研究所所长。

从事医、教、研工作40余年，发表论文80余篇，专著30余部，获科技进步奖10余项，擅长中医内科、妇科及疑难杂病的诊治，先后荣获"全国医药界精英奖"、陕西省"白求恩精神奖"、全国卫生系统先进工作者、全国"老有所为楷模"等殊荣。2011年受到时任中共中央总书记、国家主席、中央军委主席胡锦涛的亲切接见。

传承衣钵，立志学医

米烈汉出生于中医世家，他的父亲是我国当代著名中医学家米伯让先生，一个对米烈汉做人、治学产生过重大影响的人。米伯让先生从医半个多世纪，以其精湛的中医理论功底和丰富的临床实践经验，为保护人民生命健康、发展中医药事业，付出了艰辛的努力，做出了很大的贡献。他在继承发扬祖国医学遗产、保护陕西医学历史文物古迹、支持社会慈善事业等方面也做了大量工作，深受三秦父老信赖。特别是他对危害陕西人民生命健康的急性传染病、地方病，运用中医药治疗取得了惊人的疗效，为中医药治疗急性传染病创出了一条路子，受到了党和政府的重视和赞扬。他精湛的医术、严谨的治学风范、崇高的医德、深厚的国学底蕴、承古开新的学术思想影响了众多医界学子，被尊为"医德楷模，后学典范"。

米烈汉教授受家庭熏染和父亲的言传身教，奠定了他立志献身祖国传统医学事业的思想基石。米烈汉幼时身体羸弱，父亲为其取名"烈汉"，寓意儿子身体健康、意志刚强之外，也有期待将来他在事业上有所作为的含义。

米烈汉在回忆父亲时，满含深情地说："父亲一生襟怀坦荡，是非分明，淳朴求实，敬业拼搏。在他身上表现出了热烈深沉的爱国之情，救死扶伤的博爱精神，顽强探索的创新精神，无私无畏的奉献精神，这是父亲给我们留下的一笔巨大而珍贵的精神财富。他一生在做人做事上，历来坚持要'首先做人'，这正是他在事业上取得众多成就的根本原因，也成为我一生做人做事的根本。他淡泊名利、心存济民思想，也回答了医者'学医为何，为何学医'的重大认识问题。父亲一生都在为发扬祖国传统医学事业积极奔走呼吁，由于当时的历史局限和身体原因，他当时的很多想法没能实现，这不能不说是一个遗憾！"

小时候父亲对其管教很严格，寒暑假期一有空闲，就让他反复抄写并背诵《阴阳五行》《汤头歌诀》《药性歌括四百味》《医学三字经》等药学经典，面对一大堆泛黄艰涩、枯燥无味的药书，米烈汉表现出强烈的逆反心理，结果是经常被父亲罚站。随着岁月的流逝，在父亲的严加管束和悉心教导下，天资聪颖的米烈汉慢慢对玄妙的中医产生了兴趣，也逐渐理解了父亲的良苦用心。米烈汉曾感慨地说："我兄弟5个，只有我一个继承了父亲的衣钵，也许当时父亲看到了我性格平和，适合从事中医。从这一点上看，父亲对从医之人有着严格的要求，十分慎重。"

史无前例的"文化大革命"爆发后，米伯让作为"资产阶级反动学术权威"被打倒了，但他放心不下的还是米烈汉。1967年底，16岁的米烈汉在父亲的安排下，随陕西省中医研究所医疗队来到地处渭北高原的永寿县永平卫生院下乡，在随医疗队为群众医病的过程中，他看到了农村"缺医少药"的严峻现实和患病群众的疾苦，也就是在这个时期，米烈汉对"医病救人"有了更为深刻的理解和认识，从而坚定了他从事中医事业的决心和信心。1969年12月，米烈汉回到家乡泾阳县蒋路公社徐家岩村"上山下乡"，真正成为一名"赤脚医生"，开始为群众诊脉医病，白天背着药箱满山跑，晚上就着昏黄的油灯潜心钻研，凭着坚实的家学基础和自己的勤奋，为不少患者解除了病痛。在这里一待就是3年，生活的历练、人生的感悟，他逐渐从一个懵懂少年走向了成熟。

时隔40多年，现在米烈汉回想起当年的"知青岁月"仍然是感怀不已。他动情地说："到现在我都无法忘记那个年月，忘不了那些淳朴善良的父老乡亲，忘不了他们病愈后感激的笑脸，更忘不了当时那种血浓于水的医患深情！"

1971年，米烈汉离乡返城，被分配到临潼一家军工厂卫生所工作。在这里生活工作相对稳定，他如鱼得水，如饥似渴地学习工作，不断提升自己的能力和水平。在此期间，他先后在当时的西安医学院、西安市西医离职学习中医提高班、北京师范大学学习深造。通过系统学习，视野更开阔了，知识更丰富了，思想境界进一步得到升华。1981年毕业后，组织将他配备为米伯让先生的助手，主要从事米伯让先生学术经验的整理继承工作。1990年，国家为了抢救中医药文化遗产，由当时的卫生部、人事部、国家中医药管理局联合召开了继承名老中医专家学术经验拜师大会，省上有关方面经过慎重研究，决定米烈汉为米伯让先生学术继承人。从1981年至1994年，米烈汉在米伯让先生身边学习工作了13年，这个时期对米烈汉从医生涯产生了极其重要的影响。在这漫长的13年里，米烈汉对米伯让先生的医德、医风、医疗实践经验和学术思想进行了全面继承。

1995年，43岁的米烈汉出任陕西省中医药研究院附属医院业务院长，在医院的建设上，他坚持内练素质、外树形象。在人才培养、医疗发展、业务创新等方面，制定了一系列规章制度，为促进医疗水平的提高，服务上新台阶他尽职尽责，为陕西省中医研究院附属医院的建设发展做出了积极的贡献。在他和全院同志的共同努力下，2000年医院被评为省中医管理局先进中医医院。

2000年2月8日，对于米烈汉来讲是一个难忘的日子，他的父亲——一代名医米伯让先生在纷飞的瑞雪中溘然长逝，在学习探索和服务人民的道路上走完了81年的清白人生。"父亲一生都注意自己的道德修养，把良好的医德作为一个医务工作者的最高追求。他常讲：做人求善，科学求真。晚年不顾年迈多病，仍念念不忘中医药事业发展，抱病著书立说，将其一生的经验整理成册，毫无保留地奉献给了社会……"忆及父亲，米烈汉眼含泪光。

在父亲的严格教育和自身的严格要求下，米烈汉在努力做好医务行政和科研工作的同时，时刻不忘自己医生的天职，在他的门诊室里常常挤满了慕名而来的就诊患者，他精心为患者诊治，耐心回答患者询问，常常为此拖延下班时间。一些外地患者还辗转找到他的办公室，他便放下手头的工作，耐心为患者诊治。更令人感动的是，他还经常利用节假日休息时间到行动不便的患者家里上门免费服务，许多患者家属出于感激，要给他诊费或赠予礼品，都被他谢绝了。

从医40多年来，米烈汉在继承家学的基础上，潜心研究，精审临证，在中医内科疾病临床和研究方面多有心得，并有独到的建树。在临床上，尤其擅长糖尿病、哮喘、甲状腺功能亢进症、痛风、肺癌、肺纤维化、肝硬化腹水、肥胖病、骨质疏松症、大骨节病、更年期综合征等疑难杂病的中医诊疗。在长期临床医疗和科研实践中，米烈汉始终恪守一个医生的职责，全心全意为患者提供精湛的医疗服务和关怀，40多年来，经他治愈的患者不计其数，为此他也赢得了广大患者的信任和赞誉，彰显了一位当代名医的风范。

米烈汉自幼受其父言传身教的影响，青年时期又接受救死扶伤、革命人道主义教育的熏陶，受医圣张仲景、孙思邈医德医风的启迪，行医 40 余年，始终将患者的利益奉为至上，尊重、爱护、体贴每个患者。对每一个患者极端负责，对自己严格要求，全心全意为患者提供精湛的医术和优质的服务。在他的专家诊室里，总是挤满了来自全国各地的患者，他的下班时间也往往因为患者太多而延迟，我们有时看他确实太累了，就告诉患者下次就诊，但每次都被他阻止了，米烈汉教授总是说：没事，给他们再加个号吧，他们来一次不容易，咱们再坚持一会儿。不管多累，他都会以不折不扣、认真、丝毫不懈的热情送走每一位患者。

在平时的诊疗过程中，米烈汉教授从不开大处方、不做重复检查、尽量不用过于昂贵的药物，不额外增加患者负担。在医院是这样，在外出义诊、下乡医疗中也是这样。找他看病的人很多，上至各级领导，下至穷乡僻壤的老百姓，对前来就诊的患者，除危重及老、残以外，一律按号排队，不以貌取人，不分贫富亲疏，受到患者的称赞和尊重。

米烈汉教授在行医过程中，特别重视精神调摄和饮食膳养，强调饮食调养，防病在先，治病先治心。每次对于有精神方面问题的患者，他都会耐心听患者反复叙述病情，从没有一点不耐烦或嫌弃之意，并耐心给患者及家属做思想工作。患者常说，找米教授看病，这么认真、耐心，还没吃药，病已经好了许多。

甘当人梯，悉心传教

米烈汉教授多年来一直把培养下一代的年轻医生作为义不容辞的责任，担任陕西省中医药大学硕士研究生导师期间，已培养硕士研究生 6 名。特别是被国家中医药管理局遴选为国家级名老中医师带徒导师，历经十余年带教学生 7 名，其中博士生 1 名，硕士生 6 名。他们中有的成为陕西省名中医、主任医师，有的成为国家级省级重点科室主任。每接受一位学生，他就强调：继承发扬中医要科学传承，实践创新；名老中医的学术经验与技术专长，是中医理论与实践相结合的结晶，是活的中医临床学科的精华荟萃。他认为名老中医学术经验继承工作是继承发扬祖国医药学、培养造就高层次中医临床人才的重要途径，是实施中医药继续教育的重要形式。继承整理老中医的宝贵经验，是发扬中医学术的重要方面，也是造就一代名医的一项重要措施。同时米烈汉教授告诉我们要想真正学好中医、用好中医，研读经典就是一辈子的必修课。对于经典，熟读强识非常重要。米烈汉教授要求学生读完经典都要认真写学习心得。对于学生整理的医案及学习心得，他都会不辞劳苦加班加点审阅，并认真书写评语，指出不足，并提出自己的建议和认识。这些都使我们受益匪浅。

米烈汉教授对内科常见疾病的认识

肺间质纤维化

【历史沿革】

中国古代医籍中并无"肺间质纤维化"之病名,历代医家根据其症状特点,多以"肺痹""肺痿"论之。《素问·玉机真脏论》曰:"风寒客于人……弗治,病入舍于肺,化名曰肺痹,发咳上气。"首先提出"肺痹"病名,属五脏痹之一。《素问·痹论》曰:"五脏皆有所合,病久而不去者,内舍于其合也……皮痹不已,复感于邪,内舍于肺,所谓痹者,各以其时重感于风寒湿之气也。"又云:"凡痹之客五脏者,肺痹者烦满喘而呕。"认为本病是由于外邪侵袭,入里痹阻肺络,或内伤久病,复感外邪,肺失宣肃而致病。从《内经》的论述来看,其内因为少阴不足,房劳伤肾,营卫气逆,亦有外因风寒湿邪入舍于肺。肺间质纤维化早期肺泡壁增厚、渗出物机化、肺泡变形闭锁,晚期大量纤维组织增生、毛细血管减少甚至闭塞。肺痹早期即有气滞、气郁、血瘀等病机变化,中后期更有痰瘀胶阻、痰瘀互结之象,其病程始终均体现有"痹"的特点。故认为二者之间有一定的对应性和相似性。

【历代医家认识】

肺痿病名最早见于张仲景的《金匮要略·肺痿肺痈咳嗽上气病脉证并治》,认为肺疾为肺气虚弱,无力布津,以咳吐浊唾涎沫为主症的疾病。指出"寸口脉数,其人咳,口中反有浊唾涎沫者何?师曰:为肺痿之病"。该书将肺痿列为专篇,对肺痿的主症特征、病因病机及辨证治疗等均做了系统介绍。唐代王焘《外台秘要·咳嗽门》引许仁则论云:"肺气嗽经久将肺痿,其状不限四时冷热,昼夜嗽常不断,唾白如雪,细沫稠黏,喘息气上……"说明肺痿久嗽,劳热熏肺,肺阴大伤进一步发展则成肺痿。后世医家也多有论述,说明本病是由肺叶津涸而干皴引起。肺间质纤维化主要临床症状为气短、憋喘、干咳或咳吐痰唾，或有咯血，与部分学者所统计古代文献中"肺痿"症状吻合。另外，从形态言，肺纤维化中晚期双肺缩小变硬，与肺痿原义"肺热叶焦"相吻合。晚期呈蜂窝肺（网格状改变），肺功能丧失，则恰似肺痿沉疴、肺叶痿弱不用。

【现代医学认识】

肺间质纤维化（IPF）的发病机制复杂，目前尚未形成统一的理论，发生发展主要过程为肺泡上皮细胞损伤，修复调节功能失控，成纤维细胞增生活化，导致成纤维细胞灶形成和细胞外基质的过度沉积，肺组织结构异常重塑，肺纤维化形成。而以下几个环节在导致肺纤维化过程中起着重要作用。

（1）**肺泡上皮细胞受损**　肺泡上皮细胞在 IPF 发病中的作用一直广受关注。肺上皮损伤是引起肺纤维化的重要因素之一，对肺纤维化患者和实验动物模型超微结构研究表明，肺泡上皮细胞（AEC）的损伤是 IPF 发病的最初病变。IPF 患者的肺组织中可发现高度可塑的增生肺泡上皮细胞，这些肺泡上皮细胞可能与肺组织的病理性损伤修复有关。受损的肺泡上皮细胞和肺泡毛细血管内皮细胞产生大量的细胞因子，包括血小板衍化生长因子（PDGF）、转化生长因子（TGF）、内皮素 – 1（ET-1）、前列腺素 F_2A（PGF_2A）等，这些细胞因子刺激炎症细胞的聚集活化和一系列的连锁反应。

（2）**成纤维细胞及肌成纤维细胞增生**　肺纤维化是由于肺间质内成纤维细胞大量增殖，细胞外基质（如胶原工等）分泌增加、沉积形成所致。而主要分泌细胞外基质的细胞是肌成纤维细胞。成纤维细胞是 IPF 发病过程中最主要的效应细胞。在 IPF 发展过程中，与之发展关系最密切、最重要、最明显的肺组织形态学特征就是成纤维细胞灶的出现。该病灶代表着活动性的纤维化区域，之后紧接着就会表现出细胞外基质的异常积聚过程和随后的肺组织结构破坏。纤维病灶数量的增多预示着疾病的进展及预后不良。

（3）**细胞凋亡**　成纤维细胞异常增生、成纤维细胞灶的形成提示 IPF 病理变化中肯定存在细胞凋亡与增殖的失衡。在 IPF 发生、发展中，肺上皮细胞、成纤维细胞发生异常分裂、生长和凋亡，二者协同作用最终导致不可逆性肺纤维化形成；成纤维细胞凋亡减少可分化为功能异常的肌成纤维细胞表型，使胶原和弹性蛋白生成及代谢失常。

（4）**端粒受损变短**　IPF 好发于老年人群中，尤其是 75 岁及以上人群，其机制可能与端粒变短有关。端粒是真核生物线性染色体末端的帽状结构，由多个重复的 DNA 序列组成。端粒随着细胞分裂变短，当达到一个临界值时，可激活 *p53* 基因依赖的检验点导致细胞凋亡或复制性衰老。已有研究证实，在家族性 IPF 患者中有 8% ～15% 的患者被证实端粒酶基因突变丧失功能，*hTERC* 和

hTERT 基因突变，检测这些患者体内淋巴细胞时发现，其端粒酶功能丧失，端粒长度与正常人相比大大缩短，说明 *hTERC* 和 *hTERT* 基因突变导致端粒酶功能异常是部分家族性特发性肺纤维化患者的起病原因。随后研究又发现，在散发性IPF 患者中，其白细胞与肺泡上皮细胞的端粒较短。为了验证端粒变短是否为肺纤维化发生最主要的机制，Jennifer 等研究了家族性或散发性肺纤维化患者外周血白细胞中端粒的长度。与正常对照组相比，病例组存在短端粒的患者比率明显高于对照组。同时，他们还发现由于 IPF 发病率男性较女性高，在排除了年龄和种族等因素的影响后，认为 IPF 男性发病率较女性为高可能与男性患者的端粒长度较短有一定关系。为了检验端粒变短是否出现在 IPF 患者的肺组织中，Alder等比较了健康人、散发性 IPF 患者和已知存在端粒酶突变 IPF 患者肺泡上皮细胞的端粒长度，发现携带有端粒酶突变和散发性 IPF 患者的端粒长度均短于正常对照组。同时，比较来自同一个体的肺泡上皮细胞和外周血白细胞中的端粒长度，发现存在正相关。这说明肺泡上皮细胞的端粒长度在 IPF 患者中也较正常人短，家族性 IPF 患者肺组织中端粒变短明显反映了 IPF 的遗传易感性。

【米烈汉教授的认识】

1. 肺间质纤维化的病名

米烈汉教授认为，肺间质纤维化从病名而言，肺痿、肺痹均指出了其不同侧面，肺痿言肺之痿弱不用，从本虚而言；肺痹言肺为邪痹，痹阻不通，气血失于流畅，从邪实而言。肺痿、肺痹皆反映了这一疾病病理的主要方面。该病呈慢性进展，临床表现出缓解期和急性发作期；感染常为急性发作的诱因又是病情加重的条件。缓解期症状表现为肺肾亏虚、痰瘀阻络、肺失宣降的特点。急性发作期以痰热瘀阻、气阴亏虚、肺失宣降为特点。由于肺间质纤维化呈慢性进展，痹中有痿，痿中有痹。早期为肺痹，肺为痰浊瘀血阻痹；晚期则发展为肺痿，肺肾亏虚，肺痿弱失用。浊邪闭阻于肺，肺络不通，肺失宣降，失于主气，故而出现呼吸困难、气不得吸、气短动则加重、干咳、喘憋等症状，因此早期肺间质纤维化可为"肺痹"；晚期肺组织纤维化后肺失去弹性，肺叶挛缩成为"皮囊"，如肺之萎缩，呼吸困难加重，出现明显低氧血症甚至呼吸衰竭，肺主气的功能丧失，可以称为肺痿。米烈汉教授认为肺间质纤维化的病名早期可以称为肺痹，晚期则可以称为肺痿，在临床应用中，不妨直接称为肺间质纤维化，对于西医更易于交流，对于患者更为直接明了。

2. 病因病机

（1）**肺肾两虚是发病基础**　米烈汉教授认为肺间质纤维化患者的基础病机为肺肾亏虚，具体表现为肺肾的气阴不足。《素问·评热病论》中有"邪之所凑，其气必虚"的论述，人体正气不足，皮毛不固，易于感受外邪，外邪入里则易耗伤肺气。肾为气之根，司摄纳，可以助肺纳气。另外，米烈汉教授还认为长期痰瘀痹阻肺络，使肺气不能流通，影响了肺气的宣降，耗伤了肺气，肺气久虚可累及肾气受损，肺肾气虚则表现为胸闷喘憋，动则加重。痰热久嗽，热灼阴伤，或热病之后，邪热伤津，津液大亏，则肾阴亏耗，热壅上焦则消灼肺津、耗伤阴液，肺失濡养，日渐枯萎。故肺间质纤维化的发生与肺肾亏虚关系密切，肺肾气阴亏虚是肺间质纤维化发病的内因。

（2）**痰湿、瘀血为主要病理因素**　米烈汉教授结合多年的临床经验，认为此病乃本虚标实，痰瘀阻络为标，肺肾亏虚为本，痰湿和瘀血为肺纤维化的基本病理产物。肺为水之上源，主通调水道，水道的通调依赖肺的宣发肃降的功能。肺主气司呼吸，肺气亏虚，无力推动津液的运行输布，津液停聚，则生痰饮水湿，上注于肺，引发咳嗽、咳痰；肺朝百脉，气虚推动无力，不能助心行血，导致血行瘀滞，瘀阻于肺络，可见肤色黯褐、指端青紫、口唇瘀暗、舌质瘀斑或紫暗、脉细涩等血瘀之症。此外，痰湿和瘀血作为肺间质纤维化的主要病理因素，同属阴邪，常相合痹阻于肺间质，影响气血津液的运行。

（3）**肺络痹阻为发病的关键环节**　《灵枢·脉度》云："经脉为里，支而横者为络。"络脉从经脉别出后愈分愈多，越分越细，网络周身，其中肺脏本身也散布着无数细小的络脉，称为肺络。米烈汉教授认为肺络为痰湿和瘀血停留的部位，肺络受损可引起肺纤维化患者出现呼吸困难、喘息气促等症，痰浊痹阻凝结肺络之中，故出现咳嗽少痰或刺激性干咳，痰难以咳出；瘀浊痹阻凝结肺络，则出现口唇紫暗、爪甲青紫等。血液在络脉中流注不已，渗灌周身，若邪壅络道，血气运行受阻，便可滞留为血瘀；津液出入于络脉内外，赖络脉输布和阳气运行，若邪客络中，气血不行，则津液不布，或滞于络中，或聚于络外，而内生为痰饮。血瘀滞留、痰饮内生都会导致肺络痹阻、肺失宣肃而为病。

总而言之，米烈汉教授认为反复感受外邪、环境毒邪、肺气亏虚是导致肺间质纤维化的原因。基于对肺间质纤维化的病程进展和病变分期的认识，痰浊瘀血痹阻凝结、肺肾亏虚是肺纤维化的基本病理，补益肺肾、化痰活血、通络散结应作为总的治疗原则贯穿治疗的全过程，此病后期多见正虚邪实之证，故治疗上需抽丝剥茧，缓消实邪，扶正培本贯彻始终。

3. 米烈汉教授治疗肺间质纤维化的经验

米烈汉教授基于对肺间质纤维化的病程进展和病变分期的认识，痰浊瘀血痹阻凝结、肺肾亏虚是肺纤维化的基本病理，补益肺肾、化痰活血、通络散结作为总的治疗原则贯穿治疗的全过程。由于痰浊瘀血的非特异性，不能仅以化痰活血为治疗方法，要照顾到肺络的特点，经脉之次为络脉，络脉网络在组织器官之上，起到温煦濡养的作用，同时将代谢废物排出，络脉具有功能与结构密不可分的特征。故治疗应宣畅气机、散结。

　　米烈汉教授认为肺间质纤维化的治疗，必须早期诊断、早期治疗，如果病变已经发展到晚期，肺大部分已经呈现蜂窝肺样改变，肺结构和功能已经丧失，无论中医或西医治疗，疗效都不佳。慢性进展期治以补肺益肾、化痰活血、通络散结。从肺间质纤维化的发生发展过程看，无论病势缓急、病程久暂，正气不足尤其是肺肾气亏贯穿始终，肺气亏虚既是发病的内因，又是产生痰浊瘀血病理产物的根本原因，肺气亏虚病久必然影响到肾气亏虚，肺肾亏虚导致机体免疫力下降，致使肺间质纤维化患者易于外感及反复外感。因而在肺间质纤维化的治疗中均应突出扶助正气，以补肺益肾为主。早期以补益肺气为主，中期肺肾双补，晚期以补益肾气为主，兼以补肺。由于补肾有较为强大的免疫调节功能，结合现代医学对肺间质纤维化发病机制的认识，故治疗以补益肺肾贯穿始终。补肺益肾时要注重行气，由于肺与气、痰、血的密切联系，因而极易受到因气虚所致的津液匮乏、血行无力的影响产生病理损害。病久不愈，肺虚及肾，血行无力则易致瘀，气虚无力输布津液则易致痰浊内生，痰瘀互阻于肺络，则肺气闭阻，无力宣发肃降。因此要补气兼以行气。治疗痰湿时必兼以行气，有时将理气放在首要位置，所谓"治痰先治气，气行痰自消"。肺气的宣降，促使水液的代谢，气行则水行，气止则水停，聚则为痰为湿，肺为贮痰之器。痰湿是肺脏特有的病理产物，痰浊黏滞易阻，可直接影响肺络中气血的流注运行，致使局部络脉血滞为瘀；另一方面痰浊停聚于脉络内外，阻滞络中气机正常运行，由气滞导致络中血行滞涩而产生瘀血，病久痰浊导致瘀血产生。治疗肺间质纤维化必须注重化痰浊。在肺间质纤维化的中早期，或在肺间质纤维化的慢性进展期，患者常常咳嗽少痰，有的甚至是刺激性干咳，正是由于痰浊的痹阻深伏凝结肺络，所以才出现咳嗽少痰或刺激性干咳的症状，痰浊痹阻深伏肺络日久则喘息气短。所以肺间质纤维化的治疗要化痰祛湿散结。肺间质纤维化患者，络脉的血行不畅，瘀阻肺络。叶天士谓："久病必治络，谓病久气血推行不利，血络之中必有瘀凝。"肺间质纤维化瘀阻肺络与一般意义上的"瘀"并不尽相同，主要表现在其更为深伏。从临床实践来看，络阻的治疗亦较血瘀棘手，这显然与肺络较细较深相关。柳宝诒指出："肺痿不去其瘀，病终不愈。"所以肺间质纤维化的治疗要活血化瘀、通络散结。

　　米烈汉教授在多年临床治疗肺间质纤维化的基础上，总结出抗纤方（冬虫夏草、太子参、沙参、丹参、苏子、百合、鸡血藤、黄芪、当归、川芎、甘草、鸡内金、砂仁），具有补益肺肾、化痰活血、散结通络的作用。方中冬虫夏草补益肺、脾、肾，纳气平喘，生黄芪益卫固表、益气生津，太子参具有扶正固本之功效。前人论述："肺属清肃之脏最畏火。症见胶痰固膈，吸短呼长，脉必细而数。细为血虚，数为火。治疗宜用清法。"故选味甘质润之百合、沙参、太子参为补肺之药。丹参、当归、川芎、鸡血藤具有活血养血、化瘀通络作用，现代研究发现活血化瘀中药可改善血液流变学、抗血栓形成、改善血流动力学、改善微循环、抑制组织异常增生、镇痛等，从多环节抑制炎症反应、抑制组织异常增生，改善肺组织的供血等，从而防治肺纤维化。中药活血化瘀药针对本病的病机，能阻止或延缓肺间质纤维化的自然进程，改善临床症状。丹参可扩张肺小动脉，降低肺动脉压，改善微循环，清除氧自由基。当归具有抗纤维化作用，能减轻肺泡炎症和肺间质纤维化，具有抗氧化作用。川芎能调节肺纤维化患者体内自由基水平，减轻自由基对肺组织结构的氧化损伤，对肺间质纤维化具有防治作用。黄芪在肺间质纤维化的早期表现出对早期炎症的抑制作用而使各种炎症介质和细胞因子分泌减少，从而抑制了基质金属蛋白酶（MMP）-2 的合成与活化，而它对 MMP-1 的抑制作用则能在一定程度上抑制细胞外基质的合成和沉积，同时通过抑制组织蛋白酶 B 的过度表达减少肺组织上皮细胞和内皮细胞的凋亡，从而减轻肺纤维化。沙参可下调博来霉素致肺纤维化大鼠 TGF-β_1 及 TNF-α 蛋白的表达，对肺纤维化有一定的治疗作用。苏子、百合宣肺化痰，降气平喘；鸡内金、砂仁健脾化湿，行气消食，脾气得健，肺肾之气得以充养；其中鸡内金甘平，入脾胃，消食健胃；砂仁辛温，入脾胃经，行气和胃；米烈汉教授认为养阴必定伤胃，加以鸡内金、砂仁以顾护脾胃，甘草调和诸药。沙参养阴清肺。诸药共具，有补益肺脾肾、化痰活血、散结通络的作用。

糖尿病肾病

【历史沿革】

中医古籍中并没有糖尿病肾病的病名，根据其临床表现及特点，可归于"消渴""水肿""关格""肾消""消肾""脾瘅"等范畴。戴元礼《证治要诀》指出："三消久而小便不臭，反作甜气，在溺中滚涌，更有浮溺，面如猪脂，此精不禁，真元竭也。"表明消渴日久，伤及肾元，导致精微泄露。《素问·奇病论篇》中说"肥者令人内热，甘者令人中满，故其气上溢，转为消渴。"表明过食肥甘厚味，导致脾胃运化功能障碍，内生积热，化燥伤津，导致消渴；《灵枢·五变》中提到"五脏皆柔弱者，善病消瘅"，表明五脏柔弱者，易患糖尿病，肾为先天之本，脾为后天之本，脾肾亏虚是糖尿病发生发展的重要因素；糖尿病肾病是在糖尿病的基础上，肾脏功能受损，出现蛋白尿，即尿中出现泡沫及油脂，与中医肾消、消肾、水肿等相对应，有一定相关性。《圣济总录》指出："消渴日久，肾气受伤……气化失常，开阖不利，发为水肿。"《内经》首先提出"关格"一词，张仲景《伤寒论》正式将关格作为病名提出，认为"关则不得小便，格则吐逆",与现在糖尿病肾病晚期及尿毒症期相对应。"肾消"一词与糖尿病肾病关系最密切。唐代王焘《外台秘要》引隋代甄立言《古今录验方》,指出"消渴,病有三:渴而饮水不能多,小便数,阴痿弱,淡腿肿,脚先瘦小,此肾消病也"。《灵枢·五变》中提到"五脏皆柔弱者,善病消瘅"。刘完素《素问病机气宜保命集》中提出"肾消者,病在下焦,初发为膏淋,下如膏油之状,至病成而面色黧黑,形瘦而耳焦,小便浊而有脂";《景岳全书》云"下消者,下焦病也……其病在肾"。肾消的病位在肾,肾虚而致精津不固,出现蛋白尿。吕仁和教授结合现代医学相关知识,将糖尿病肾病中医名定为"消渴肾病"。

【历代医家认识】

1. 病因认识

（1）**饮食不节**　《素问·奇病论》指出:"夫五味入口,故令人口甘也,此肥美之所发也,此人必数食甘美而多肥也,肥者令人内热,甘者令人中满,其气上溢,转为消渴。"在当今社会,人们丰衣足食,过度进食肥甘厚腻之品,长此以往脾胃功能受损,易导致脾失运化,痰湿内生;反之,痰湿之邪困脾,脾的运化功能更差,易导致气血津液生成与运化失常,而血糖、血脂等物质均属于人体内的精微物质,脾虚或湿邪困脾均能引起精微物质的运化失常,引起血糖、血脂等的代谢异常而发消渴。"消渴病久,肾气受伤,开阖不利,能为水肿。"

（2）**劳欲过度**　糖尿病肾病的发病与脾虚、肾虚关系密切。患者操劳过度,劳则伤脾,脾气不足,脾虚气血津液运化失常,如《灵枢·本藏》篇曰:"脾脆……善病消瘅。"另外房事不节,损耗阴精,导致阴虚火旺,上蒸肺胃,而发为消渴,《外台秘要·消渴》篇说:"房劳过度,令肾气虚耗故也,下焦生热,热则肾燥,肾燥则渴。"

（3）**情志因素**　刘河间的《三消论》中说:"消渴者,耗乱精神,过违其度,燥热、郁热、郁盛之所成也。"思伤脾、怒伤肝、恐伤肾,忧思、惊恐直接耗伤脾肾之气血、阴精发为消渴。怒伤肝,肝木克脾土,发为消渴,如《灵枢·五变》中所说的"其怒则气上逆,血气逆流,血脉不行,转而为热,热则消肌肤,故为消瘅",说明怒伤肝,肝气郁而化火,木火克脾土,致脾不能运化水谷精微,精微不能濡养五脏而发消渴。

2. 病机认识

（1）**脾肾气虚**　"肾主封藏,为封藏之本,精之处也。"肾所藏的"精",包括"先天之精"和"后天之精","先天之精"是来源于父母的生殖之精,它与生俱来,是构成胚胎发育的原始物质,即《灵枢·本神》所说的"生之来,谓之精"。"后天之精"是指机体摄入饮食物,通过后天之本脾胃运化而生成的水谷精气,以及五脏六腑通过生克制化活动所化生的精微物质,均固藏于肾,故

《素问·上古天真论》说："肾者主水，受五脏六腑之精而藏之。"这五脏六腑之精也包括现代医学的葡萄糖和白蛋白这两类物质。《素问·逆调论》曰："肾者水脏，主津液。"肾气虚，约束膀胱无力，水液直趋于下则尿频量多；肾气虚，气不化水，水液潴留则发为水肿，《圣济总录》曰："消渴病久，肾气受伤，肾主水，肾气虚衰，气化失常，开阖不利，而为水肿。"肾脏封藏功能正常，精微物质不会流失体外。肾之先天之精不足，使得后天之精不能封藏，肾气虚衰，封藏失职，后天之精随尿液下泄，小便混浊如膏脂，指出糖尿病肾病是由于消渴日久、肾气虚损所致。《素问·经脉别论》曰："饮入于胃，游溢精气，上输于脾，脾气散精，上归于肺，通调水道，下输膀胱，水精四布，五经并行。"可见，体内饮食物中营养物质的吸收，水液的代谢，运送及平衡调节，脾起了传输的主要作用，脾运化水谷精微，功能旺盛，则机体的消化吸收功能才能健全，才能为化生精、气、血、津、液提供足够的养料。《素问·至真要大论》说："诸湿肿满，皆属于脾。"楼英论述消渴病机时说："饮食不节，劳倦所伤，以致脾胃虚弱……"脾虚不主运化，饮入之水谷或因胃热而偏渗膀胱至多溲，或因饮入过多，水道不能通调而浸淫肌肤，泛溢全身产生水肿。明《圣济总录》说："土气弱不能制水，消渴饮水过度，脾上受湿而水不能有所制，则泛溢妄行于肌肤、肌肉之间，聚为浮肿涨满而成水也。"张锡纯提出消渴"多由元气不升"，程益春提出"脾虚致消"和"理脾愈消"之理论。

所以米烈汉教授认为脾为后天之本，气血生化之源，脾主运化、主升清，将食入的水谷化为精微物质并传输全身。若脾虚不能运化，津液不能上承，故出现口渴多饮；脾虚不能升清，脾虚不能化生精血滋补肝肾，导致肝肾阴虚，肾气虚，肾气不固，则水谷精微随小便排出体外；脾虚不能运化水湿，则水湿内停，泛溢肌肤则水肿。所以脾肾气虚在糖尿病肾病的发病中起关键性作用。

（2）**肝肾阴虚** 肝主藏血，肾主藏精，一方面肾精滋养肝血，使肝之阴血充足，才能制约肝阳过亢；另一方面肾精又依赖肝血的不断充养而化生肾精，以维持肾阴、肾阳的协调稳定。肝主疏泄，肾主闭藏，共同维持和调节机体阴阳气血的平衡，木赖水生，肾水滋养肝木，使肝气疏泄条达，生发功能得以实现；肝气的正常疏泄亦能使肾开合有度，完成其主水的功能。在先天，肝肾共同起源于生殖之精；在后天，肝肾又共同得益于肾所藏的先后天之精的充养而维持正常功能，肝肾二脏相互协调、相互配合又相互制约，以维持和调节机体中精、气、血、水的正常运行。另外精血相互影响，同盛同衰，肾精不足可导致肝血亏虚，肝血不足可导致肾精亏损，最终出现肝肾精血亏虚、肝肾阴虚的表现。消渴日久或治不得法，阴津耗伤，肾阴不足，肝失所养，而至肝肾阴虚。阴伤不止，则气随津耗，气阴两伤，气虚失于摄纳，精微外泄增多；水湿气化不利，水液滞留，泛溢肌肤发为水肿。由此可见，肝肾阴虚是糖尿病肾病发病的另一重要病机。

（3）**瘀阻肾络** 对于消渴症与瘀血的关系，早在《金匮要略》中就有记载："病者为热伏，烦满，口干燥而渴，此为阴伏是瘀血也。"《血瘀证·发渴》曰："瘀血发渴，以津液之生，其根于肾水，有瘀血，则气为血阻，不得上升，水津因不能随气上布，是以发渴。"《血证论》曰："瘀血在里则口渴，所以然者，血与气本不相离，内有瘀血，故气不得通，不能载水津上行，是以发渴，名曰血渴，瘀去则不渴矣。"《临证指南医案·三消》有"三消之证，不越阴亏阳亢，津枯血竭……而成血瘀，阴虚日久，阴虚则阳无以化，故阴损及阳而致阳虚，阳气不足，无力鼓动血液运行及水液输布，湿浊内滞，血行迟缓，瘀于脉络"的描述。糖尿病肾病是糖尿病常见的微血管并发症，关于糖尿病与瘀血的关系早在《内经》中就有论述。《灵枢·五变》曰："气血逆流，髋皮充肌，血脉不行，转而为热，热则消肌肤，故为消瘅。"后世《太平圣惠方·三消论》则说："三则饮水随饮便下，小便味甘而白浊，腰腿消瘦者，消肾也，斯皆五脏精液枯竭，经络血涩，荣卫不行，热气留滞，遂成斯疾也。"糖尿病肾病患者多久病消渴，致气阴两伤，气为血之帅，气行则血行，气虚不能鼓动血液运行，血液停滞成为瘀血；阴虚燥热，煎熬津液，更加津亏液少，而津血同源，互为滋生，津亏则不能载血畅行而致瘀血；糖尿病肾病进一步发展，阴损及阳，阳虚则寒，寒则血凝而致瘀血阻络。

【现代医学认识】

糖尿病与慢性肾脏病关系密切。糖尿病患者慢性肾脏病发生风险较非糖尿病患者增加 2.6 倍，糖尿病肾病起病隐匿，一旦进入大量蛋白尿期后，进展至终末期肾脏疾病（ESRD）的速度大约为其他肾脏病变的 14 倍，并且，目前尚无有效的治疗方法阻止其进展至 ESRD。而且糖尿病所致的 ESRD 存活率超过 5 年的患者不足 50%。糖尿病引发的 ESRD 正成为威胁糖尿病患者生命的主要原因，10%~30% 糖尿病患者死于糖尿病肾病，同时也是造成其心血管疾病和死亡的主要原因。糖尿病肾病的发病机制公认的有：①糖代谢紊乱。高血糖导致人体许多功能蛋白及核酸蛋白非酶糖基化，导致晚期糖基化产物（AGE）增加、沉积，使肾脏血管壁增厚，血管通透性增加，导致肾小球硬化、产生蛋白尿；②血流动力学改变。高血糖使肾小球基底膜增厚，毛细血管壁通透性增加；肾素—血管紧张素—醛固酮系统激活，导致肾小球高滤过，足细胞损害蛋白漏出；③氧化应激。长期高血糖影响 AGE、多元醇、蛋白激酶、氨基己糖等途径导致细胞损害，引起细胞内线粒体自由基产生过多，使足细胞从基底膜脱落，破坏肾小球滤过膜，导致蛋白尿产生，影响肾脏功能；④炎症反应。高血糖状态下，AGE 等生物代谢途径改变，刺激炎症因子及炎症介质的产生，导致肾小球硬化、肾小管萎缩、肾间质纤维化，加重肾脏损害；⑤遗传因素。糖尿病肾病具有遗传倾向，大多数学者认为环境因素及遗传因素决定了糖尿病肾病的易感性。

【米烈汉教授的认识】

1. 病机认识

（1）**糖尿病肾病病性为本虚标实**　米烈汉教授认为糖尿病肾病属中医消渴病并发症，它的病因同消渴病，与先天禀赋不足、饮食不节、情志失调、劳倦太过等密切相关；病位在肾，涉及五脏六腑。其病机为本虚之证，"气阴两虚""脾肾气虚""五脏气血阴阳俱虚"；标实为"血瘀""痰浊""水湿""浊毒""湿热"等。临床多虚实互见，其发展规律为：燥热伤津耗气，阴虚或气虚、气阴两虚、阴损及阳、阴阳两虚，而瘀血、水湿、痰浊等标证贯穿糖尿病肾病整个发展过程。由此，可以看到其中医病机演变特点：消渴日久，在"气虚""阴虚""阳虚"等本虚的基础上，"血瘀""痰浊"贯穿疾病始终，肾络微型癥瘕形成，虚实夹杂，伴随疾病发展，肾元虚损，气血不足，浊毒内留。

（2）**脾肾两虚为发病基础**　糖尿病病变的脏腑主要与肺、脾（胃）、肾相关，尤其以脾肾更为重要。肾为先天之本，主藏精，为封藏之本，脾为后天之本，主运化。先天之精和后天之精是相互资助，相互促进的，先天之精的充沛，须得到后天之精的不断充养，而后天之精的运化，又须借助先天之精活力的推动，故有"脾阳根于肾阳"之说，二者相辅相成，共同维持生命活动。脾为气血生化之源，不论是多食甘美，饮食失节还是情志刺激，暴怒伤肝等，都会使脾胃受损，首先影响运化功能，使脾脏不能散精，不能将水谷之精微上输于肺，肺津干涸，化燥生热，故可见口渴喜饮之症；同时，脾虚不能为胃行其津液，不能滋润于胃，胃阴不足，虚火内生，则消谷善饥；脾虚失其健运，不能转输水谷精微，精浊不分，统摄无权，反而随尿液排出，则出现尿浊、尿甜。脾主升清，脾虚其气不升反而下降，精微物质趋下，故小便频数而量多；水谷精微不能濡养全身肌肉，故形体消瘦。脾虚日久及肾，肾气亏虚，失于封藏，精关不固，精微下泄随小便排出而形成尿浊（即蛋白尿），蛋白尿的出现，是糖尿病肾病临床诊断的标志；消渴日久，累及阳气，肾阳虚弱，失其主水之职，不能蒸腾，气化失常，膀胱开阖不利，水道不畅，故水湿潴留而泛溢肌肤，则出现水肿等症状。水肿的出现常是糖尿病肾病病情加重的重要标志。同时，先天禀赋不足，是糖尿病肾病重要的内在因素，而肾为先天之本，先天之病，当责之于肾。《论治要诀》云："三消久而小便不臭，仅作甜气，在溺中滚涌，更有浮溺如猪脂，此精不禁，真元竭矣。"此时阴阳气血俱虚，这也符合糖尿病肾病由轻转重，由浅入深，五脏之伤，穷必及肾的慢性演变过程，也符合中医"久病及肾"的病变规律。由此可见，脾肾亏虚是糖尿病肾病发病的根本，是发病的关键。

（3）**痰瘀互结贯穿整个病程**　痰湿是水液代谢障碍而产生的病理产物，又是致病因素，痰湿的产生是由于脾虚不能运化水湿，肾虚不能蒸腾气化、输布津液，津凝水阻导致痰浊潴留，痰湿黏滞，致病缠绵难愈，遂成为糖尿病肾病不易蠲除之因。消渴日久损及阳气，阳虚寒凝则血瘀；脾为生痰之源，肺为贮痰之器，肺朝百脉，痰阻脉道，血行不畅而致血瘀，故曰："久病多瘀，久病必虚。"气为血之帅，气虚不能推动血液运行而为血瘀；阴虚火旺则煎熬津液，血行艰涩而为瘀。同时，痰湿与瘀血可以互为因果，相互影响，若治疗不当，痰瘀互结会越来越重，病情也会逐渐加重。在早期，热邪伤阴耗气，致使气阴两伤，经脉失养，且久遭熏灼，使经脉不和，络脉瘀阻，阴虚内热，炼液成痰，水液代谢失常，痰湿内停；至中期，气血逆流，肌肤充血，血脉不活，痰瘀互结，阴损及阳，阳虚水泛，后天中焦受损，脾虚湿困，运化失常，不能升清而精微下注，痰湿内停，加之血瘀阻络，痰瘀互结更损肾络；晚期时，气血阴阳俱虚，水湿内停，肾元虚损，气机逆乱，痰湿瘀血互结，浊毒内留，三焦闭塞，五脏受累，中焦失和，不能交通上下，终成关格。

总而言之，米烈汉教授认为先天禀赋不足、饮食不节、情志失调、劳倦太过为其病因，基于对糖尿病肾病的病程进展及病变分期的认识，脾肾亏虚是其病机之本，痰瘀是其疾病之标，补益脾肾、活血化瘀、通经活络、消化癥瘕等法应作为总的治疗原则贯穿病程始终。

2. 米烈汉教授治疗消渴肾病经验

（1）**善于补脾肾**　脾为后天之本，对于脾的生理功能及病理的阐述，最早可追溯到《黄帝内经》。《素问·经脉别论》曰："饮入于胃，游溢精气，上输于脾，脾气散精，上归于肺，通调水道，下输膀胱，水精四布，五经并行。"这是对脾胃生理功能较为全面的认识。可见，体内饮食物中营养物质的吸收，水液的代谢、运送及平衡调节，脾起了传输的主要作用，脾运化水谷精微，功能旺盛，则机体的消化吸收功能才能健全，才能为化生精、气、血、津、液提供足够的养料，才能使脏腑经络，四肢百骸，以及筋肉、皮毛等组织得到充分的营养，脾气健运，气血生化有源，脾的生理功能对于整个生命活动至关重要，脾所化生的水谷精微物质是生成人体津液、气、血的物质基础，因此说脾为气血生化之源，脾的运化功能正常是身体机能良好运行的重要前提。且《灵枢·本神》中称"脾藏营"，因此，在血液的运行和调控方面，脾气健运又有着不可忽视的作用。

"肾气"的提法在《内经》中频频出现，《素问·上古天真论》是对肾气在概念上、功能上最清楚、最明确、最具说服力的论述，主要论述肾气的充实、壮盛、衰退的变化引起人体生、长、壮、老、衰的生理变化。肾气的这种变化实是肾精的功能体现，肾气就是肾精所化生之气，为肾之精气。肾精是肾气的物质基础，肾气是肾精的功能表现，肾精通过化生为肾气而在人体生命活动中发挥着重要作用。所以说肾气代表着肾的功能活动，肾的各种功能活动，如肾主生长发育、主生殖、主水、主纳气等，都要在肾气的主宰下才能完成，所以肾为先天之本，为五脏六腑精气之根。

同时脾肾之气相互维系、相互滋养，张景岳在《景岳全书·论脾胃》中曰："人之始生，本乎精血之源；人之既生，由乎水谷之养。非精血，无以立形体之基；非水谷，无以成形体之壮……是以水谷之海本赖先天为之主，而精血之海又必赖后天为之资。"阐述了先后天之本的息息相关。此外，脾肾相关还表现在水液代谢方面：脾气正常发挥运化水液功能，必须依赖肾气的蒸腾气化和肾阳的温煦作用；肾主开合功能，须赖脾气运化、升清和脾阳温煦作用的协助，由此可见脾肾两脏具有相互资生、相互促进的密切关系。

米烈汉教授在临床诊治疾病中，特别是在慢性疾病的治疗中特别重视补益脾肾之气。米烈汉教授认为脾为后天之本，肾为先天之本，脾肾两脏虚损是疾病发生的内因，脾肾弱则五脏精气无以充养，百病由生。加之慢性疾病及疑难杂症病程均较长，病久伤肾，其气必虚，日久脾肾气虚，所以米烈汉教授临证但见有体虚诸症，无论是气虚、血虚、阴虚、阳虚，或是气血阴阳俱虚，或肺气虚、心气虚、心血虚、肝血虚、肾阴虚抑或五脏俱虚，总当以补益脾肾为首要，先后天之气得充，正气存内，鼓邪外出。

（2）注重滋精血　肝主藏血，肾主藏精，一方面肾精滋养肝血，使肝之阴血充足，才能制约肝阳过亢；另一方面肾精又依赖肝血的不断充养而化生肾精，以维持肾阴、肾阳的协调稳定。肝主疏泄，肾主闭藏，共同维持和调节机体阴阳气血的平衡，木赖水生，肾水滋养肝木，使肝气疏泄条达，生发功能得以实现；肝气的正常疏泄亦能使肾开合有度，完成其主水的功能。在先天，肝肾共同起源于生殖之精；在后天，肝肾又共同得益于肾所藏的先后天之精的充养而维持正常功能，肝肾二脏相互协调、相互配合又相互制约，以维持和调节机体中精、气、血、水的正常运行。另外精血相互影响，同盛同衰，肾精不足可导致肝血亏虚，肝血不足可导致肾精亏损，最终出现肝肾精血亏虚、肝肾阴虚的表现。清代林珮琴《类证治裁》曰："凡脏腑之精，悉输于肾，而恒扰于火，火动则肾之封藏不固。"《医宗金鉴》知柏地黄丸、《丹溪心法》大补阴丸之滋阴降火即是针对肾阴不足。

米烈汉教授在临床诊治疾病时，除强调补益脾肾之外，也非常重视滋补肝肾阴血。米烈汉教授认为人体五脏中肺、脾、肾与气的功能关系密切，心、肝、肾与有形物质精血的生成、输布关系密切。只有肾精、肾阴充足才能护养、制约命火，使命火既得养护而不衰，又能潜伏而不亢；同样，也只有命火得以潜伏，才能使肾精封藏而不致耗泄。否则，相火妄动，精室不宁则封藏失职而耗精。精血均为体内的有形物质，是维持人体生命活动的主要组成部分，主要体现在肝、肾功能的相互依赖和相互协调方面。肝肾的结构和功能体系通过"精血"这一中心环节而密切相关。肾阴可以濡养、滋润肝阴，表现为肝阴在肾阴的滋养下才能充盈，从而维持肝的生理功能。同时肝阴也会影响肾阴，若肝阴不足，必然下劫肾水使肾阴不足，而导致肝肾阴虚。

（3）**重视化瘀通络** 中医络病理论认为经络由经脉与络脉组成，经络是人体运行气血的主干、联系脏腑肢节、沟通上下内外的通路。经，指经脉，有路径的意思；络，指络脉，有网络的含义。经脉有一定的循行路线，而络脉是由经脉支横别出的分支，纵横交错，网络全身。从经脉分出的支脉称为别络，从别络分出的细小络脉为孙络，分布在体表的络脉称浮络。别络可加强十二经脉中互为表里经脉之间的联系，并对其他络脉有统率作用；从别络分出的孙络、浮络从大到小，分成无数细支遍布全身，将气血渗灌到人体各部位及组织中，起营养和络属脏腑肢节的作用。久病，是与外感、新病相对而言，指一些缠绵不愈的慢性疾病。久病入络其理有三：一者络脉生理上为联接表里、运行气血的通路，在病理状态下也成为邪气由表入里、循经入络的传变途径；二者由于络脉细小，分布广泛，具有渗濡灌注及血气运行缓慢的生理特点，决定了其病理上易于瘀滞而渗化失常，百病丛生；三者络主血，为气血汇聚之处，也是邪气致病的场所之一，经脉久病，邪气入络，其气滞、瘀血与痰浊之间的相互影响往往是通过络脉来实现的，因此，其病变部位主要在络脉。

"久病入络"理论的阐述早在《黄帝内经》中就已有体现，如《素问·痹论》曰："病久入深，荣卫之行涩，经络时疏。"指出久病可致营卫功能失调，营卫之气运行不畅，深入闭阻经络，使腠理不固。《素问·缪刺论》曰："今邪客于皮毛，入舍于孙络，留而不去，闭塞不通，不得入于经，流溢大络而生奇病。"论述了久病入络的病因病机，说明机体受邪后不能及时驱邪外出，邪气郁久留于脉络，血液闭阻不通，瘀血内阻而生百病。隋代巢元方在《诸病源候论》中论及久病心痛候时论及"其心痛者，是心之之脉别络"，认识到久病心痛可累及心之络脉，进一步丰富了久病入络思想。张仲景在《金匮要略》中，论述了黄疸、肝着、水肿等内伤杂病的病机均与"络脉瘀阻"有关，并用大黄䗪虫丸、鳖甲煎丸及虫类药物通络治疗，进一步从临床上验证并发展了"久病入络"思想。清代医家傅山指出："久病不用活血化瘀，何除年深坚固之沉疾，破日久闭结之瘀滞？"指出久病深入脉络，闭阻脉络治以活血化瘀。叶天士进一步发展了络病学说，在《临证指南医案》中提出的"经主气，络主血"，明确提出了"久病入络"，认为病初在经在气，病久则入络入血，同时认为络病分虚实，以络脉阻滞为特点，并从理、法、方、药方面对久病入络进行了全面阐述，这是内伤杂病理论和中医治法上的一大发展，也为后世进一步研究活血化瘀法提供了重要的理论依据，启发了新的辨证思路和用药规律。

3. 米烈汉教授治疗糖尿病肾病方药

米烈汉教授在临床上治疗疾病以疑难杂病及慢性疾病为多，无论外感六淫之邪、内伤七情之气，米烈汉教授认为初病在经，久病入络，在治疗中强调久病多气虚、多血瘀，病久络脉空虚，导致络中气滞、血瘀、津凝或络脉失养，其病机有虚实之别。米烈汉教授在治疗代谢性疾病如糖尿病时，强调疾病早期虽无明显瘀血症状，但是高血糖为病理产物，属于血液中有形成分的过度堆积，最终成为致病因素，米烈汉教授认为高血糖即为瘀血，属于中医瘀血证。随着疾病的发展，瘀血由外入里，久病入络，深及脏腑，如心、肾、脑等，久病气阴两虚，因虚致瘀，加重瘀血。所以米烈汉教授在治疗糖尿病时，自始至终贯穿着活血化瘀的思想，早期养阴清热、活血化瘀，中晚期益气养阴、活血化瘀。

对于消渴肾病治疗，米烈汉教授认为益气养阴、活血化瘀是治疗的基础。米烈汉教授在组方中将补肾放在十分重要的地位，同时兼顾脾气虚、瘀血阻滞的病机特点，自拟益肾化瘀汤（黄芪、黄精、丹参、熟地黄、山茱萸、山药、茯苓、泽泻、牡丹皮、葛根）治疗本病。方中黄芪、黄精、熟地、丹参为君药，黄芪味甘，性微温，归脾、肺经，补气升阳，益卫固表，利水消肿，米烈汉教授认为黄芪甘温纯阳……补诸金不足，益元气，壮脾胃，"为补气诸药之最"；熟地黄味甘，性温，归肝、肾经，益精填髓、滋补肝肾阴血；黄精味甘，性平，归肺、脾、肾经，滋肾、补益脾肾之气；丹参味苦，微寒，归心、肝经，养血活血通络，此四药配合共达益气养阴，活血通络之功。山茱萸、山药、葛根为臣药，山茱萸酸温，借以收少阳之火，滋厥阴之液，滋补肝肾；山药培水之上源，益气健脾；葛根活血通络。山茱萸、山药、葛根为臣加强君药益气养阴，活血通络之力。佐泽泻疏水道之滞，健脾益气；茯苓，淡渗，畅水上源；牡丹皮辛寒，以清少阴之火，奉少阳之气。一阴一阳，天地之道；一闭一合，动静之机，滋化源，奉生气，共奏降蛋白之功。米烈汉教授认为方中的六味地黄汤是宋代钱仲阳依据《金匮要略》肾气丸减桂枝、附子将干地黄改为熟地黄而成，为滋补肝肾之经典方。此方配伍正合糖尿病肾病的病理特点，认为地黄护封蛰之本，现代研究表明，六味地黄汤能提高细胞液 PKC 活性，降低细胞膜 PKC 活性，使细胞液 PKC 活性与细胞膜 PKC 活性比显著提高，抑制糖尿病时肾脏 PKC 的激活，提示六味地黄汤对糖尿病肾病大鼠肾脏的保护作用与抑制肾脏 PKC 活性有关。同时六味地黄汤可以减少 miR-192、胶原 Ⅰ、TGF-β_1 的产生，延缓糖尿病肾病进程。现代研究表明，黄芪对肾小球的基底膜电荷屏障和机械屏障均有保护作用，从而减轻尿蛋白漏出；对肾性蛋白尿有减轻和消除作用，黄精多糖能抑制糖尿病鼠心、肾组织 RAGE mRNA 表达，对高血糖及糖基化终产物（AGE）造成的组织损伤具有保护作用。另外瘀血阻滞是糖尿病肾病又一特点，米烈汉教授应用丹参活血化瘀，因为丹参，专入血分，其功在于活血行血，内达脏腑而化瘀滞，丹参中含有大量的二醌色素、丹参酮等多种物质，具有活血化瘀、降低血液黏度等多种作用。有研究发现，丹参、黄芪、丹参黄芪联合应用以及配伍六味地黄丸治疗糖尿病肾病早期病变各组治疗前后均有明显疗效，24h尿微量白蛋白测定均有显著性减少，但各组之间比较无显著性差异。血尿素氮、肌酐治疗前后及各组之间比较无显著性差异，但加服六味地黄丸组患者乏力、精神不振、口干口渴、腰膝酸软以及自汗盗汗症状改善，较其他治疗组有明显改善。同时米烈汉教授在治疗时不但考虑病机特点，也谨从辨证加减原则。气阴两虚型再加党参、五味子，党参协助黄芪、黄精加强健脾益气之功，五味子纳肺气归于肾；肝肾阴虚型加女贞子、旱莲草、制首乌、枸杞子、麦冬等滋补肾阴；脾肾阳虚型加仙灵脾、巴戟天、白术等补肾健脾，温阳化气。

实践证明，益肾活血汤对改善消渴肾病口干、神疲乏力、肢体浮肿、小便混浊、五心烦热、腰膝酸软、气短懒言、自汗盗汗、便秘或便溏诸症及血瘀证和舌脉象等症状体征有明显疗效；能明显改善肾功能及减少蛋白尿。因此对糖尿病肾病（气阴两虚兼血瘀证）患者是较理想的治疗方药。

甲状腺结节

【历史沿革】

"瘿"之名首先见于公元前7世纪的《山海经·西山经》，曰："又西三百五十里，曰天帝之山……有草焉，其状如共葵，共其臭如靡芜，名曰杜衡，可以走马，食之已瘿。"战国时期《庄子·内篇·德充符》中就有记载云："瓮盎大瘿说齐桓公，桓公说之，而视全人，其脰肩肩。"描述了脖颈上长着大瘤子的一个人。《吕氏春秋·季春纪尽数》云："轻水所，多秃与瘿人。"其所言"轻水所"即指含盐分及其他矿物质过少的地方。不仅记载了瘿的存在，而且发现瘿的发病与地理环境（水质）密切相关。《三国志·魏书》引《魏略》谓贾逵"与典农校尉争公事，不得理，乃发愤生瘿，后所病稍大，自启愿欲令医割之"，而曹操劝之曰"吾闻十人割瘿九人死"，这一历史典故提示人们认识到本病的发生与情志因素密切有关，并有手术治疗瘿的探索。

"瘿病"最早记载见于隋代巢元方所著的《诸病源候论·卷三十一》"瘿瘤等病诸候"并将瘿病分为血瘿、息肉瘿、气瘿。古籍亦有按照病因归类石与泥为山水饮食得之，气、劳、忧则归因于七情，气瘿、劳瘿、忧瘿、泥瘿、石瘿合称为五瘿。瘿病主要病理为气、痰、瘀壅结，故古方主要采用的主要治法是"行散气血""化痰散结""活血消坚"等，提出瘿病病因是情志内伤和水土因素，山区发病较多。明代李梴《医学入门·外科脑颈部·瘿瘤》中描述"瘿"："瘿、瘤所以两名者，以瘿形似樱桃……原因忧恚所生，故又曰瘿气，今之所谓影囊者是也。"清代沈金鳌《杂病源流犀烛》中曰："何谓瘿？其皮宽，有似樱桃，故名瘿，亦名瘿气，又名影袋。"并将其分为五类："筋脉呈露曰筋瘿，赤脉交络曰血瘿，皮色不变曰肉瘿，随忧愁消长曰气瘿，坚硬不可移曰石瘿。"《丹溪心法·瘿气》："瘿气必须断厚味。"《古今医统大全·瘿瘤候》："五瘿者，一曰肉瘿，其肉色不变，软硬中和；二曰筋瘿，其筋脉露呈；三曰血瘿，其赤脉交结，如缠红丝；四曰气瘿，忧愁肿甚，喜乐渐消，随气消长；五曰石瘿，其中坚硬如石，不能转移是也。""瘿瘤二证，虽不痛痒，诚不美观。治之不得其法者，又莫如弗治为愈也。尝见用针及烂药决破脓血，崩溃渗漏不已而致死者，其间肉瘿、石瘿攻治尤所不可，惟气瘿粉瘤之类，可以服药而痊。医此者慎用轻忽也。"经曰：坚者削之，留者攻之，结者散之，郁者，达、发、夺、泄、折之是也。如海带之咸以软坚、黄药子之苦辛以行气，破结散之类是也。

【历代医家认识】

瘿病是以颈前喉结两旁结块肿大为主要临床特征的一类疾病。瘿病主要是情志内伤、气郁痰阻、饮食水土失宜损伤脾胃，体质因素影响发病或易于化火，病久不化痰瘀互结而成。基本病机是气滞、痰凝、血瘀壅结颈前。本病的病变部位主要在肝脾，与心有关。肝郁则气滞，脾伤则气结，气滞则津伤，脾虚则酿生痰湿，痰气交阻，血行不畅，则气、血、痰壅而成瘿病。瘿病的病理性质以实证居多，久病由实致虚，可见气虚阴虚等虚候或虚实夹杂之候。

唐代王焘《外台秘要》引《小品方》论瘿病曰："瘿病者，始作与瘿核相似。其瘿病喜当颈下，当中央不偏两边也，乃不急捶捶然，则是瘿也。中国人息气结瘿者，但垂捶捶无核也。长安及襄阳蛮人，其饮沙水喜瘿，有核瘰瘰耳，无根，浮动在皮中，其地妇人患之。肾气实，沙石性合于肾，则令肾实，故病瘿也。北方妇人饮沙水者，产乳其于难，非针不出。是以比家有不救者，良由此也。"

宋代《圣济总录·瘿瘤门》指出，瘿病以山区发病较多，"山居多瘿颈，处险而瘿也"，并从病因的角度将瘿病作了分类和论述，"石瘿、泥瘿、劳瘿、忧瘿、气瘿是为五瘿。石与泥则因山水饮食而得之；忧、劳、气则本于七情，情之所至，气则随之，或上而不下，或结而不散是也"。对于瘿病证候的认识，描述曰："瘿之初结，胸膈满闷，七筑咽喉，噎塞不通，颈项渐粗，囊结不解，若此之类，皆瘿之初结之证也。"并首次提出："又此疾，妇人多有之，缘忧患有甚于男子也。"对其治疗，论曰："治疗方剂，虽已条具，然有可破、可割、可针之法。则如血瘿、肉瘿、气瘿，不可不辨。"

宋代陈言《三因极一病证方论·瘿瘤证治》主要根据瘿瘤局部症状的不同，明确提出了"五瘿"，曰："坚硬不可移者，名石瘿；皮色不变者，名肉瘿；筋脉露结者，名筋瘿；赤脉交络者，名血瘿；随忧愁消长者，名气瘿。"并谓"五瘿皆不可妄决破，决破则脓血崩溃，多致夭亡"。其对本病的分类更切合临床实际，强调治疗以内服药物为主，不可轻易施以刀针。迨后医家多宗此分法。

宋代严用和《严氏济生方·瘿瘤瘰疬门》对瘿瘤也做了详细论述，其曰："夫瘿瘤者，多由喜怒不节，忧思过度，而成斯疾焉。大抵人之气血，循环一身，常欲无滞留之患，调摄失宜，气凝血滞，为瘿为瘤。瘿者，多结于颈项之间；瘤者，随气凝结于皮肉之间中，忽然肿起，状如梅李子，久则滋长。"

明代李梴的《医学入门》对"瘿"之证做了如下描述："瘿、瘤所以两名者，以瘿形似樱桃，一边纵大亦似之，椎槌而垂，皮宽不急。原因忧恚所生，故又曰瘿气，今之所谓影囊者是也。"在病因及病机方面，强调了情志因素："原因忧恚所致。"此外，沿袭了陈言症状分类的方法，曰："筋脉呈露曰筋瘿，赤脉交络曰血瘿，皮色不变曰肉瘿，随忧愁消长曰气瘿，坚硬不可移曰石瘿，瘿之名有五者，此也。"在治疗方面提出"瘿瘤或软或硬，无痛无痒……切不可用针刀决破，破则脓血崩溃，渗漏无已，必致杀人"。

明代王肯堂《疡医证治准绳》同样沿袭了陈言的"五瘿"分类法，并且在论及"五瘿"时提到："在颈项间，皮宽不急，累累而垂者是也。宜破结散、消病病丸、海藻丸、昆布丸、黄药酒、藻药散，兼以针灸法同施，方有效；及常服复元通气散、蜡研大，自然缩小。"《外科正宗·瘿瘤论》提出瘿瘤的主要病理是气、痰、瘀壅结的观点，"夫人生瘿瘤之症，非阴阳正气结肿，乃五脏瘀血、浊气、痰滞而成"，采用的主要治法是"行散气血""行痰顺气""活血消坚"。

【现代医学认识】

现代医学认为情志、饮食、水乃甲状腺疾病的重要因素，而近10年来，我国年轻人甲状腺疾病发病率上升了3倍以上，主要因伏案工作、熬夜等不良生活方式及辐射损伤导致。碘过量可以诱发和促进甲状腺功能减退和自身免疫性甲状腺炎的发生和发展、高原地区低氧环境易导致甲状腺功能减退。而随着社会的快速发展，高效率、快节奏的生活方式使人们心理负荷加重，心身处于高应激状态，情志－心理应激相关疾病的发病率逐年增加。甲状腺疾病病种复杂，包括"瘿囊""瘿气""影袋""瘿痈""瘿痛""瘿瘤""石瘿"等多种，统称为"瘿病"。"瘿囊、影袋、影囊"相当于单纯性甲状腺肿、地方性甲状腺肿、散发性甲状腺肿，主要表现为以颈前肿块、块形较大、弥漫对称、其状如囊、下坠至胸、触之光滑柔软；"瘿瘤、肉瘤"相当于甲状腺腺瘤、结节性甲状腺肿、良性甲状腺肿瘤、甲状腺囊肿、甲状腺囊腺瘤，主要表现是一侧或双侧颈前结块，状如核桃，可大可小，可软可硬，甚至有核累累；"石瘿"相当于甲状腺癌、甲状腺恶性肿瘤，主要表现是一侧或双侧颈前结块坚硬如石触之凹凸不平、坚硬有根、可随吞咽而上下；"瘿痈"相当于急性甲状腺炎、化脓性甲状腺炎，主要表现是颈前瘿肿红肿热痛，甚至可化脓破溃；"瘿痛"相当于巨细胞性甲状腺炎、亚急性甲状腺炎，主要表现是颈前瘿肿剧烈疼痛；"瘿气"相当于甲状腺功能亢进症，主要表现是烦躁易怒、心悸、汗出、突眼或大便次数增多；"瘿病虚劳"相当于甲状腺功能减退症，主要表现是乏力、嗜睡、精神不振。

单纯性甲状腺肿是由于患者长期处于缺碘或相对缺碘以及致甲状腺肿物质的环境中，引起甲状腺弥漫性肿大，病程较长后，滤泡上皮由普遍性增生转变为局灶性增生，部分区域则出现退行性变，最后由于长期的增生性病变和退行性病变反复交替，腺体内出现不同发展阶段的结节。目前，西医治疗主要以碘治疗、甲状腺激素治疗、手术治疗为主。疗效不确定或术后美容是颇感棘手的问题。桥本甲状腺炎为自身免疫性疾病。本病有家族多发，多见于中年女性，起病隐匿，发展缓慢，病程较长，主要表现为甲状腺肿大，体积约为正常甲状腺的 2～3 倍，表面光滑，质地坚韧有弹性如象皮，明显结节则少见，无压痛，与四周无粘连，可随吞咽运动活动。晚期少数可出现轻度局部压迫症状。多数为弥漫性，少数可为局限性，部分以颜面、四肢肿胀感起病。慢性淋巴细胞性甲状腺炎又因其甲状腺组织学有大量淋巴细胞浸润，故又称淋巴瘤样甲状腺肿，淋巴增殖性炎症或慢性淋巴细胞性甲状腺炎。目前以无限期的甲状腺激素替代疗为主。但长期服用甲状腺激素引起的肝脏损坏已引起人们的重视。

【米烈汉教授的认识】

1. 病因病机

米烈汉教授认为单纯性甲状腺肿、桥本甲状腺炎均属中医"瘿瘤"范畴，有极其类似的病因、病机和临床见症，可以用同一中医治法。从病因上讲，两病均多见于女性，尤其见于体质较差者，她们的性格特征或多疑，或善感，或抑郁，或焦虑，起病多可追溯出较大的情志损伤。"女子以血为本"，经带胎产以血为用，女子体质较差实为血虚。血为气之母，血虚致气虚，气不化津内生痰湿；血虚致气滞，气不行津留置痰湿。多疑善感，抑郁焦虑，加之情志损伤均为"七情内郁"，可致肝、心、脾损伤，此三脏之经脉均走咽喉，故在郁热的煎熬下，内生痰气交结于咽喉而成瘿瘤。故米烈汉教授认为瘿瘤起于虚，成于郁，虚郁长期相互作用导致该病。以血气虚为本，以痰气结为标。据此提出以"调养血气为主"的"补虚消瘿法"。

2. 治则治法

"补虚消瘿法"治疗"瘿瘤"源远流长，中医学家米伯让先生是米烈汉教授的父亲。米烈汉自幼随父学医，深得家传，"补虚消瘿法"就是他继承和发展前人经验的一个成果。有案可查的资料显示，早在 1987 年就成功使用疏肝健脾补血方法治愈"瘿病"。米烈汉秉承米老先生对于慢性病"注重整体，改善局部，效不更方，贵在坚持"的学术思想，借鉴老先生选用逍遥散治疗瘿病的经验，结合多年治疗瘿瘤的临床体会，提出了关于结节性甲状腺肿、桥本甲状腺炎的独到见解。

在"瘿瘤"的治疗上他突破了以消法为主的传统禁锢，秉承家学，结合实践、中西互参探索出以"调养血气为主"的"补虚消瘿法"，克服了传统的单纯以行气化痰为主的治"瘿病"方法疗效较差、服药依从性差、久消伤正难以坚持等诸多弊端，临床取得满意疗效。他认为瘿瘤的形成过程中，虚郁贯穿始终，长期相互作用，以血气虚为本，以痰气结为标。治疗上宜养血调气，化痰消瘿，立"行气化瘿汤"为基本方，在医患长期配合下，通过患者长期服药，达到消散瘿瘤的治疗目的。形成了"医患长期配合，守方顾护正气；整体调养气血，局部消散痰结"的治疗特色。

3. 方　药

方名：行气化瘿汤。

组方：柴胡、枳壳、川芎、陈皮、广木香、青皮、夏枯草、白芍、黄芪、浙贝母、全瓜蒌、煅牡蛎、炙甘草。

功效：养血调气，化痰消瘀。

方解：黄芪、白芍为补气血之要药，气充血和则痰瘀不生、气滞得舒；柴胡、枳壳、陈皮、制香附、广木香、青皮疏肝行气、调理气机；川芎、白芍药性轻能活上瘀血；瓜蒌、浙贝母为化痰润药，润化痰结；牡蛎软坚消瘿；夏枯草清肝火，并佐制全方以防药性香燥；炙甘草调和诸药。全方用药强调补养润化，尤其讲究化痰药宜润不宜燥，均为防止正气消散。因药性平和，消补适度，故患者可以长期服用，使瘿瘤渐化。

肥胖症

肥胖症是发达国家普遍存在的社会问题，根据世界卫生组织（WHO）的定义，$BMI \geqslant 30kg/m^2$ 为肥胖。本病是一种营养过剩的疾病，不仅影响美观，且可以导致身体许多系统的严重并发症，故为健康之大敌。其常见并发症除糖尿病、高血压、高脂血症、心脑血管病外，尚有换气低下综合征、睡眠呼吸暂停综合征、脂肪肝、胆石症、痛风、骨关节病、不孕症、癌症等病症。根据相关研究显示，随着体重增加，死亡率及患病率也随着增加。

【历史沿革】

古代中医并无"肥胖症"的病名记载，根据临床表现，本症应属于"痰证"

"痰湿""膏人""脂人""肥人""肥满"等范畴。肥胖自古即有之，中医对肥胖症的认识历史彼久。有关肥胖症的描述，在古代文献即有记载，如《礼记》曰："肤革充盈，人之肥也。"在《黄帝内经》与后世医家亦多有相关阐述。如"甘肥贵人，则膏粱之疾也"及"年五十，体重，且目不聪明矣"。《灵枢·阴阳二十五人篇》云："土形之人……其为人黄色，面圆，大头，美肩背，大腹，美股胫，小手足，多肉……水形之人……其为人黑色，面不平，大头，广胸，小肩，大腹，大手足……"《内经》的描述，阐明肥胖者多在中年阶段，且具有皮肤充盈，体态肥满，面圆，大头，大腹等特征，尤其土形之人，水形之人更易于肥胖。《灵枢·卫气失常篇》甚至将肥胖者分为三种类型，指出："人有肥，有膏，有肉。黄帝曰：别此奈何？伯高曰：腘肉坚，皮满者，肥；腘肉不坚，皮缓者，膏；皮肉不相离者，肉。""膏者，多气而皮纵缓，故能纵腹垂腴；肉者，身体容大""脂者，其身收小。""是故膏人纵腹垂腴；肉人者上下容大；脂人者虽脂不能大者。"这里所描述的明"脂人""膏人"及"肉人"等三种人，是古人对肥胖症的最早分型原则，至今仍有其临床指导意义。

【历代医家认识】

历代医家认为肥胖的病因主要与禀赋异常、饮食不节、过度安逸、情志失调及年老体衰等多种因素有密切关系。正如《素问·阴阳应象大论》云："年四十，而阴气自半也，起居衰矣；年五十，体重且目不聪明矣。"肥胖常为衰老的表现，与脾胃失运、肾阳虚衰有关。因肾为先天之本，内寓真阴真阳，又为水脏，能化气行水，由于中年以后，脏腑功能逐渐衰退，肾的真阳之气由盛而衰，不能化气行水，以致酿生水湿痰浊；或脾之运化功能减弱，又常过食肥甘厚味，使脾之运化不及，聚湿成痰，痰湿壅滞，故而导致肥胖的发生。

中医认为肥胖的形成与饮食不节密切相关。此因饮食有所偏好，过于进食膏粱厚味、醇酒之品，或暴饮暴食，必然损伤脾胃运化功能。故《素问·痹论》有"饮食自倍，脾胃乃伤"之说，脾胃既伤则水谷不能化为精微物质，反而变生痰湿，停滞体内，日久遂成肥胖。《内经》亦多处指出肥胖的发生与饮食习惯、生活方式有关。正如《素问·通评虚实论》云："凡消瘅、仆击、偏枯、痿厥，气满发逆，甘肥贵人，则膏粱之疾也。"《素问·奇病论》云："夫五味入口，藏于胃，脾为之行其精气，津液在脾，故令人口甘也，此肥美之所发，其人必数食甘美而多肥也，肥者令人内热，甘者令人中满……"金元张从正《儒门事亲·内伤门》云："凡膏粱之人，起居闲逸，奉养过度，酒食所伤，以致中脘留饮。"李东垣《脾胃论》云："阴之所生本在五味，阴之五宫，伤在五味。至于五味，口嗜而欲食之，必自裁制，勿使过焉，过则伤其正也。"

长期缺乏运动劳作，身体柔弱，气血流行不畅，脾胃运化失司。气血生化无源，故而导致水谷精微输布失常，变为水湿痰浊，日久酿成膏脂，泛溢肌腠而成肥胖。《素问·宣明五气论》谓："久坐伤肉，久卧伤气。"即认为多逸少劳，久坐少动，缺乏运动劳作，可致气伤而虚，肉伤损脾。气虚脾损则运化无力，水谷精微代谢失调，痰瘀滋生，膏脂痰浊内聚而发为肥胖。张仲景在《金匮要略·血痹虚劳篇》中论述血痹之病因时谓："夫尊荣人，骨弱肌肤盛。"指出膏粱之人，素食甘肥，养尊处优，多逸少劳。故筋骨脆弱，肌肤盛重，外盛内虚，不任劳汗，虽微风小邪，亦易于为病。

《素问·阴阳应象论篇》云："人有五脏化五气，以生喜怒悲忧恐，故喜怒伤气……"说明情志变化与脏腑相关，同样五脏的气血变化也会影响人的情志而变化。由于情志变化使脏腑气机失调，运化失常，故水湿痰浊内停而发为肥胖。

【现代医学认识】

肥胖是由特定生化因子引起一系列进食调控和能量代谢紊乱，能量摄入多于消耗而以脂肪形式储存于体内，体质量超常所致的一种慢性内分泌代谢疾病。肥胖常用体质量指数（BMI）来确定［BMI = 体质量（kg）/身高（m^2）］，BMI ≥ $25kg/m^2$为超重，BMI ≥ $30kg/m^2$为肥胖。世界卫生组织于1999年宣布肥胖是一种疾病，全球大约有2.5亿BMI超过$30kg/m^2$的肥胖病患者，肥胖正像流行病一样蔓延，已经成为医学社会问题，我国的肥胖病发生率呈逐年增高趋势。肥胖是现代人类多种慢性疾病的危险因素，包括2型糖尿病、高脂血症、胰岛素抵抗、呼吸暂停睡眠综合征、呼吸困难、无休止的焦虑、冠心病、高血压、骨关节炎、各种癌症、生殖激素异常、多囊卵巢综合征等，因此对肥胖的治疗非常必要除以上检测方法，腰围、臀围及腰臀比在临床上也常作为检测肥胖的重要指标。腰围（W）：是衡量腹部肥胖的重要指标，任何评价肥胖的方法都必须包括腰围测量。其法为让受测者直立，两脚分开30～40cm，用一条没弹性、最小刻度为1mm的软尺，放在右腋中线胯骨上缘与第12肋骨下缘连线的中点（通常是腰部的天然最窄部位），沿水平方向围绕腹部一周，紧贴而不压迫皮肤，在正常呼吸末测量腰围的长度，读数准确至1mm。一般正常成年男性应小于85cm，成年女性应小于80cm。若超过此值，将有47%～58%的相关疾病危险因素。臀围（H）：是臀部后最突出部位的水平围长。测定时并足直立，测量部位在臀部最宽处。使用软尺紧贴皮肤而不压迫软组织，以测量臀部的最大周径。腰臀比（WHR）：腰臀比也是估测腹部或中心肥胖的指标。一般而言，腰臀比在男性应小于1，女性腰臀比应小于0.85，若超过则认为是腹部脂肪堆积。近年多用腰围来诊断腹部肥胖，但是采用的分割点在种群间差异很大，WHR分割点种群间差异相对较小。此外，研究和实验中有时也采用更精确的方法，如计算机X线体层摄影（CT）、磁共振成像（MRI）测量脂肪含量。

对于单纯性肥胖的治疗，现代医学主要有药物疗法、手术疗法、运动疗法、饮食疗法等，治疗肥胖的药物主要有食欲抑制剂和代谢促进剂两类，如西布曲明、奥利司他等药物。手术治疗的主要方式就是抽脂术和空肠回肠短路术，此法不但有一定的风险而且费用较高。

【米烈汉教授的认识】

1. 病因病机

米烈汉认为人之所以肥胖，是因为饮食不节、情志失调、劳逸无度以及先天禀赋等导致了人体阴阳失调，脏腑功能失司，阳气虚损、痰湿内生，其病位主要在脾肾，又与肝失疏泄（疏泄失调）有关。将肥胖病的病因病机总结为：饮食不节、久坐久卧、情志所伤、脾胃损伤、痰湿停聚、经络不畅。在诸多病因当中，当以饮食不节为首。另外，关于体质方面的研究表明，与平和质相比，痰湿质者超重、肥胖的危险度均显著增高，气虚质者肥胖危险度显著增高，而肥胖日久必然导致痰瘀互阻，痰饮瘀血等病理产物的蓄积进一步导致脾之运化失常，肝之疏泄不畅，水湿、痰浊、膏脂壅盛体内最终导致肥胖的发生。《内经·病机十九条》论述："诸胀腹大，皆属于热。"故肥胖者体内的热往往是过盛的，此热可解为体内物质的气化甚与体表物质的液化，导致脾土类物质堆集过多所致。故辨证施治时需辨识清热在何脏腑，同时采用水泻、风散、火焙诸法消散过剩的脾土类物质以治其标，以培补之脾脏、肾脏之法以治其本。

2. 治法方药

方名：消脂化浊汤。

组方：黄连、黄芩、薤白、清半夏、薏苡仁、党参、丹参、川芎、三七。

功效：运脾化痰消浊。

方解：党参味甘，性平。有补中益气、止渴、健脾益肺，养血生津。薏苡仁，味甘、淡、性凉，归脾胃肺经，健脾渗湿，除痹止泻，清热排脓。共为君药，以健脾渗湿。半夏，辛温而燥，归脾胃肺经，为燥湿化痰之要药，降逆止呕，散结消肿。薤白，辛、苦而温，归肺胃大肠经，通阳散结，行气导滞，共为臣药，共奏燥湿化痰，行气导致之功。川芎辛温，入肝胆，活血行气、祛风止痛；丹参味苦，微寒，归心、肝经，活血祛瘀，通经止痛，清心除烦，凉血消痈。三七味甘、微苦，性温，归肝、胃经，散瘀止血，消肿定痛。三味药物，共为佐药，以活血化瘀，行气散结。黄芩，味苦，性寒，归肺、胆、脾、大肠、小肠经，清热燥湿，泻火解毒。黄连味苦、性寒，归心、脾、胃、肝、胆、大肠经，清热燥湿，泻火解毒。黄芩黄连共为使药，清热燥湿，化浊解毒，调和药性。黄芩、黄连二者味苦性寒，重在清上焦之热以除烦。诸药合用，共奏补中祛湿，化瘀消浊之功。

老年痴呆症

【历史沿革】

老年痴呆症以进行性记忆力下降为主要表现，伴人格和行为的异常表现。"痴呆"这一病名最早见于汉代华佗，唐代孙思邈编集的《华佗神医秘传》中的华佗治痴呆神方。中医虽没有关于老年痴呆症病名的直接记载，但是综合其临床表现，属于中医痴呆、呆病、善忘等范畴。对老年痴呆症的相关症状描述自《内经》时期就有记载；明代以前是缓慢的探索发现阶段；直到明清时期相关研究有了飞速发展，并取得了质的飞跃；尤其是清朝医家学术方面的诸家争鸣、百花齐放，极大地丰富和发展了老年痴呆症辨证论治的理论，进入成熟阶段。其中对老年痴呆症论述最详细的当属明代张景岳与清代陈士铎，在其著作中均对痴呆病症进行了详细描述，并且提出了防治方药。清代王清任通过对脑的认识提出的"脑髓说"，为后世医家对痴呆的认识奠定了基础。由此可见历代医家对老年痴呆症的认识是由浅入深，并不断充实细化的过程。

古代医籍中并无"老年痴呆症"病名及其专论，其病变多见于"健忘""痴呆""呆病""呆痴"等相关记载中。魏晋时期皇甫谧在《针灸甲乙经》中称为"呆痴"，宋代王执中在《针灸资生经》中称"痴证"，明代虞抟《医学正传·癫狂痫证论》称"愚痴"，明代杨继渊《针灸大成》分别载有"呆痴""痴呆""愚笨"病名。明代张景岳在《景岳全书·杂证谟》提出"痴呆"病名，并著有"痴呆"专论，之后清代陈士铎在《辨证录》中称为"呆病"，并创立呆病门，清代叶天士在《临证指南医案》中称"神呆"。中国古代虽无关于老年痴呆症的记载，但是历代医家早已认识到了这一疾病，并做了相关研究。

【历代医家认识】

《灵枢·海论》云："脑为髓之海，其输上在于其盖，下在于风府。"认识到了头脑与精神活动有关，并支配着感官和智能，可以直接导致疾病的产生，《素问·脉要精微论》："头倾视探，精神将夺矣。"《灵枢·海论》："髓海有余，则轻劲多力，自过其度，诚髓海不足，则脑转耳鸣，胫酸眩冒，目无所见，懈怠安卧。"此时，已经认识到了脑部功能与肾有关，认为头脑的荣养有赖于肾生精而转化为髓之海，《灵枢·经脉篇》："脑为髓之海，为元神之府。""人始生，先成精，精成而脑髓生。""肾主骨，生髓通于脑。""肾藏精，精充髓，髓荣脑。"《灵枢·五癃津液别》："五谷之津液和合而为膏者，内渗入于骨空，补益脑髓。"

由此可见古人已认识到头脑与精神活动相关，其功能与肾脏密切相关。

"善忘"即"健忘"是老年痴呆中最主要和最早出现的临床症状。《内经》中多处记载有关于"善忘"的论述，足以见得当时就已经引起医家们的高度重视。

东汉张仲景将健忘称作"喜忘"，并明确提出病因是由于瘀血所致。《伤寒论·辨阳明病脉证并治法》云："阳明证，其人喜忘者，必有蓄血。所以然者，本久有瘀血，故令喜忘。"其瘀血致病观点，对后世医家研究以善忘为临床特点的老年痴呆来说，具有深远的影响。隋代以巢元方所著《诸病源候论》为代表，发展了前人的理论，认为健忘因由虚劳，五劳、六极、七伤均可致健忘，卷三"虚劳"阐述了其病因病机的发生机制。"三曰心劳……心劳者，忽忽喜忘……""二曰血极……眉发堕落，忽忽喜忘……六曰精极，令人少气嚖嚖然，内虚，五藏气不足，发毛落，悲伤喜忘。""七伤者，五曰忧愁思虑伤心。心伤，苦惊，喜忘善怒……"在《诸病源候论·瘿瘤等病诸候·多忘候》篇又明确提出心气不足、心血亏虚导致健忘："多忘者，心虚也。若风邪乘于血气，使阴阳不和……致心神虚损而多忘。"

唐代孙思邈在《备急千金要方·养性序》记载到："年五十体重，耳目不聪明也；年六十阴痿……故曰知之则强，不知则老。同出名异，智者察同，愚者察异；愚有不足，智者有馀。"在《千金翼方·养老大例第三论》记载了关于老年痴呆的相关症状描述："人年五十以上，阳气日衰，损与日至，心力渐退，忘前失后、兴居怠惰，计授皆不称心，视听不稳……心无聊赖，健忘嗔怒，情性变异，食饮无味，寝处不安，子孙不能识其情。"这些都比较符合老年痴呆的缄默寡言、神情淡漠、情绪异常和缺乏兴趣等个性行为改变。孙思邈认为健忘源于心伤，并与肾阴虚兼夹湿热有关。《备急千金要方·心脏脉论》云："心主神。神者，五脏专精之本也。""有生之来谓之精，两精相搏谓之神，所以任物谓之心。神者，心之藏也。""愁忧思虑则伤心，心伤则苦惊喜忘善怒。"

宋代医家认为健忘源于虚劳，五脏六极皆可致病，主因心肾亏虚。以官修方书《太平圣惠方》《太平惠民和剂局方》《圣济总录》为代表。《太平圣惠方》云："夫心者，精神之本，意智之根，常欲清虚，不欲昏昧，昏昧则气浊，气浊则神乱，心神乱则血脉不荣，气血俱虚，精神离散，恒多忧虑，耳目不聪。故令心智不利而健忘也。"《圣济总录·脏腑虚实门·心健忘》云："健忘之病本于心虚，血气衰少，精神昏聩，故志动乱而多忘也。愁忧思虑则伤心，心伤则喜忘。"另一派是对健忘认识的发展，以严用和、陈言为代表，提出心脾两虚是健忘的主要原因。陈言的《三因极一病证方论·健忘证治》云："今脾受病，则意念不清，心神不宁，使人健忘，尽心力思量不来者，是也。"严用和《济生方·健忘论治》云："夫健忘者，常常喜忘是也。盖脾主意与思，思虑过度，意舍不清，神宫不职，使人健忘。"在治疗上以理心脾为主，为后世治疗健忘、痴呆开辟了新的途径。

金元时期著名医家朱丹溪开创性提出了痰致健忘说，丰富发展了中医治疗健忘的理论。《金匮钩玄·健忘》云："健忘者，为事有始无终，言谈不知首尾……精神短少者多，亦有痰者。"《金匮钩玄·痰》指出"痰在膈间，使人癫狂，或健忘。"《丹溪心法·健忘》中指出健忘与思虑过度损伤心脾有关，"此证皆由思虑过度，损其心包，以致神舍不清，遇事多忘，乃思虑过度，病在心脾"。

明清时期对于老年痴呆症的认识取得了极大的发展。张景岳的《景岳全书》对"痴呆"的专论。陈士铎《辨证录》所载的"呆病门"代表了对老年痴呆症认识得更加深入，至此对老年痴呆症的研究进入了一个新纪元。随着西方医学在中国的深入传播，西医解剖学关于大脑与记忆、精神之关系的阐述，对中医理论产生了一定影响，推动了中医脑学说的演进，为医家认识老年痴呆症的病因病机奠定了理论基础。

现代中医认为老年痴呆症病位在脑，与心肝脾肾有密切关系。其基本病机是脑髓空虚，痰瘀痹阻，火扰神明，诸邪蓄积，蕴生浊毒，元神受损，神机失用。发病主要由于七情内伤，年老体虚，而致虚、痰、癖、郁病邪夹杂为患。病性不外虚实两类。虚者气血亏、脑脉失养、阴精亏虚、髓海不足；实者痰浊蒙窍、瘀血痹阻脑络、肝火上扰神明。虚实可互相影响，相兼为病，因虚致实，实邪伤正，渐至虚实夹杂之证。

【现代医学认识】

老年痴呆症，即阿尔茨海默病（AD），是一种不可逆性进行性发展的以认知、语言、记忆障碍为主要临床症状，同时伴有精神行为异常为其特征的临床综合征。能够引起痴呆症的病因包括阿尔茨海默病、血管性痴呆、混合型痴呆和其他类型痴呆。大多发生在65岁以上的人群，患病率约为5%。其中阿尔茨海默病约占50%，血管性痴呆占20%，阿尔茨海默病病合并血管性痴呆（VD）者占10%~20%。其中以阿尔茨海默病最为常见。我国人口基数大，老龄化进展迅速。截至2012年年底，我国老年人口数量达到1.94亿人，比上年增加891万人，占总人口的14.3%。由此可见，我国老年痴呆症患者有明显的增长趋势。而老年痴呆症又严重影响老年人的生活质量。所以，了解和防治老年痴呆症有着非常重要的医学和社会意义。

目前阿尔茨海默病的发病机制尚不清楚，有三种临床比较认可的发病机制：①微管相关蛋白tau异常学说，研究表明阿尔茨海默病患者的tau蛋白总量显著增加，且以异常过度磷酸化形式为主。②神经毒性的Aβ学说，即由膜内淀粉样前体蛋白异常水解和错误的折叠所致的一种淀粉样变性疾病。相关研究表明Aβ

在痴呆的发病过程中起着重要的作用。③基因突变学说，已有的实验证明基因突变可导致家族性痴呆。④神经细胞死亡的最后共同通路"最后共同通路"（Final common pathways）包括氧化应激（自由基生成过多）和钙稳态失调（大量离子内流），其最常见于神经退行性疾病中，主要导致细胞凋亡。当神经细胞内钙浓度过高，可导致线粒体过度活化蛋白激酶和磷脂酶且自身的膜亦受损，引起细胞功能丧失、变性并印发细胞凋亡。当细胞内自由基增加，则导致细胞内钙离子的堆积，二者形成恶性循环互相促进，最终启动神经细胞坏死或凋亡过程。

阿尔茨海默病的病程通常可以分为以下三个阶段：

第一阶段（早期）：持续 1～3 年，学习新事物困难，远记忆轻度受损，空间定向障碍，复杂结构视空间技能差，语言表达词汇少，找词困难，用词不当，可以出现命名不能，人格淡漠，偶可出现易激惹，部分患者会有妄想等精神症状。生活可以自理或部分自理，社交礼仪通常保持良好，记忆障碍容易仅仅表现为老年人爱忘事，可能蒙蔽家属及经验欠缺的医师。

第二阶段（中期）：可持续 2～10 年，病情进一步进展，远近记忆力都可出现严重受损，空间定向障碍严重，进展为简单结构视空间技能差，患者可出现语言欠流利，或者缄默不语，不能计算，妄想，焦躁不安，坐卧不宁，严重时可出现恐怖感，人格淡漠易激惹，甚至有攻击性。生活部分或基本不能自理。

第三阶段（后期）：可持续 8～12 年，患者智能严重衰退，大小便失禁，肢体僵直，屈曲体位，可有癫痫样发作。生活完全不能自理，全部依靠护理。

药物治疗：①胆碱酯酶抑制剂（AchEI）：基于胆碱能学说，提高患者脑内 Ach 水平，补偿其胆碱能神经功能缺失，就能有效控制阿尔茨海默病的症状。这类药物主要有乙酰胆碱前体及胆碱酯酶抑制，其中乙酰胆碱前体包括卵磷脂和胆碱，其效果不明显，目前临床已不应用；胆碱酯酶抑制剂是阿尔茨海默病治疗的一线药物，是研究最多的治疗，目前常用的 AchEI 类主要包括他可林、安理申和艾斯能等。②雌激素类：雌激素可增加葡萄糖的运输与代谢、改善脑血流量、促进受损神经元的修复。使用雌激素女性阿尔茨海默病的患病率明显低于未使用雌激素女性，其机制与雌激素具有抗氧化能力，可阻止 Aβ 对神经细胞的损伤，减缓神经细胞死亡有关。雌激素替代治疗阿尔茨海默病目前仍存在争议，如何权衡其利弊，还有待进一步的研究。③影响自由基代谢的药物：氧化自由基可诱导阿尔茨海默病脑细胞损伤，可增强 Aβ 的神经毒性。减少自由基生成和保护神经元免受自由基影响的药物对减慢阿尔茨海默病的进展可能有帮助。目前临床常用的抗氧化剂有褪黑素、维生素 E、银杏叶制剂和他汀类药物。④钙离子拮抗剂：阿尔茨海默病患者神经细胞内出现钙超载，细胞膜上的钙离子泵功能受损，不能有效地将钙离子泵出膜外，造成神经细胞受损和凋亡。此类药物主要有尼莫地平，能有效阻断 L 型钙通道从而调节神经细胞内钙离子含量，改善脑细胞功能。此外尼莫地平还可以扩张脑血管，增加脑血流量，因此对海马损害也有良好的恢复作用。⑤非甾体类抗炎药（NSAID）：阿尔茨海默病病理过程中存在炎性因子（IL、TNF-α、趋化因子），炎性相关蛋白可能与 Aβ 沉积有关。因此 NSAID 可能对阿尔茨海默病有保护作用。目前与之相关的试验结果不明确，临床报道很少。⑥阿尔茨海默病促神经细胞代谢药物。这一类药物可促进脑细胞对葡萄糖的利用，增强神经元的代谢，从而提高注意力、学习和记忆力。主要包括尼麦角林、奥拉西坦等。

【米烈汉教授的认识】

1. 病因病机

（1）**气血两虚是发病基础**　痴呆患者大多年老体弱，五脏之气的生理活动逐渐衰退，气血津液化生不足，精亏于下不能上充于脑，导致气血不荣清窍，精气不济脑髓，脑失所养，久而空虚成痿，导致髓海空虚是导致痴呆发病的病理机制。故治疗当以调和五脏，补气养血为主。

（2）**痰浊、瘀血为主要病理因素**　痰浊、瘀血之间可以相互转化。痰浊之邪内停，痰浊阻于脉道，血流受阻，脉络失畅，而至瘀血。瘀血日久，影响津液运行，而致水停痰生。故而临床常见痰瘀互结之呆病。针对痴呆的病因病机，米烈汉教授进一步深化了"痰瘀互结"理论，认为痰瘀互结日久不能及时排出，蕴积体内过多，败坏形体。认为中风后瘀毒、痰毒、热毒等可破坏形体，损伤脑络包括浮络、孙络、缠络。瘀毒、痰毒、热毒是在"气血亏虚，痰瘀交阻"病机基础上，由痰、瘀及痰瘀日久变生"热"等病理产物演变而成。

（3）**肝肾亏虚为发病的关键环节**　肝以藏血行气为本，血液的正常运行需要气机的调畅，正所谓气行则血行，气滞则血凝，气机不畅必然导致血液运行不畅。肝血虚，或肝气郁结，均可导致血液停留在脏腑组织、经络、形体、官窍而形成瘀血，导致脑窍失养。脑与肾有直接关系，《黄帝内经》论述"心为神脏，脑为神腑"，心藏为神之宅舍，脑为神之作功之所，脑为髓海，而髓的化生又根源与肾，肾主水，特别是流通于脊中的天河水，是营养大脑的重要来源。肾中阴阳调和而化生精髓，故治疗应以补肾养肝，疏肝理气为首。

2. 治法方药

方名：醒脑益智汤。

组方：生黄芪、党参、当归、川芎、桃仁、红花、赤芍、水蛭、茯苓、远志、胆南星、鹿角胶、天麻、益智仁。

功效：益气养血、补益肝肾、化痰通络。

方解：黄芪味甘，性微温，归脾肺经，能补气健脾，升腾清阳。当归味甘、辛，性温，归肝、心、脾经，补血调经，活血止痛，润肠通便。党参味甘性平，归脾、肺经，补脾肺气，补血，生津。三药共奏益气养血之功，为君药。川芎味辛，性温，归肝、胆、心包经，活血行气，祛风止痛。桃仁味苦、甘，性平，有小毒，归心、肝、大肠经，活血祛瘀，润肠通便。红花味辛，性温，归心、肝经，活血通经，祛瘀通络。赤芍味苦，性微寒，归肝经。清热凉血，散瘀止痛。水蛭味咸、苦，性平，有小毒，归肝经，破血通经，逐瘀消癥。均能活血化瘀，通经活络，为臣药。远志味苦、辛，性温，归心、肾、肺经，安神益智，祛痰开窍。天麻味甘，性平，归肝经，息风止痉，平抑肝阳，祛风通络。胆南星味苦，性微辛凉，归肝、胆经，去风化痰，息风定惊，辛散通窍。三药俱属风药，《内经》有云："东风生风，风生木，木生酸……道生智，玄生神，神在天为风，在地位木，在体为筋，在脏为肝。"故此处用风药以调脑中神机。茯苓味甘、淡，性平，归心、脾、肾经，利水渗湿，健脾，宁心。健脾利湿，化痰散结，为佐药。鹿角胶味甘、咸，性温，归肝、肾经，补肝肾，益精血。益智仁味辛，性温，归肾、脾经，暖肾固精。平补肝肾，补益精血，共为使药。全方补中有通，兼顾脾土、肾水及肝木，共奏益气养血，化痰通络之效，有醒脑益智之功。

阳　痿

【历史沿革】

阳痿是指阴茎不能勃起或勃起不坚，坚而不久，以致不能进行与完成性交全过程的一种病症。

先秦、秦汉时期多从阳痿症状的不同侧面以描述性的文字命名，出现了多种名称。《马王堆汉墓医书·天下至道谈》载有对阳痿证的最早命名，称阳痿为"不能"；《养生方》则称之为"不起""老不起"；《黄帝内经》记载了影响后世医家的"阴痿"病名及"阴器不用""阴不用""隐曲不利"等；《神农本草经》亦以"阴痿"为其主要名称。晋、隋、唐时期医家多将阳痿病名称为"阴痿""阴痿"，阳痿的命名已渐趋概括化。西晋王叔和《脉经》称为"阴萎不起"；皇甫谧《针灸甲乙经》为"阴痿""阴痿不用"；东晋葛洪《肘后备急方》为"阴萎"；隋代巢元方《诸病源候论》则有"阴痿""阴萎""阴不起"；唐代孙思邈《备急千金要方》称之为"阴痿""阴痿不用"。宋、金、元时期多数称为"阴痿""阴痿""庶事不兴""阳道衰弱"，但已出现"阳痿"的称呼。宋代窦材《扁鹊心书·神方》中记载："五福丹……又能壮阳治阳痿，于肾虚之人功效更多"。首次出现"阳痿"的命名。明清时期阳痿的命名渐趋完善与稳定，以前的称谓虽没有丢弃，但已出现"阳痿"命名，多数医家并开始遵从这一名称。明代周之干《慎斋遗书·阳痿》有了"阳痿"病名记载；张介宾《景岳全书·阳痿》列出专篇论述并进行述古论治分型；清代《杂证治要秘录》明确指出"阴痿即阳痿"。

【历代医家认识】

马王堆汉墓出土整理出的四种医书中，记载有对阳痿的一些具体认识。阴茎的正常勃起，必须要"三气俱至"。这里说明了当时对阴茎正常勃起的生理认识。"怒而不大者，肤不至也；大而不坚者，筋不至也；坚而不热者，气不至也。肤不至而用则垂，筋不至而用则避，气不至而用则堕。"这里是从不大、不坚、不热三个方面对阳痿进行了分类，同时表明阴茎未完全勃起就进行性交是不成功的。

《黄帝内经》中有大量关于阴茎和阳痿的论述。阴茎乃肾脏之外窍，筋脉聚集之地，与足少阴、太阴、厥阴关系密切。《灵枢·经筋》云："足阳明之筋，聚于阴器；足太阴之筋，聚于阴器；足少阴之筋，结于阴器；足厥阴之筋，结于阴器，络诸病，其病……阴器不用。"从经络上来看，与阴茎相关的经络主要是足阳明经、足太阴经、足少阳经和足厥阴经。《灵枢·经脉》云："厥阴者，肝脉也，肝者筋之合也，筋者，聚于阴器。"《素问·金匮真言论》云："北方黑色，入通于肾，开窍于二阴。"《素问·厥论》云："前阴者，宗筋之所聚，太阴阳明之所合也。"

关于病因病机方面的认识也有论述，感受寒、热、湿邪均可导致阳痿。《灵枢·经筋》："足厥阴之经……阴股痛转筋，阴器不用，伤于内则不起。"此说明阳痿的病因是寒邪，病机是足厥阴经感受寒邪。寒则收引，感受邪气之后会出现阴缩入的现象。《灵枢·经筋》云："经筋之病，热则筋弛纵不收，阴痿不用。"热则气缓，气缓则无力收引，气无力，故阴茎痿软不用。《素问·至真要大论》云："太阴司天，湿气下临，肾气上从，胸中不利，阴痿，气大衰，而不起不用。"《素问·痿论》："思想无穷，所愿不得，意淫于外，入房太甚，宗筋弛纵，发为筋痿，乃为白淫。"阳痿的病因可能与思虑太过，情志不畅，房劳过度所致，病机为宗筋弛纵，还能导致遗精、滑精。《素问·阴阳应象大论》云："年六十，阴痿，气大衰，九窍不利，下虚上实，涕泣俱出矣。"此说明阳痿的病因是年老体衰，病机是肾气大衰。

历代医家均以肾阳虚为阳痿的主要病机，临证多投温补肾阳药物。明清时期，中医理论进一步完善，对于阳痿的病因、病机的认识也日趋完善。明代王伦《明医杂著·续医论》曰："肾经郁火而有此症，令服黄柏、知母清火坚肾之药而效，故须审察，不可偏认作火衰也。"明确点明了一些阳痿不能认为是由于肾阳虚引起的，而是由于肾阴不足，相火尤盛所致。

明代王肯堂《证治准绳·杂病·大小腑门·前阴诸疾·阴痿》曰："脉大，右尺尤甚，此相火盛而反痿。"明代张景岳《景岳全书·杂症·阳痿》曰："然有火无火，脉证可别，但火衰者十居七八，而火盛者仅有之耳。"指出了由相火尤盛所引起阳痿的判断方法，二者都认为通过脉象，可以鉴别肾阳亏虚所导致的阳痿和相火尤盛所导致的阳痿。

阳痿亦有从脾胃而论，如明代张景岳《景岳全书·杂症·阳痿》曰："阴阳总宗筋之会，会于气街，而阳明为之长。此宗筋为气血之孔道，而阳明实气血之化源，阳明衰则宗筋不振。"阳明病，则气血不充，气血不充，则宗筋不养，所谓不荣则痿是也。清代冯兆张《冯氏锦囊秘录·杂症大小合参卷一·先天根本论》曰："故胃强则肾充而精气旺，胃病则精伤而阳事衰也。"说明了脾胃强健，则精气旺盛，精气旺盛，则阳事兴，而脾胃病，则化生不足，精气亏伤，遂成阳痿。

阳痿与肝脏相关的论述也不少。清代王伦《名医杂著·卷之三·续医论》："按阴茎属肝之经络，盖肝者木也，如木得湛露则森立，遇酷热则萎悴。若因肝经湿热而患者，用龙胆泻肝汤以清肝火、导湿热。"此言肝经湿热可以导致阳痿。因肝热太甚，故阳痿，治之以龙胆泻肝，大泄其热方可。明代王肯堂《证治准绳·杂病·大小腑门·前阴诸疾·阴痿》："阴痿弱，两丸冷，阴汗如水，小便后有余滴臊气，尻臀并前阴冷，恶寒而喜热，膝亦冷。此肝经湿热，宜固真汤、柴胡胜湿汤。"此言肝经湿热，其侧重不在热，而在湿，与王伦所述所皆言肝经湿热，实有所不同是也。清代谢星焕《得心集医案·卷四·诸病门》："今春肝阳暴升……恶寒鼓栗，玉茎痿缩，脉得关弦尺数，洪而有力，固非阳绝，亦非阴虚。细按诸症丛杂，由乎肝阳拂逆，木盛生火生风。"此乃细述肝火旺盛所致阳痿的表现和诊断方法，以脉洪关弦而尺数为诊断依据。肝所致病，也有肝阴不足、肝火偏亢者，如清代叶天士《叶天士晚年方案真本》："朱（五十二岁），此操持太过，肝血胆汁内耗，致阳气上冒如巅，外泄汗淋，阳不入阴，阳跷穴空不寐，茎痿不举，非寒，皆肝液无有，有暴仆暴厥之危。"叶氏认为长期房事，胆汁肝血亏虚，肝血亏虚致使阳气偏亢，阳气偏亢，则汗泄，其阴更亏，而人不能寐，亦可表现出阳痿，这些都是因为肝阴不足所导致的。而又肝主情志，所以情绪方面的问题所致的阳痿多与肝有关。清代王伦《名医杂著·卷之三·续医论》："少年人阳痿，有因于失志者，但宜舒郁不宜补阳……非真火衰也，乃闷郁之故也。宜其抑郁通其志意，则阳气立舒，而其痿自起矣。"清代陈士铎《石室秘录·卷五》："气郁者，乃肝气抑塞，不能生心包之火，则怀抱忧愁，而阳事因之不振……气郁者舒其气。"此二者，虽似阳衰，而非阳衰是也。此皆因肝气不畅，气郁而成。

情志因素所致阳痿也有论述。一种是由情志间接导致的阳痿，一种是由情志直接导致的阳痿。如清代李中梓《证治汇补·腰膝门》："亦有思想无穷，气郁心肾而为阴凑者，乃下焦火郁。"明确说明了人阴痿思索太过，追求太多，而导致心肾之气郁结不调达，使得气郁化火，以至于阳痿。又清代汪朴斋《产科心法·种子门·种子歌》曰："劳心之人，心血耗散，常至临事不举，此心亏血少，非肾火亏也。"此由于平日劳心太过，使得气血亏虚，从而影响到阴茎的勃起。明代陈士铎《辨证录·阴痿门》曰："人有年少之时因事体未遂，抑郁忧闷，遂至阳痿不振，举而不刚，人以为命门火衰，谁知是心火之闭塞乎。"陈氏明确提出了抑郁忧闷能够导致阳痿，而同时将抑郁忧闷归结为心火闭塞，而且此言年少之时，可推断出此由于长期的抑郁、忧闷，逐步形成阳痿。而又清代陈士铎《石室秘录·伤寒相舌秘法·子嗣》："气郁者，乃肝气抑塞，不能生心包之火，则怀抱忧愁，而阳事因之不振，或临炉而兴已阑，对垒而戈忽倒。"陈氏在此之叙述，比前又多言"肝"，所谓肝气抑塞，而导致心包之火不能生。又有因为突发的精神刺激而致阳痿的，如明代张景岳《景岳全书·杂症·阳痿论治》云："凡因思虑惊恐，以致脾肾亏损而阳道痿者，必须培养心脾，使胃气渐充，则冲任始振，而元可复也。"又清代王清源《医方简义·卷四》云："至于阳痿一症……亦有因惊伤胆，恐伤肾而致者。"此乃病由于惊恐是也。

近代学者专家对阳痿的病因病机有很多探讨和临床试验。从五脏划分，有从肾论治，主要分为肾阴虚和肾阳虚；有从肝论治，主要认为有肝郁气滞、肝阳上尤和肝经湿热；有从脾胃论治的，主要认为脾胃虚弱和脾胃湿热。也有从邪论治，认为血瘀和痰是导致阳痿的病因病机。现代医家提出肝气不舒、湿热下注、命门火衰、惊恐伤肾、气血瘀阻及心脾两虚六个基本病机，在过去的观点中增加了"气血瘀阻"。

【现代医学认识】

1. 器质性疾病

（1）**血管源性** 包括任何可能导致阴茎海绵体动脉血流减少的疾病，如动脉粥样硬化、动脉损伤、动脉狭窄、阴部动脉分流及心功能异常等，或有碍静脉回流、闭合机制的阴茎白膜、阴茎海绵窦内平滑肌减少所致的阴茎静脉漏。

（2）**神经源性** 中枢、外周神经疾病或损伤均可导致阳痿。

（3）**手术与外伤** 大血管手术、前列腺癌根治术，腹、会阴、直肠癌根治术等及骨盆骨折、腰椎压缩性骨折或骑跨伤可引起阴茎勃起有关的血管和神经损伤，导致阳痿。

（4）**内分泌疾病** 阳痿因内分泌疾病引起者很多，主要见于糖尿病、下丘脑－垂体异常及原发性性腺功能不全。据国外报道，有23%～60%的男性糖尿病患者继发不同程度的阳痿。其发生机制主要与阴茎海绵体上的自主神经纤维病变、阴茎血管狭窄、内分泌异常及精神因素等有关。

（5）**阴茎本身疾病** 如阴茎硬结症、阴茎弯曲畸形、严重包茎和包皮龟头炎。

（6）**泌尿生殖器畸形**　先天性阴茎弯曲、双阴茎、小阴茎、阴茎阴囊移位、膀胱后翻、尿道裂、先天性睾丸缺失或发育不良、阴茎海绵体纤维瘢痕形成、精索静脉曲张等而不能勃起。

（7）**泌尿生殖器疾病**　泌尿生殖器慢性炎症继发阳痿者较为常见，如睾丸炎、附睾炎、尿道炎、膀胱炎、前列腺炎等，其中以慢性前列腺炎出现阳痿者最为多见。泌尿生殖系统手术及某些损伤等，如前列腺增生、前列腺切除术，尿道断裂、阴茎、睾丸损伤等均可引起阳痿。慢性肾功能衰竭患者因睾丸萎缩及睾酮下降，常发生阳痿。

（8）**心理性病因**　指紧张、压力、抑郁、焦虑和夫妻感情不和等精神心理因素所造成的阳痿。

（9）**混合性病因**　指精神心理因素和器质性病因共同导致的阳痿。此外，由于器质性阳痿未得到及时的治疗，患者心理压力加重，害怕性交失败，使阳痿治疗更加复杂。

【米烈汉教授的认识】

1. 病因病机

（1）**肝肾亏虚是发病基础**　明代肖京《轩歧救正论·医论·五气图说》云："阳痿精薄，筋柔骨脆，肝肾之气惫矣。"指出肝肾气虚可致阳痿。清代冯兆张《冯氏锦囊秘录·杂症大小合参》云："夫阳道为宗筋之所会，肝肾之所钟，元阳之所聚。其有不足者，有肾虚精滑，有精冷精清，或临事而不坚，坚即流而不射……是皆精气不足，而治之者，总不外乎肝肾二家，滋补精血元阳，盖乙癸同源也。"指出肝肾精血不足发生阳痿。从肝肾实证论阳痿，张介宾《景岳全书·杂证谟·阳痿》云："凡肝肾湿热，以致宗筋弛纵者，亦为阳痿。"从肝肾虚实夹杂认识阳痿，清代郑玉坛《杂病心法集解·阴痿精滑》云："因肝肾虚，湿热壅于下焦，致阴痿、阴汗、精滑、蒸热。"肝主藏血，主疏泄，素体虚弱，或疏泄失常，气血亏虚，肝血不足，血不荣筋，宗筋失养，则见阳痿，肝肾同源，久病肝血不足，精血同源，肾精亦不足，而成阳痿。

（2）**痰浊、瘀血为主要病理因素**　其他各种原因导致肝郁脾虚，酿湿生痰，痰浊内阻，经不畅脉，使肝失其疏泄之职，"肝气弱"而达不到"肝气至"，而产生阳痿，或肝郁日久产生其他变证，气滞可致血瘀，而成血瘀阳痿。现代人，尤其是青壮年，常多食辛辣、烟酒、肥甘厚腻之品，日久酿成湿热蕴结，流注下焦。湿热流注于下，加之性欲失控、纵欲手淫、忍精憋尿、久坐骑行等均可致残精败血瘀滞精道，湿热与瘀滞搏结，阻遏气机使龙阳不能升腾，而成阳痿。其病机当是痰浊瘀阻，治疗应以祛痰、逐瘀为法。

（3）**化痰通络是关键环节**　前阴是由宗筋所聚，阳痿是由于宗筋弛纵所致，宗筋内密布孔道，孔道为气血流行和停聚之地，宗筋靠气血流行停聚而充盈，若

"气血亏而阳道斯不振矣"，将宗筋中血液是否能充盈和充盈后的程度作为阳痿发生的病因。利用现代医学将血脂升高归为痰类，将血液高黏性改变与瘀相关的理论，以及动脉粥样硬化是由内膜先有脂质沉着，继而有纤维组织增生，甚者形成斑块的理论，解释痰邪稽留于脉，留而不去，血行不畅，痰瘀互结的形成过程，而后提出痰瘀胶结不解而化为毒，毒入络损伤宗筋。故临床治疗当以活血化瘀，化痰通络为法。

2. 治法方药

方名：芍龙起痿汤。

组方：九香虫、当归、白芍、熟地黄、川芎、地龙、蜈蚣、白芥子、胆南星。

功效：滋补肝肾，化痰通络。

方解：方中九香虫性温，味咸，归脾、肝、肾经，功效能行气止痛，温肾助阳。当归性温，味甘、辛，归肝、心、脾经，能补血调经，活血止痛，润肠通便。当归在中医传统认识上，是一味补血和血的药物。在《别录》中载当归具有除客血内塞、补五脏的作用。近年来认为阳痿是由于血虚所造成的观点被认同，选用活血药物便是治疗阳痿的方法。而且，宗筋者，阳明之所属，需要气血以濡养，气血旺盛，才能使之功能良好。在活血药中，既有活血的功效，又有养血的药物莫不属当归。二者共为君药，以温肾助阳，养血通经；白芍，性微寒，味苦酸，归肝、脾经，能养血敛阴，柔肝止痛，平抑肝阳。熟地黄，性微温，味甘，归肝、肾经，补血养阴，填精益髓，熟地黄乃滋阴之佳品，而且《珍珠囊》言其大补血虚不足，通血脉，益气力。肾阴不足导致的阳痿，以熟地黄治之是也。二者共为臣药共奏补肝血、通经络之功；地龙性寒，味咸，归肝、脾、膀胱经，功效清热息风，通络，利尿。川芎性温，味辛，归肝、胆、心包经，活血行气，祛风止痛。蜈蚣性温，味辛，归肝经，功效息风止痉，解毒散结，通络止痛。三味共为佐药，以通经活络，养血柔肝。胆南星，性凉，味苦、微辛，归肝胆经，能清热化痰，息风定惊。白芥子性温，味辛，归肺、胃经，能温肺化痰，利气散结，通络止痛。共为使药，以化痰散结。从现代药理方面上看，蜈蚣具有改善血液流变、降血脂的作用，可保护血管内皮细胞免受损伤，有效防治动脉粥样硬化的形成，蜈蚣中的蜈蚣纤溶酶具有抗血栓的作用。药理研究方面，蜈蚣确实有改善阴茎供血能力，是治疗阳痿可选药物之一。在众多的活血药中，选用蜈蚣作为治疗血瘀型活血药，是因为蜈蚣乃动物药，为血肉有情之品。医家对于动物药的认识，认为动物药的作用一般比植物药更为强烈。医生最终会把蜈蚣作为治疗血瘀型阳痿的一线用药，在临床试验中，尝试过大量的活血药，而使用蜈蚣能够收到较好的疗效；二是可能受到现代医学治疗的影响，改善阴茎血管，提高阴茎血流的灌注，只有磷酸二酯酶－5（PED-5）受到抑制才能收到较好的试验结果，而其他扩张血管、提高血液流动的药物都很难有明显改善阴茎血管和提高阴茎血流灌注的作用。

头痛（血管神经性头痛）

初诊（2010年3月15日）

贺某某，女，54岁。

主诉：间断性头痛5年，加重1个月。

现病史：5年来常因劳累后出现头痛，以左侧为甚，有血管跳动感，严重时伴见呕吐，常呃逆，胃脘不舒。近1个月因家中装修房屋劳累后出现头痛加重，以左侧为甚，头痛欲裂，跳痛，胸闷，时有呃逆，夜休差，纳差。查血压135/70mmHg。舌淡暗，苔薄白，脉缓。

中医诊断：头痛。

辨证：气虚血瘀。

西医诊断：血管神经性头痛。

治法：益气活血止痛。

方药：芪丹四物汤化裁。黄芪10g，丹参10g，当归10g，川芎10g，白芍14g，党参14g，葛根14g，僵蚕15g，地龙15g，柴胡12g，细辛6g，珍珠母30g，酸枣仁30g。

7剂，每日1剂，每剂水煎400ml，分早晚两次服。

二诊（2010年3月22日）

服药1周来头痛未作，呃逆常作，纳呆，胸闷消失。舌淡暗，苔白，脉缓。

方药：继用上方加木香6g，炒白术12g，旋覆花15g。

7剂，水煎服，每日1剂。

三诊（2010年4月5日）

头痛减轻，近日停药，加之感冒头痛再发，但头痛程度比前明显减轻，夜休差，时有呃逆，舌暗苔白腻，脉弦细。

方药：归脾汤加蔓荆子 10g，葛根 15g，珍珠母 30g，细辛 3g。

14 剂，水煎服，每日 1 剂。

半年后随访患者头痛基本消失，未再发。

按语 患者劳累后头痛，常伴呕吐、呃逆、胃部不适。患者平素脾胃虚弱，气血生化不足，气虚血液推动无力，瘀血内生，瘀血蒙蔽清窍，不通则痛。劳累后耗气伤血，气血更虚，所以头痛加重。本病属本虚标实，米烈汉教授考虑患者目前头痛明显，急则治其标，选用芪丹四物汤益气养血活血，加葛根、僵蚕、地龙活血通络引药上行直达病所；柴胡、细辛宣通阳气，止痛开窍，且柴胡为少阳经头痛引经药，故佐之起到事半功倍的作用。珍珠母、酸枣仁安神定志。全方组方严谨，效如桴鼓。米烈汉教授治疗疾病重视顾护正气，头痛减轻后，治疗以健脾益气为主，扶助正气，标本兼治，头痛痊愈。

头痛（偏头痛）

初诊（2010 年 4 月 17 日）

蔡某某，男，43 岁。

主诉：头痛 1 年。

现病史：患者平时教学工作较忙，精神紧张。近 1 年来，经常失眠，多梦，烦躁易怒，渐至头痛，以右侧为主，时作时至，每因情绪改变或劳累而加重，伴胁胀、口苦、恶心、纳差。经某院 CT 及脑电地形图检查，诊断为神经性头痛，服大量中西药（药物不详）治疗，效果甚微。症见：头痛，紧张或劳累后加重，以双侧太阳穴疼痛为主，烦躁、易怒，时有胁肋部胀痛，纳差，二便调。舌淡红，苔薄白，脉弦。

中医诊断：头痛。

辨证：肝郁气滞，气血不畅，清窍受扰。

西医诊断：偏头痛。

治法：疏肝理气，通窍活血。

方药：柴胡疏肝散化裁。柴胡 15g，白芍 15g，川芎 20g，香附 10g，陈皮 10g，枳壳 10g，钩藤 10g，僵蚕 10g，怀牛膝 15g，菊花 10，地龙 6g，炙甘草 6g。

6 剂，每日 1 剂，每剂水煎 400ml，分早晚两次服。

二诊 （2010 年 4 月 24 日）

服药后头痛缓解，夜休差，纳差，舌淡红，苔薄白，脉弦。
方药：继服上方加焦三仙各 10g，酸枣仁 30g，夜交藤 30g。
10 剂，水煎服，每日 1 剂。

三诊 （2010 年 5 月 12 日）

患者头痛已明显减轻，情绪稳定，夜休比前改善，纳可，舌淡红，苔薄白，脉弦。

方药：继服上方 10 剂。后随诊诸症皆除。

按语　偏头痛是一种内科常见病、多发病，发病机制尚不完全明确，尚无特效的治疗方法和药物。该病病程缠绵，经久难愈，西药治疗主要是控制症状，减轻头痛程度和缩短头痛持续时间，难以根治。偏头痛属中医"头痛""首风""脑风"范畴。头为"诸阳之会""清阳之府"，五脏之精血、六腑之清气，皆上注于脑。米烈汉教授认为：神经血管性头痛女性多发，且患者平素精神紧张，工作压力大，考虑发病与肝脏有密切关系。情志失调，肝气郁结化火，上扰清空，气滞血瘀，脑脉痹阻而头痛；久病入络，痰瘀互搏，壅阻脑脉致头痛。因此，本病由肝经络脉气滞血瘀所致，根据"不通则痛，通则不痛"的中医理论，治疗宜疏肝理气解郁，活血通络止痛。故常用柴胡疏肝散化裁，以疏肝解郁活血，方中柴胡疏肝解郁；川芎、香附、当归行气活血止痛；白芍柔肝止痛；僵蚕、钩藤通络；枳壳、陈皮行气解郁；怀牛膝引血下行。诸药合用，有疏肝解郁、活血止痛功效。药理研究表明，柴胡、川芎、当归、香附等疏肝解郁活血中药有抗凝、抑制血小板聚集、扩张血管、增加脑血流量、改善微循环等功效。临床观察表明，疏肝解郁活血中药治疗偏头痛有显著疗效，优于西药治疗。

头痛 （外伤头痛）

初诊 （2010 年 6 月 26 日）

袁某某，男，30 岁。
主诉：头痛 1 年，加重 1 周。
现病史：患者 1 年前因交通事故致头部外伤，当时伴有恶心呕吐，做头颅 CT 未见异常，但患者从此出现头痛，以右侧为重，每遇情绪激动或休息欠佳时头痛发作剧烈，部位固定不移，曾服活血化瘀中药数剂，头痛时好时坏。患者近一周劳累后头痛加重，乏力、嗜睡，精神差。体格检查：心率 75/min，呼吸 22/min，血压 130/75mmHg。舌暗，苔薄白，脉沉涩。

中医诊断：头痛。

辨证：气虚血瘀。

西医诊断：外伤头痛。

治法：益气活血化瘀。

处方：芪丹四物汤加减。黄芪 30g，丹参 30g，当归 15g，川芎 10g，白芍 10g，天麻 10g，僵蚕 12g，地龙 15g，细辛 3g，合欢花 30g。

7 剂，每日 1 剂，每剂水煎 400ml，分早晚两次服。

二诊（2010 年 7 月 3 日）

服药后头痛缓解，以夜间疼痛明显，夜寐不安，舌暗，苔薄白，脉涩。

继服上方加酸枣仁 30g，葛根 15g。

7 剂，水煎服，每日 1 剂。

三诊（2010 年 7 月 10 日）

头痛基本缓解，守方继服 10 剂，头痛痊愈，随访半年未复发。

按语 头痛之起因于外伤，外伤后瘀血停留，加之患者平素性情急躁，肝郁气滞，气滞血瘀，阻滞气血运行。肝郁伤脾，脾气渐亏，使得人体正气虚弱，气虚运血无力，加重瘀血，不通则痛。米烈汉教授认为，外伤后患者头痛部位固定，但患者曾服用活血化瘀中药，症状时轻时重，近日劳累后头痛加重，所以米烈汉教授认为治疗时要补气活血并用，正气得充，血液运行自然通畅。应用芪丹四物汤益气活血，加用天麻、葛根通筋活络，引药上行，直达病所；加用炒枣仁养血安神，合欢皮开郁安神；僵蚕、地龙活血通络，是米烈汉教授治疗头痛病擅用的对药。以上诸药共奏益气活血止痛之功效。

头痛（神经性头痛）

初诊（2010 年 7 月 29 日）

刘某某，男，38 岁。

主诉：间断性头痛5年，加重3天。

现病史：患者5年来经常头痛、头晕，心烦，生气后症状加重，服用"头痛宁"症状可缓解，但紧张、生气后头晕、头痛症状加重，平素性情急躁。3天前生气后头痛加重，以两侧太阳穴疼痛明显，跳痛，记忆力显著减退，小便微黄，大便如常，食纳尚佳。舌红，苔黄厚，脉弦细。

中医诊断：头痛。

辨证：肝胆火旺，肝风内动。

西医诊断：神经性头痛。

治法：清热泻火，祛风潜阳。

方药：龙胆泻肝汤化裁。龙胆草15g，黄芩12g，柴胡14g，当归15g，炒栀子14g，生地黄15g，通草12g，泽泻12g，甘草6g，菊花15g，僵蚕10g，川芎10g，石决明30g。

7剂，每日1剂，每剂水煎400ml，分早晚两次服。

二诊（2010年8月5日）

服药后头痛消失，有时头晕，大便干，眠差，纳可，二便调。脉弦细，舌苔黄。

方药：继服上方加牡丹皮14g，生薏仁30g，滑石15g。

7剂，每日1剂，分早晚两次服。

三诊（2010年8月12日）

头晕、头痛均已消失，性情平稳，脉弦细，舌苔薄黄。

方药：继服上方7剂。

嘱其颐养性情，勿使肝胆相火再炽。后随访头晕、头痛未发。

按语 《内经》曰："诸风掉眩，皆属于肝。"朱丹溪的火热论强调"五志烦劳，皆属于火"。米烈汉教授认为本例患者情志过急，水不足以濡之，肝胆火旺，又兼风邪，风火相煽，故头痛、目眩、心烦、尿黄、苔薄黄、脉弦细有力，乃湿热内蕴，肝火旺实，肝火上扰、肝风内动之象。采用清热泻火、祛风潜阳之龙胆泻肝汤先折其既燃之势，达到釜底抽薪之功；加菊花、僵蚕、川芎、石决明祛风潜阳，活血通络。全方没有用大量镇肝潜阳之品，而是谨守病机，治病求本，自然药到病除。

头痛（神经性头痛）

初诊（2012 年 1 月 29 日）

袁某某，男，55 岁。

主诉：头痛 3 个月。

现病史：近 3 个月来出现头痛，以头顶及两侧为甚，睡眠不佳时加重，右胁部时有隐痛，烦躁，睡眠欠佳，梦多，汗多，食纳差，口苦、口干喜饮，二便正常。体形肥胖。舌红、苔黄腻，脉弦数。

中医诊断：头痛。

辨证：肝热脾湿，阳郁风动。

西医诊断：神经性头痛。

治法：清肝和脾，息风潜镇。

方药：丹栀逍遥散化裁。焦栀子 14g，牡丹皮 14g，当归 15g，川芎 10g，白芍 15g，柴胡 10g，茯苓 15g，制香附 14g，陈皮 10g，白术 12g，神曲 15g，菊花 15g，白蒺藜 10g，天麻 15g，钩藤 15g，石决明 30g。

6 剂，每日 1 剂，每剂水煎 400ml，分早晚两次服。

二诊（2012 年 2 月 8 日）

药后头痛减轻，睡眠欠佳，食纳稍好，二便正常。舌红、苔薄黄，脉弦。仍宜调和肝脾兼降逆豁痰。

方药：继服上方加珍珠母 30g（先煎），炒枳实 15g，竹茹 12g，炒枣仁 30g。

6 剂，水煎服，每日 1 剂。

三诊（2012 年 2 月 15 日）

现患者头顶痛已明显减轻，仅在多用脑后头痛出现，睡眠时好时差，有梦，右胁时有疼痛，烦躁减轻，纳佳，二便正常。舌淡红，苔薄白腻，脉弦。

继服上方。7 剂，水煎服，每日 1 剂。

四诊（2012 年 2 月 23 日）

服药后头痛基本消失，睡眠佳，食纳亦佳，二便正常。舌淡红，苔薄白，脉弦。

方药：焦栀子 14g，牡丹皮 14g，当归 15g，川芎 10g，茯苓 15g，制香附

14g，白芍 15g，菊花 15g，天麻 15g，钩藤 15g，石决明 30g。

服 5 剂后睡眠恢复正常，头痛已消失。3 个月后随访头痛未出现。

按语 患者素体肥胖，脾失健运，湿痰内阻，加之工作压力大，肝郁化火，肝阳上冒而头顶痛，并有右胁痛，口苦、口干，烦躁，眠差，舌红，苔黄腻，脉弦数等肝热脾湿现象，所以用清肝和脾、息风兼潜阳等药后，症状逐减，后以宁心滋肝兼化痰之剂，头痛烦躁消失，睡眠正常而愈。头痛有因风、寒、痰、湿、火、郁热、伤食、伤酒、动怒、气虚、血虚、虚阳上越及肾虚气逆等等，必须审因论治，今患者属肝热脾湿的范畴，故用平肝清热、和脾理痰之剂，而收到很好效果。

头痛（高血压病）

初诊（2012 年 1 月 31 日）

杨某某，男，55 岁。

主诉：头痛 3 个月。

现病史：患者多年来体格丰满，自感痰湿较盛，数月来头痛，以头顶为显，睡眠不佳时加重，右胁部亦有隐痛，烦躁，睡眠不实，汗多，食纳差，口苦、口干喜饮，二便正常。既往有高血压病。现血压 150/95mmHg。舌红，苔黄腻，脉右沉滑，左弦细数。

中医诊断：头痛。

辨证：肝热脾湿，阳郁风动。

西医诊断：高血压病。

治法：清肝和脾，息风潜镇。

方药：越鞠丸化裁。牡丹皮 14g，川芎 10g，制香附 14g，苍术 12g，神曲 15g，焦栀子 14g，当归 15g，白芍 15g，茯苓 15g，菊花 15g，白蒺藜 10g，葛根 30g，僵蚕 15g，钩藤 15g，石决明 30g。

7 剂，每日 1 剂，每剂水煎 400ml，分早晚两次服。

二诊（2012 年 2 月 8 日）

用药后头痛减轻，睡眠欠佳，食纳稍好，二便正常。舌质红，苔薄白，脉沉微弱。仍宜调和肝脾兼降逆豁痰。

方药：上方加珍珠母 30g（先煎），炒枳实 15g，竹茹 12g，炒枣仁 30g。

7剂，水煎服，每日1剂。

三诊（2012年2月15日）

用药后头顶痛减，脑后又痛，睡眠时好时差，有梦，左胁亦痛，烦躁减，纳佳，二便正常。舌淡，苔薄白腻，脉弦。

方药：继服上方7剂。

四诊（2012年2月22日）

用药后头痛基本消失，睡眠佳，食纳亦佳，二便正常。舌淡，苔薄白，脉弦。

方药：焦栀子14g，牡丹皮14g，当归15g，川芎10g，茯苓15g，制香附14g，白芍15g，菊花15g，天麻15g，钩藤15g，石决明30g。

服药5剂后睡眠恢复正常，头痛已消失。

按语 头痛有因风、寒、痰、湿、火、郁热、伤食、伤酒、动怒、气虚、血虚、虚阳上越及肾虚气逆等等，必须审因论治。患者由脾失健运，湿痰内阻，肝阳上冒而头顶痛，并有右胁痛，口苦、口干，烦躁，眠差，脉沉滑弦数，舌红苔白夹黄，属热、痰、湿、郁、食等郁滞，导致肝热脾湿，热、痰、湿、气、食内阻，清阳不升，浊气不降而出现诸症。今患者属肝热脾湿的范畴，故用平肝清热、和脾理痰之越鞠丸化裁清肝和脾，息风兼潜阳，去除热、痰、湿、郁、食郁结。症状逐减，后以宁心滋肝兼化痰之剂，头痛烦躁消失，睡眠正常而愈，从而收到很好效果。

梅核气

初诊（2012年5月27日）

张某某，男，42岁。

主诉：咽部不适3年。

现病史：3年前自觉咽喉不舒畅，渐有梗阻之象，继则觉咽部似有堵物，吐之不出，咽之不下，当地多家医院皆疑为肿瘤，心情更加忧郁，据述某些中医认为工作繁忙，劳累致虚，服中药共200多剂，病情亦未改善，自觉梗阻之物增大如鸡子，妨碍吞咽，甚则微痛，不能吃硬质食物，经常大便秘结难解，便秘时伴有腹胀且痛，咽喉更觉不舒，不思饮食，胸部不适，平时常有头晕头痛，形体渐瘦，特来西安诊疗，在某医院检查，食管亦未发现其他异常，已除外食管癌，唯十二指肠有痉挛现象，自觉症状依然如上，近4天未大便，脘腹胀满，伴有嗳气厌食，得矢气较舒，小便黄，工作劳累之后常有心悸心慌，睡眠不实，多梦，1999年曾在外地行肠系膜囊肿切除手术。舌质红，苔薄黄，脉沉迟。

中医诊断：梅核气。

辨证：气滞热郁，三焦不利。

治法：开胸降逆。

方药：瓜蒌薤白半夏汤化裁。全瓜蒌15g，薤白15g，法半夏10g，炒枳实30g，郁李仁30g，厚朴15g，莱菔子15g，黄连6g，降香10g，沉香10g。

7剂，每日1剂，每剂水煎400ml，分早晚两次服。

二诊（2012年6月4日）

服药后喉部堵塞感减轻，肠鸣矢气多，腹胀减轻，食欲好转，大便每日一次，量少成形，睡眠略安，脉沉弦有力，舌红。苔薄黄。

方药：继服原方加通草15g。

7剂，水煎服，每日1剂。

三诊（2012年6月11日）

服药后腹胀已除，矢气亦少，小便已不黄，饮食接近正常，唯大便干燥难解，有时只能便出杏核大的黑色粪块，咽部已觉舒畅。舌红，苔薄白，脉弦细。

方药：原方去黄连加火麻仁30g，决明子30g。

7剂，水煎服，每日1剂。

服上药两剂后，大便转正常，精神转佳，若吃硬物咽喉尚有轻微阻滞，因工作关系，要离陕回西藏，患者自觉病除八九，脉缓有力，舌质正常无苔，郁热已解，肠胃渐和，宜继续调和肝胃，并清余热，嘱将5剂汤药服完后，继续再服丸剂1个月，以资稳固，每日上午煎服越鞠丸，以解郁热；每晚用蜂蜜1两，冲开水和匀服，以资阴液。并嘱改善性情急躁。半年后随诊正常。

按语 该患者心情素急，容易生气，致病之初，咽喉有梗阻之物，疑为肿瘤，情绪更加抑郁，"思则气结"，病情渐增无减。盖气本无形，忧则气滞，聚则似有形而实无形，气机阻滞，则三焦不利，故咽阻，胸闷，脘胀，大便失调。久则必化热，热郁则耗津伤液。米烈汉教授综合此证，抓住气滞热郁、三焦不利的重点，用全瓜蒌开胸散结，薤白通阳行气，法半夏、黄连辛开苦泄，枳实、厚朴除痞散满，郁李仁泄肝而兼通利阳明，降香解血中滞气。改变前医皆作虚治，避免滋腻之品，壅滞气机，助长郁热，而无实实之弊。服第一次药后，喉部堵塞感即觉减轻，矢气增多，腹胀转松，已见三焦气机初转之效。再诊加通草以利肺气，咽喉部更觉舒畅，唯大便干燥难解，三诊去黄连之苦燥加柏子仁、火麻仁润下，大便亦转正常。在治疗过程中，反复给患者分析病因病机，对疾病起了很大作用。米烈汉教授常说："七情内伤之病，说理劝导，使其思想开朗，心情舒畅，杜绝致病诱因，再以药石调理，可达事半功倍之效。"

梅核气（慢性咽炎）

初诊（2012 年 6 月 18 日）

王某，女，38 岁。

主诉：咽部不适 2 年。

现病史：患者从 2 年前下岗至今，觉咽喉部不适，时感有痰，吞吐不利，症状不甚重，未加重视。近来咽部阻塞感加重，时有呃呃，呕吐多为痰涎，曾行食管钡餐造影，未见明显异常；胃镜查未见食管、胃体占位性病变。现症：心情抑郁，情绪不宁，急躁易怒，胸闷。经前两乳胀痛明显，未触及肿块，两胁部隐隐作痛。肝脾肋下未触及，食欲差，进食无噎塞感，咽无充血，扁桃体不大。舌淡，苔稍厚，脉弦细。

中医诊断：梅核气。

辨证：肝郁气滞。

西医诊断：慢性咽炎。

治法：疏肝解郁理气。

方药：柴胡疏肝散加减。柴胡 10g，白芍 10g，当归 12g，枳壳 8g，香附 10g，陈皮 8g，川芎 10g，茯苓 15g，白术 15g，贝母 10g，延胡索 8g，焦三仙各 20g，甘草 3g。

6 剂，每日 1 剂，每剂水煎 400ml，分早晚两次服。

二诊（2012 年 6 月 24 日）

患者觉咽部阻塞感减轻，两胁部隐痛消失，两乳胀痛减轻，进食增加。舌淡苔白，脉弦细。

方药：上方去延胡索加厚朴 10g，清半夏 10g。

6 剂，水煎服，每日 1 剂。

三诊（2012 年 6 月 30 日）

患者觉咽部阻塞感消失，月经 6 月 25 日来潮，经前乳房胀痛不明显。舌淡苔白，脉弦。

患者已无明显不适，继服上方6剂巩固疗效。

半年后随访，诸症均未发。

按语 根据患者咽部不适，吞之不下、吐之不出之症，明确诊断为"梅核气"，又据胁肋隐痛、两乳胀痛、心情抑郁等症，乃知其病机为情志抑郁而致肝气郁结，肝之疏泄功能失职，引起肝经循行部位不舒；而肝之疏泄功能失职，木不疏土，肝木横逆克脾犯胃，致脾胃运化失健，痰湿内生，痰气交阻于咽喉而出现咽喉部的不适症状。故以柴胡疏肝散加味治疗，方中柴胡、香附疏肝解郁；当归、白芍养血柔肝；白术、茯苓、贝母健运脾胃；枳壳、陈皮、川芎上行下达，有顺气活血止痛之效；延胡索疏肝止痛；白芍、甘草酸甘化阴柔肝止痛，焦三仙助运消食，诸药合用，使肝之气机调畅，气血调和而诸症悉除。

眩晕（颈椎病）

初诊（2006 年 11 月 20 日）

张某，男，46 岁。

主诉：眩晕1年，加重伴乏力4个月。

患者1年前不明诱因头晕目眩，全身乏力，眠差，查颈部X线片诊断为"颈椎病"。近日劳累后头晕加重。现症：头晕目眩，乏力，眠差，头闷痛，颈肩酸，颈肩压痛（＋），血压130/85mmHg。舌暗，苔白，脉弦细。

中医诊断：眩晕。

辨证：气虚血瘀。

西医诊断：颈椎病。

治法：益气活血，养血安神。

方药：芪丹四物汤化裁。黄芪30g，丹参30g，熟地黄15g，川芎10g，葛根30g，姜黄12g，僵蚕15g，酸枣仁30g，当归15g，白芍15g，甘草6g。

7剂，每日1剂，每剂水煎400ml，分早晚两次服。

二诊（2006 年 11 月 27 日）

头痛消失，头晕改善，睡眠好转，时有呃逆。舌暗，苔白，脉弦细。

方药：守方加制香附14g，广木香6g，旋覆花9g。

7剂，水煎服，每日1剂。

三诊（2006年12月5日）

头晕、头痛基本消失，夜休可，仍乏力。舌暗苔薄白，脉弦细。

中药继服上方7剂，诸症消失。

按语 此病中医诊断为眩晕病。《景岳全书·眩晕》云："眩晕一证，虚者居其八九，无虚不能作眩。"《灵枢·海论》篇云："脑为髓之海，髓海不足则脑转耳鸣，胫酸眩冒，目无所见，懈怠安卧。"患者因长期高强度工作，精血暗耗，气血双虚，气虚则清阳不展，血虚则脑失所养，清空失养，发为眩晕。方用芪丹四物汤加味，四物汤补血和血；黄芪、当归合为当归补血汤以补气生血；丹参活血祛瘀，使补而不滞；葛根升发清阳，止项背疼痛；姜黄活血化瘀，善治上肢颈肩部疼痛，与川芎、丹参合用以增强活血化瘀之功；同时米烈汉教授在临床上治疗头痛、头晕，擅长用川芎、僵蚕一组对药，活血通窍，引药上行，直达病所，效果显著。酸枣仁养心安神；甘草补气健脾，调和诸药。

眩晕（颈椎病）

初诊（2010年7月29日）

刘某某，男，38岁。

主诉：头晕5年。

现病史：患者5年来经常出现头晕、头痛，目眩，心烦，生气后症状加重。查头颅CT正常，颈椎片提示颈椎病。平素患者性情急躁，觉口苦、口黏，口中有异味，记忆力显著减退，小便微黄，大便如常，食纳尚佳。舌红，苔黄微腻，脉弦数。

中医诊断：眩晕。

辨证：肝胆火旺，肝风内动。

西医诊断：颈椎病。

治法：清热降火，祛风止眩。

方药：龙胆泻肝汤化裁。龙胆草15，车前子（包）10g，通草15g，黄芩12g，柴胡14g，当归15g，牡丹皮12g，炒栀子14g，桑叶10g，菊花15g，僵蚕10g，刺蒺藜10g，川芎10g，藁本10g，甘草6g。

7剂，每日1剂，每剂水煎400ml，分早晚两次服。

二诊（2010 年 8 月 6 日）

头痛消失，但有时头晕，口苦、口黏减轻，大便干。舌苔黄腻，脉弦。

方药：炒栀子 14g，龙胆草 15g，黄芩 12g，柴胡 14g，当归 15g，菊花 15g，僵蚕 10g，刺蒺藜 10g，川芎 10g，牡丹皮 12g，炒栀子 14g，甘草 6g，石决明 30g，通草 12g，生薏仁 30g，滑石 15g。

7 剂，水煎服，每日 1 剂。

三诊（2010 年 8 月 13 日）

头晕、头痛均已消失，二便调，性情平稳。舌苔薄黄，脉弦。

继服上方 7 剂。

四诊（2010 年 8 月 20 日）

患者情绪平稳，头晕、头痛已完全消失，眠可，略觉腹胀，二便调。舌苔薄黄，脉弦。

患者现不适症状已完全消失，拟滋阴养血祛风兼调肠胃，以丸药缓图。嘱其颐养性情，勿使肝胆相火再炽。后随访，头晕、头痛未发。

按语　朱丹溪"五志烦劳，皆属于火"之说，在临床上是屡见不鲜的。本例患者情志过急，水不足以濡之，肝胆火旺，又兼风邪，风火相煽，故头痛、目眩、心烦、尿黄、脉弦细有力，乃虚中有实之象（肝火旺实肾水不足）。采用清热降火，养阴去风，虚实互治，先以汤剂折其既燃之势，继以滋水濡养、丸剂缓图养其已平之火。虚实缓急，各有次第，故收到一定疗效。

心悸（心律失常）

初诊（2004 年 4 月 26 日）

朱某某，女，43 岁。

主诉：阵发性心慌 10 年，加重 2 个月。

现病史：10 年前出现阵发性心慌，未予重视。近 2 个月来劳累后心慌不适加重，时有胸闷，善叹息，无颜面及双下肢水肿，身困乏力，活动后气短，自汗，眠差，易醒，二便调。查体：心率 82/min，律不齐。检查：心电图提示频发室早，偶发房早，心肌劳损？舌暗，苔白厚，舌下脉络迂曲。脉弦细、结。

中医诊断：心悸。

辨证：气虚血瘀。

西医诊断：心律失常。

治法：益气养阴，活血化瘀。

方药：芪丹四物汤化裁。黄芪 30g，丹参 30g，当归 12g，川芎 9g，白芍 12g，柏子仁 10g，龙齿 30g，薤白 15g，檀香 9g，合欢皮 30g，降香 9g，炒枣仁 30g，夜交藤 30g。

6 剂，每日 1 剂，每剂水煎 400ml，分早晚两次服。

二诊（2004 年 5 月 5 日）

服上方胸闷、心慌减轻，夜休比前改善，仍觉身困乏力，活动后心慌、气短，汗多，纳可。查体：心率 78/min，律齐。舌暗，苔白，舌下脉络迂曲，脉弦细。

方药：上方加太子参 15g，佩兰 15g，苍术 15g，浮小麦 30g。

6 剂，水煎服，每日 1 剂。

三诊（2004 年 5 月 12 日）

服上方心慌、胸闷明显减轻，劳累后略觉心慌、乏力，汗出减少。舌暗苔薄，舌下脉络迂曲减轻，脉弦。

方药：归脾汤加龙齿 30g，檀香 9g，合欢皮 30g，降香 9g。

7 剂，水煎服，每日 1 剂。

四诊（2004 年 5 月 27 日）

患者精神可，无明显胸闷、心慌，活动后亦无不适，夜休佳。舌暗，苔薄白，舌下脉络迂曲减轻，脉细。复查心电图：大致正常。

方药：归脾汤加丹参 15g，檀香 10g，龙齿 15g，苍术 12g。

7 剂，水煎服，每日 1 剂。

五诊（2004 年 6 月 4 日）

患者精神可，自觉无不适。舌淡暗，苔薄白，脉细。复查心电图：大致正常。

方药：西洋参 10g，黄芪 15g，泡水冲服三七粉 3g，每日当茶饮用。

半年后随访患者精神可，无不适。

按语　患者中年女性，劳累后心慌气短，善叹息。舌暗，舌下脉络迂曲，脉弦细。米烈汉教授考虑患者平素爱生闷气,肝郁伤脾,脾虚气血生化不足,加之肝郁气滞,瘀血内生。气血不足,心脉失养,瘀血内阻,心气不畅,故出现心慌气短、胸闷等症。米烈汉教授善用芪丹四物汤益气养阴,活血化瘀。黄芪补气健脾,抓住病机根本,丹参合四物汤活血养血;同时考虑患者肝郁之体,加薤白、檀香、合欢皮、降香、炒枣仁、夜交藤等宽胸理气,养血安神。症状减轻后改用归脾汤养心安神进一步顾护后天之本,使气血充足。米烈汉教授在治疗慢性病时,重视平素养生保健,本患者痊愈后米烈汉教授嘱其用西洋参、黄芪泡水冲服三七粉以达益气活血之功,未病先防,既病防变,体现米烈汉教授治未病之思想。

心悸(心律失常)

初诊(2004 年 8 月 14 日)

张某某,女,55 岁。

主诉:胸闷、心慌 14 年,加重 4 年。

现病史:患者 14 年前不明诱因出现胸闷、心慌,在"红会医院"查心电图提示频发房早,经治疗早搏减少,仍有阵发性胸闷、心慌,早晨重,下午轻,夏天重,冬天轻。5 年前绝经后自觉胸闷心慌加重,急躁易怒,夜休差,口苦、咽干,大便干,纳可。查心电图提示:频发房早,偶发室早。检查:血压 140/80mmHg,心率 92/min,律不齐。舌红,苔黄厚,脉弦、结。

中医诊断:心悸。

辨证:痰火内扰,心神不宁。

治法:化痰宣痹,清心安神。

方药:柴胡温胆汤化裁。柴胡 12g,黄芩 10g,党参 12g,陈皮 10g,清半夏 12g,茯苓 15g,生甘草 6g,竹茹 12g,炒枳实 12g,郁金 14g,丹参 30g,檀香 9g,瓜蒌 14g,降香 14g,龙齿 20g。

6 剂,每日 1 剂,每剂水煎 400ml,分早晚两次服。

二诊(2004 年 8 月 20 日)

自觉胸闷、心慌有所减轻,已闭经 5 年,平素情绪欠佳,心烦急躁,夜寐差。舌红,苔黄厚,脉弦、结。查:心率 82/min,每分钟早搏 8 次。

方药:继服上方加炒枣仁 30g,夜交藤 30g,黄连 9g,莲子心 3g。

12 剂,水煎服,每日 1 剂。

三诊（2004 年 9 月 2 日）

患者胸闷症状消失，偶有心慌，心烦急躁减轻，情绪可控制，夜休改善。舌红，苔薄黄，脉弦。查心率 85/min，律齐。

方药：柴胡 12g，黄芩 10g，党参 12g，陈皮 10g，清半夏 12g，茯苓 15g，生甘草 6g，竹茹 12g，炒枳实 12g，郁金 14g，瓜蒌 14g，降香 14g，龙齿 20g，炒枣仁 30g，夜交藤 30g，黄连 9g，莲子心 3g。

12 剂，水煎服，每日 1 剂。

四诊（2004 年 9 月 16 日）

患者已无明显胸闷心慌，夜休可，纳可，二便调。舌红，苔薄黄。脉弦，查心率 85/min，律齐。复查心电图：大致正常。

继服上方 12 剂。后随访无不适。

按语 心为五脏六腑之大主，其他脏腑病变常累及于心。心为火而脾为土，二者呈母子关系，脾胃病变则易于涉及心脏。饮食不节，如过食肥甘厚味，或嗜烟嗜酒成癖，致脾胃损伤，运化失健，聚湿生痰，上犯心胸清旷之区，少阳枢机不利，阻遏心阳，胸阳失展，气机不畅，心脉闭阻，则出现胸闷、心慌的表现。另外，心中所积为宗气，由水谷精微和自然清气相合而成。若脾胃失常，水谷精微运化无源，土不生金致肺气虚弱，清气亦无从所得，则致宗气生成不足，难以贯心脉而行气血。而痰者，则由血脉壅塞，饮水积聚不能消散而成。米烈汉教授抓住口苦、咽干、胸闷、急躁、心烦等症，辨证属少阳病痰火扰心，恰可由柴胡温胆汤治之；输利少阳气机，清泻心肝痰热，则诸症悉除。临证之时，常加入丹参饮以活血化瘀，行气止痛。

肺痿（肺间质纤维化）

初诊（2010 年 5 月 12 日）

董某某，男，71 岁。

主诉：咳嗽气喘 10 年，加重 1 年。

现病史：患者 10 年前出现咳嗽、咳痰，活动后气喘，查肺部 CT 示肺间质纤维化。后每因天气变化，感冒后出现咳嗽，咳痰量多，以晨起痰多，活动后气喘气短。曾服"泼尼松"治疗 1 年后症状缓解不明显停药，间断服中药治疗。近 1

年咳嗽、气喘气短加重。症见：咳嗽，咳白黏痰，量多，气喘气短，稍活动后气喘气短加重，大便偏干，2～4天一次，纳可，眠差，小便调。既往有"高血压病史"。体格检查：心率75/min，呼吸22/min，血压130/75mmHg。舌淡暗，苔白厚，脉弦。

中医诊断：肺痿。

辨证：痰浊壅肺，气虚血瘀。

西医诊断：肺间质纤维化。

治法：补益肺肾，化痰活血，散结通络。

方药：化纤汤化裁。生黄芪30g，丹参30g，红参15g，当归15g，鸡血藤15g，鸡内金15g，沙参15g，款冬花15g，川芎10g，苏子10g，百合10g，葶苈子10g，陈皮10g，杏仁12g，茯苓12g，半夏9g，大黄9g，砂仁6g。

7剂，每日1剂，每剂水煎400ml，分早晚两次服。

二诊（2010年5月19日）

服药后咳嗽咳痰减轻，痰量减少，气喘气短减轻，大便每日1次。纳可，眠差。舌淡暗，苔白，脉弦。

方药：继服上方加酸枣仁30g。

7剂，水煎服，每日1剂。

三诊（2010年5月28日）

服药14剂后咳嗽咳痰，气喘气短症状明显减轻，可在家活动无明显气喘气短。继续服药21剂，咳嗽咳痰基本消失，活动后略有气喘。随访2年，病情稳定。

按语 肺纤维化是一种原因不明，系复杂的炎性致病因素导致免疫调节紊乱，氧自由基损伤，胶原代谢失衡，病理特征为弥漫性肺泡炎，肺泡单位结构紊乱和肺纤维化，最终形成肺间质纤维化。它多属中医"肺痿"范畴，治疗亦从此病机出发设定。《医门法律》指出："肺痿者，其积渐已非一日，其寒热不止一端，总由肾中津液不输于肺，肺失所养，转枯转燥，然后成之。"米烈汉教授根据中医基础理论，结合自己临床经验，认为本病为邪阻于肺，络脉不通，肺失宣降，气虚血瘀。治疗主要为益肺通络，活血化瘀，方选抗纤汤。方中冬虫夏草补益肺脾肾，纳气平喘，生黄芪益卫固表、益气生津，红参具有扶正固本之功效；丹参、当归、川芎、鸡血藤具有活血养血、化瘀通络作用，当归既能活血，又能补血，有抑制成纤维细胞增殖、分化作用，可减轻纤维化程度；苏子、百合宣肺化痰，降气平喘；鸡内金、砂仁健脾化湿，行气消食，脾气得健，肺肾之气得以充养；沙参养阴清肺。诸药共用，具有补益肺、脾、肾、化痰活血、散结通络的作用。

肺痿（肺间质纤维化）

初诊（2010 年 8 月 27 日）

周某，男，60 岁。

主诉：咳嗽、气喘 1 年，加重 1 周。

患者于 1 年前无明显诱因出现咳嗽，咳白黏痰量少，气促动则加重，病情呈进行性加重，2009 年 10 月在北京某医院查肺部 CT 示：双肺弥漫性病变。肺功能检查示中度限制性通气功能障碍。当时未行血气分析检查，临床诊断为肺间质纤维化，具体诊治不详，患者诉曾服用激素（泼尼松）治疗，症状未见明显改善，自行减量停用，近半年一直服用冬虫夏草治疗。1 周前受凉后出现发热、体温 38.5℃，咳嗽，咳白痰，量多，气喘、气短。在当地医院抗感染治疗后现体温正常，痰量减少，但仍咳嗽，气喘、气短。现症：咳嗽，咳少量白黏痰，气短气促，动则加重，活动耐力下降，步行二层楼即喘促，口唇紫暗，纳眠可，二便调。查体：双肺底可闻及爆裂音。舌质紫暗，苔薄白，脉沉。

中医诊断：肺痿。

辨证：气阴两虚兼血瘀。

西医诊断：肺间质纤维化。

治法：补益肺肾，化痰活血，止咳平喘。

方药：化纤汤化裁。生黄芪 30g，丹参 30g，太子参 15g，当归 15g，鸡血藤 15g，鸡内金 15g，沙参 15g，款冬花 15g，地龙 15g，川芎 10g，苏子 10g，百合 10g，葶苈子 10g，杏仁 9g，桔梗 9g，厚朴 9g，砂仁 6g。

7 剂，每日 1 剂，每剂水煎 400ml，分早晚两次服。百令胶囊 5 粒，每天 3 次。

二诊（2010 年 9 月 3 日）

患者咳嗽气喘较前减轻，活动后气短明显，活动耐力较前有改善，仍时有咳痰，量少色白，口唇暗红，纳食欠佳，眠可，小便调，大便偏干。舌质紫暗、边有瘀斑、瘀点，苔薄白，脉沉。

方药：继服上方加僵蚕 10g，酸枣仁 30g，火麻仁 30g。百令胶囊 5 粒，每天 3 次。

7剂，水煎服，每日1剂。

三诊（2010年9月10日）

患者咳嗽气喘明显减轻，活动耐力较前明显改善，咳痰量少，纳可，眠可，二便调。舌质紫暗、边有瘀斑、瘀点，苔薄白，脉沉。

方药：生黄芪30g，丹参30g，太子参15g，当归15g，鸡血藤15g，鸡内金15g，沙参15g，款冬花15g，紫菀15g，地龙15g，川芎10g，苏子10g，百合10g，葶苈子10g，杏仁9g，桔梗9g，厚朴9g，五味子9g，砂仁6g。

14剂，水煎服，每日1剂。百令胶囊5粒，每天3次。

后随症加减，患者坚持服用汤药及百令胶囊3个月余，患者咳嗽、气喘基本消失。复查肺CT示双肺弥漫性病变未见进展，肺功能、血气分析亦在正常范围内。

按语 肺间质纤维化可归属于中医学"肺痿"范畴。肺为娇脏，主气，司呼吸，朝百脉。肺病日久，其气耗伤，故肺气不足出现气短，动辄喘甚、乏力等气虚症状；气虚无力行血，肺络瘀阻，故见口唇发绀、爪甲紫暗、舌淡暗有瘀斑等瘀血症状，故气虚血瘀为本病的基本病机。米烈汉教授在临床研究中体会到，本病病机主要是肺、脾、肾三脏俱虚，痰瘀痹阻肺络是主要病理因素，虚、痰、瘀贯穿于疾病发生发展的始终。

化纤汤是米烈汉教授治疗肺间质纤维化的经验方，具有补益肺肾、化痰活血、止咳平喘作用。方中太子参、黄芪、沙参补气养阴；丹参、当归、川芎、鸡血藤、地龙化瘀通络；款冬花、苏子、葶苈子、杏仁等化痰止咳平喘；同时米烈汉教授在治疗慢性病过程，因患者需长期服中药，恐伤脾胃，治疗中不忘顾护胃气，加鸡内金、砂仁健脾化湿。方中尤借鸡血藤、地龙等藤类药、虫类药搜剔络邪，正如叶天士所言"必以飞者升，走者降，灵动迅速，追拔沉混气血之邪"的虫类药以"搜剔络中混处之邪"，从而搜剔病根，达到"血无凝着，气可宣通"的目的。全方组方严谨，扶正与祛邪兼顾，疗效明显。

胸痹（冠心病）

初诊（2008年2月17日）

于某，男，65岁。

主诉：胸闷气短5年。

现病史：患者 5 年前出现活动后胸闷气短，在某医院检查心电图有冠状动脉供血不足，确诊为"冠状动脉粥样硬化性心脏病"，5 年来每遇劳累后即出现胸闷气短加重，自服"丹参滴丸"后症状可缓解。近 1 年来胸闷气短发作频繁。现症见：胸闷气短，活动后加重，时有心前区疼痛，每日发作 3～5 次，自服硝酸甘油后胸闷气短症状减轻。心慌，容易出汗，常有头晕头痛，睡眠不佳，夜间睡眠约 2h。血压 150/95mmHg，心电图示心肌缺血。高血压病史 8 年。舌暗，苔白腻，唇紫，脉涩。

中医诊断：胸痹。

辨证：气虚血瘀，痰浊壅塞。

西医诊断：冠心病。

治则：活血化痰，通阳宣痹。

方药：温胆汤合芪丹四物汤加减。陈皮 10g，法半夏 10g，枳实 15g，竹茹 15g，黄芪 30g，当归 15g，白芍 15g，茯神 15g，酸枣仁 30g，远志 15g，羌活 10g，川芎 10g，丹参 30g，三棱 9g，莪术 9g，柏子仁 30g，大枣 3 枚。

6 剂，每日 1 剂，每剂水煎 400ml，分早晚两次口服。

二诊（2008 年 2 月 24 日）

服药后胸闷气短减轻，心前区疼痛每天发作两三次，程度较轻，活动后心慌，无头晕、头痛，夜休有所改善。舌暗，苔白腻，脉沉、细涩。

方药：继服上方加红花 10g，桃仁 10g，生薏仁 30。

7 剂，水煎服，每日 1 剂。

三诊（2008 年 3 月 4 日）

患者心前区疼痛已大减，发作次数已明显减少，每日 1～2 次，夜间睡眠约 4h，饮食、二便皆正常。舌质暗，中心微有白腻苔，脉软细涩。

继服上方加木瓜 10g。

7 剂，水煎服，每日 1 剂。

四诊（2008 年 3 月 12 日）

一般情况已很好，心前区仅偶然闷痛，但发作时间已很短。舌暗，苔白，脉涩。

方药：陈皮 10g，法半夏 10g，枳实 15g，竹茹 15g，薤白 10g，瓜蒌 10g，黄芪 30g，当归 15g，白芍 15g，西洋参 30g，茯苓 15g，酸枣仁 30g，远志 15g，川芎 10g，丹参 30g，檀香 9g，降香 9g，柏子仁 30g，生薏仁 15g，大枣 3 枚。

继服 12 剂后胸闷气短症状消失。后随访病情一直稳定。

按语 患者年过六旬，阳虚致气血运行无力，水液代谢失常，日久胆失疏泄，三焦通利不畅，痰浊内生，胸阳不展，而发胸痛等症。遇寒湿浊宣散不利，阳气郁遏，症状加重。方中瓜蒌、薤白通阳泄浊；温胆汤清利三焦，使气机条畅、湿浊宣散；且温胆汤能明显降低总胆固醇、甘油三酯、低密度脂蛋白，升高高密度脂蛋白，有效调节机体脂质代谢，预防和治疗高脂血症引起的疾病。丹参、川芎、红花、白芍与黄芪相伍益气活血通络，三棱、莪术破血活血，以增强改善络脉循环障碍，达"通则不痛"之功。现代药理研究显示，诸药均有增加冠状动脉血流量作用；鸡血藤活血养血柔肝，有抗血小板聚集及增加冠状动脉血流量等作用。老师在治疗本病时善用羌活，认为羌活辛苦性温，味薄上升，有畅行气血，调理气机，引药归经，直达病所的作用。对气滞、血瘀、痰阻者，用之辅佐，借其辛行宣达之性，加强主药化痰湿，通经络之效。全方温阳与化湿并用，佐以疏风之品加强化湿功效，力强效彰。

胸痹（冠心病）

初诊（2008 年 10 月 13 日）

韩某某，女，62 岁。

主诉：阵发性胸闷气短 20 余年，加重 2 周。

现病史：患者 20 余年前出现阵发性胸闷气短，劳累或生气后加重，曾行冠状动脉造影后诊断为"冠心病"，长期服用阿司匹林、丹参滴丸等药。既往有高血压病史 20 余年，现血压控制尚可。近 2 周因劳累后胸闷气短加重，心前区疼痛。现症：阵发性胸痛，气短，心慌，怕冷，乏力，夜休差，纳可，大便每日一次，不成形。血压 140/85mmhg。舌淡，苔薄白，脉沉细。

中医诊断：胸痹。

辨证：心脾两虚。

西医诊断：冠心病。

治法：益气健脾，养心安神。

方药：归脾汤化裁。党参 15g，茯苓 15g，炒白术 15g，黄芪 30g，当归 15g，木香 6g，酸枣仁 15g，炙甘草 15g，大枣 3 枚，龙齿 30g，桂枝 6g，降香 6g，檀香 6g，仙灵脾 15g，丹参 15g。

7 剂，每日 1 剂，每剂水煎 400ml，分早晚两次服。

二诊（2008 年 10 月 20 日）

服药后胸痛气短较前有所缓解，怕冷，大便不成形，纳可，眠可，头晕。舌淡暗苔薄白，脉沉细。

方药：继用上方加巴戟天 10g，煨诃子 12g，肉豆蔻 12g，葛根 15g，川芎 10g。

7 剂，水煎服，每日 1 剂。

三诊（2008 年 10 月 27 日）

患者现精神较前明显好转，活动后胸痛，气短，怕冷明显减轻，眠可。大便每日一次，基本成形，纳可，眠可。舌淡，苔薄白，脉细。

方药：党参 15g，茯苓 15g，炒白术 15g，黄芪 30g，当归 15g，木香 6g，酸枣仁 15g，炙甘草 12g，大枣 3 枚，龙齿 30g，桂枝 6g，降香 6g，檀香 6g，仙灵脾 15g，巴戟天 10g，丹参 15g。

7 剂，水煎服，每日 1 剂。

四诊（2008 年 11 月 3 日）

患者精神可，2 天前劳累后觉略有胸闷，气短，舌淡暗苔薄白，脉细。

患者胸闷气短症状已基本消失，嘱患者坚持服归脾丸。半年后随访精神可，诸症均无。

按语 该患者病程长，活动后胸痛、心慌、气短，乏困无力，大便溏，舌淡苔薄白，脉沉细。米烈汉教授考虑辨证属心脾两虚、心阳不振之证，以健脾益气为主要治则。方选归脾汤合炙甘草汤化裁健脾益气，养心安神。同时老师在治疗胸痹时善加檀香配降香，以对药檀香活血化瘀、理气化痰，降香理气化痰、宽胸，此两药相配达到宽胸理气，通达心阳的目的，治疗胸痹切中心阳不振之病机，临床上老师常用之，达到了事半功倍之效果。

胸痹（冠心病）

初诊（2010 年 6 月 16 日）

高某某，男，53 岁。

主诉：反复发作胸闷、气短 10 年，加重 1 周。

现病史：患者胸闷、气短反复发作 10 年，外院诊断"冠心病"。间断服"单硝酸异山梨酯片""阿司匹林肠溶片"等药。每因劳累、情绪激动出现胸闷气短加重。近一周劳累后出现胸闷、气短，食纳差，大便干，双下肢略肿，活动后出汗明显，寐差。既往史：既往有高血压病史。心电图提示：$V_4 \sim V_5$ 导联T波低平，ST水平下移 0.1mV，$V_1 \sim V_3$ T波倒置。体格检查：心率75/min，呼吸22/min，血压130/75mmHg。舌紫，苔白厚，边有齿痕，脉细弱。

中医诊断：胸痹。

辨证：气虚血瘀，痰浊内阻。

西医诊断：冠心病。

治法：益气活血化瘀，宣痹通阳。

方药：芪丹四物汤加减。黄芪30g，丹参30g，当归15g，生地黄15g，川芎10g，白芍10g，西洋参15g，瓜蒌12g，薤白12g，降香9g，炒枣仁30g，火麻仁30g，车前子15g，茯苓12g，泽泻12g。

7剂，每日1剂，每剂水煎400ml，分早晚两次服。

二诊（2010年6月24日）

服药后胸闷、气短及双下肢水肿减轻，大便通畅，夜休欠佳，活动后汗出。舌紫，苔薄白，边有齿痕，脉细。

处理：继服上方去茯苓、泽泻，加煅龙骨30g，浮小麦30g。

7剂，水煎服，每日1剂。

三诊（2010年7月1日）

胸闷、气短不明显，双下肢水肿消退，出汗减少，夜休可，舌紫暗，苔薄白，边有齿痕，脉细。

守方10剂，水煎服。

随诊，患者胸闷、气短消失，双下肢肿未复发。米烈汉教授嘱其坚持服灯盏生脉胶囊1个月。后病情一直平稳。

按语 气为血帅，心气不足，则运血无力，血滞心脉，即《灵枢·脉经》篇谓："手少阴气绝不痛，脉不通则血不流。"故发生胸闷、气喘，心气鼓动无力则脉细弱；汗为心之液，气虚不摄，故易自汗；动则耗气，故心气不足诸症，易由动而诱发。气虚水液运化无力，则水停体内，水性主浊，趋下则双下肢水肿。米烈汉教授认为患者病机关键在于气虚血瘀，以益气活血之芪丹四物汤加减治疗，随症加西洋参益气养阴，加强补气之功，心气充足，鼓动有力，心血运行流畅。加用行气宽胸之瓜蒌、薤白；健脾利湿之茯苓、车前子、泽泻，养心安神之炒枣仁、柏子仁标本兼治，诸症悉除。

胸痹（冠心病）

初诊（2012 年 10 月 23 日）

张某，女，57 岁。

主诉：间断性心前区闷痛 3 年，加重 2 个月。

3 年来每因劳累而诱发胸痛发作，休息或含服速效救心丸可缓解，经外院检查心电图示心肌供血不足，诊断为"冠心病，心绞痛"。常服"复方丹参片""阿司匹林肠溶片""硝酸异山梨酯片"等药，近两月来胸痛发作频繁，求治于中医。米烈汉教授诊见：面色萎黄，口唇发绀，胸前区发作性闷痛，持续 10~20min，每日发作 2~4 次，活动后心慌气短，汗出，头晕，夜休差。舌质暗红，舌下脉络迂曲，苔白腻，脉细涩。

中医诊断：胸痹。

辨证：气虚血瘀，心血瘀阻。

西医诊断：冠心病，不稳定型心绞痛。

治法：益气活血，通络止痛。

方药：芪丹四物汤化裁。黄芪 30g，丹参 30g，瓜蒌 30g，川芎 30g，党参 30g，当归 15g，白芍 15g，桃仁 15g，红花 15g，薤白 15g，延胡索 14g，三七（冲）3g，甘草 10g。

7 剂，每日 1 剂，每剂水煎 400ml，分早晚两次服。

二诊（2012 年 11 月 4 日）

患者精神好转，胸痛发作次数明显减少，活动后心慌、气短减轻，活动后易出汗，眠差。舌暗，苔白，脉细涩。

守方加养心安神之酸枣仁 30g。

14 剂，水煎服，每日 1 剂。

三诊（2012 年 11 月 20 日）

胸痛两周内仅发作两次，无明显心慌气短，头晕消失，无异常汗出，睡眠改善。继服前方 14 剂，患者基本痊愈，无明显不适。

按语　冠心病、心绞痛属中医"胸痹"范畴，中医认为本病为本虚标实之证，多因年老体虚，心气心阳不足，鼓动无力，痰血内阻，痹阻心脉，"不通则痛"。中医治疗重在益气温阳，活血通络。使瘀去新生、血脉通畅、气血运行顺利，"通则不痛"。当归活血补血，配伍黄芪补气生血；川芎为血中之气药，与当归配伍可增强活血散瘀、行气止痛之功；丹参活血化瘀；熟地黄补血填精益髓；三七、延胡索活血化瘀止痛；白芍活血通经，散瘀止痛；桃仁、红花入血分活血化瘀，通调血脉；党参、白芍、甘草益气养血，缓急止痛。服上方诸症基本消失。

麻木（舌神经损伤）

初诊（2005 年 3 月 29 日）

童某某，女，50 岁。

主诉：舌体麻木僵硬 3 个月。

现病史：3 个月前患者自觉舌体麻木僵硬，午后尤甚，颈部憋胀不适，心烦，时有头晕头痛，测血压正常，查头颅 CT 正常，夜休差，纳可，二便调。查体：舌体活动自如。舌淡暗，苔白，脉细涩。

中医诊断：麻木。

辨证：气滞血瘀。

西医诊断：舌神经损伤。

治法：活血化瘀。

方药：血府逐瘀汤化裁。当归 15g，川芎 10g，白芍 15g，桔梗 6g，枳壳 15g，牛膝 10g，桃仁 10g，丹参 30g，僵蚕 10g，天麻 10g，钩藤 10g，炒枣仁 30g，红花 10g，甘草 6g。

6 剂，每日 1 剂，每剂水煎 400ml，分早晚两次服。

二诊（2005 年 4 月 5 日）

服上方后舌体麻木僵硬减轻，午后觉舌僵硬，心烦，头晕减轻，夜休改善。舌暗，脉细涩。

方药：继服上方加鸡血藤 30g，广木香 6g，郁金 14g。

6 剂，水煎服，每日 1 剂。

三诊（2005 年 4 月 12 日）

患者觉舌尖阵发性麻木，伴左面颊麻木，眠差多梦，双下肢困重。舌淡暗，苔白，脉弦细。

方药：当归 15g，川芎 10g，白芍 15g，桔梗 6g，枳壳 15g，牛膝 10g，桃仁 10g，丹参 30g，僵蚕 10g，地龙 15g，鸡血藤 30g，天麻 10g，钩藤 10g，炒枣仁 30g，夜交藤 30g，红花 10g，甘草 6g。

6 剂，水煎服，每日 1 剂。

四诊（2005 年 4 月 19 日）

服上方舌尖麻木减轻，眠休仍差，时感双下肢困重。舌淡暗，苔白，脉细弦。

方药：继服上方加藿香 14g，茯苓 15g。

6 剂，水煎服，每日 1 剂。

五诊（2005 年 4 月 26 日）

患者舌体麻木已不明显，夜休改善，双下肢困重消失。舌暗淡，苔薄白，脉弦。

方药：芪丹四物汤加炒枣仁 30g，珍珠母 30g。

6 剂，水煎服，每日 1 剂。

六诊（2005 年 5 月 6 日）

患者舌体麻木症状已消失，夜休欠佳，近日工作劳累觉乏力，纳可，二便尚调。舌质淡暗，苔薄白，脉弦。

嘱患者坚持服归脾丸 1 个月健脾安神。半年后随访患者舌体麻木未发。

按语　患者中年女性，自觉舌体僵硬麻木，米烈汉教授考虑因气滞血瘀脉络不通所致，因病位在上，故选血府逐瘀汤加减治疗。方中桔梗开宣肺气，枳壳行肝胃之气，两药行走上焦，引四物汤之活血化瘀功效药达病所。米烈汉教授在治疗选方用药时注重细节，同为活血化瘀方剂，但治疗侧重有不同，选方精当，疗效显著。同时在治疗过程中恐长期使用活血化瘀药耗气，后期治疗以益气活血为主，活血而不散气。症状消失后，米烈汉教授继续使用健脾益气之品扶助正气，预防复发。

麻木（颈部脊髓瘤术后）

初诊（2010 年 12 月 10 日）

郭某某，男，68 岁。

主诉：腰部以下发凉，感觉迟钝1个月。

现病史：患者1个月前因颈部脊髓瘤行手术治疗。手术后觉腹部以下发凉，感觉迟钝，手发麻，行动自如，大便偏干，纳可，眠差。既往史：既往体健。体格检查：心率80/min，呼吸23/min，血压130/75mmHg。舌淡暗，苔薄白，脉弦。

中医诊断：麻木。

辨证：气虚血瘀。

西医诊断：颈部脊髓瘤术后。

治法：益气活血化瘀。

方药：方选芪丹四物汤加减。黄芪30g，丹参30g，当归15g，川芎10g，白芍10g，细辛3g，桂枝12g，鸡血藤30g，骨碎补15g，狗脊15g，桃仁14g，红花14g，枳壳10g，槟榔15g。

6剂，每日1剂，每剂水煎400ml，分早晚两次服。

二诊（2010年12月17日）

服药后腹部以下发凉减轻，仍觉感觉迟钝，手麻减轻，口苦，大便日一次。舌淡暗，苔薄白，脉弦。

方药：继服上方去槟榔加焦艾叶15g，地龙15g，蜈蚣2条。

7剂，水煎服。

三诊（2010年12月24日）

腹部及双下肢发凉已基本消失，双下肢膝盖以下发胀，感觉较迟钝，纳可，眠可。舌淡，苔薄白，脉弦。

方药：黄芪30g，丹参30g，当归15g，川芎10g，白芍10g，细辛3g，桂枝12g，地龙15g，蜈蚣2条，牛膝15g，狗脊15g。

7剂，水煎服。

继服前方2周后随诊，下肢感觉迟钝已不明显，嘱患者加强锻炼。

按语　本病患者因行脊髓瘤手术后出现腹部以下发凉，感觉迟钝。米烈汉教授认为肾主骨生髓，手术耗气伤血，及气虚血瘀，血脉不通，故见发凉、发麻。治疗中一直以益气活血化瘀之芪丹四物汤益气活血化瘀；同时加细辛、桂枝温经通络；鸡血藤、桃仁、红花、地龙等养血活血通络，加强四物汤活血之力。同时加狗脊、牛膝、骨碎补补骨强筋。通过治疗患者症状基本痊愈，看似复杂的病情，只要辨证准确，用药得当，标本兼治，效果极佳。

麻木（末梢循环障碍）

初诊（2011年9月21日）

霍某某，女，60岁。

主诉：双下肢末端冰凉麻木3年，加重1个月。

现病史：患者3年前冬季接触冰凉水后出现双下肢末端冰凉，后发展为感觉麻木，无明显疼痛，查双下肢B超未见异常，无全身怕冷症状。1个月前受凉后双下肢冰凉症状加重，纳食一般，进食生冷刺激食物后偶感胃痛，二便调，纳可，眠可。舌淡暗，苔薄白，脉弦细。

中医诊断：麻木。

辨证：寒凝血瘀。

西医诊断：末梢循环障碍。

治法：温经通络，活血化瘀。

方药：当归四逆汤合桃红四物汤化裁。当归15g，白芍15g，桂枝12g，细辛3g，通草10g，大枣3枚，炙甘草6g，川芎10g，鸡血藤30g，路路通15g，桃仁10g，红花10g，地龙15g，吴茱萸6g，荜澄茄10g。

7剂，每日1剂，每剂水煎400ml，分早晚两次服。注意足部保暖。

二诊（2011年9月28日）

患者服药后觉双足部冰凉减轻，仍觉麻木，无胃脘不适，近日睡眠欠佳，夜梦多，大便偏干，纳可，小便调。舌淡暗苔薄白，脉弦细。

方药：继服上方加焦艾叶15g，酸枣仁30g，合欢皮30g，火麻仁30g。

7剂，水煎服，每日1剂。

三诊（2011年10月8日）

患者双足冰凉麻木明显减轻，夜休可，大便每日一次，进食后偶有胃脘胀满。舌淡暗，苔白，脉弦。

方药：当归15g，白芍15g，桂枝12g，细辛3g，通草10g，川芎10g，鸡血藤30g，路路通15g，桃仁10g，红花10g，地龙15g，焦艾叶15g，枳壳15g，莱菔子15g。

7剂，水煎服，每日1剂。

四诊（2011年10月19日）

患者双足冰凉麻木症状不明显，下肢遇凉后略觉麻木，纳可，眠可，二便调。舌淡暗，苔薄白，脉弦。

方药：当归15g，白芍15g，桂枝12g，细辛3g，通草10g，川芎10g，鸡血藤30g，路路通15g，桃仁10g，红花10g，地龙15g，焦艾叶15g。

7剂，水煎服，每日1剂。

嘱患者注意保暖，加强锻炼。半年后随访诸症未发。

按语 患者受凉后出现双足发凉、麻木，系感受风寒之邪。寒邪凝滞、收引，寒邪闭阻经络，阳气不达四末，故见四肢发凉；加之寒邪痹阻，阻滞血液运行，可致瘀血内生；四肢失于濡养，可见麻木。故米烈汉教授辨证属寒凝血瘀，运用温经通络之当归四逆汤合活血化瘀之桃红四物汤化裁治疗。当归四逆汤以散寒通脉立治。是以《伤寒论》中桂枝汤去生姜加当归、细辛、通草而成。方中当归养血活血，桂枝、芍药调和营卫，细辛温经通脉，通草通经通脉，更以大枣、甘草益中气、助营血，诸药配伍，温经散寒，养血通脉。临证凡见寒滞、湿痹挛痛之征用之效显。

胃脘痛（慢性萎缩性胃炎）

初诊（2010年10月8日）

李某某，女，65岁。

主诉：上腹胀痛反复发作5年，加重1个月。

现病史：患者5年前出现上腹部胀痛，时作时止。2年前曾在某三甲医院经胃镜诊断为"慢性萎缩性胃炎"，予西药治疗后病情反复。现症：胃脘胀满时痛、痛连两胁，喜叹息，嗳气，神疲，食少，口干，大便干结，无反酸、口苦、呕吐等症状。舌暗红，苔少而干，脉弦细。

中医诊断：胃脘痛。

辨证：肝胃不和，胃阴不足。

西医诊断：慢性萎缩性胃炎。

治法：疏肝理气，养阴和胃止痛。

方药：柴胡疏肝散化裁。柴胡10g，白芍15g，枳壳10g，川芎10g，香附

10g，陈皮 12g，砂仁（后下）6g，郁金 15g，沙参 10g，麦冬 10g，石斛 15g，甘草 10g。

6 剂，每日 1 剂，每剂水煎 400ml，分早晚两次服。嘱忌食腌制、烧烤、油炸食品，不饮浓茶。

二诊（2010 年 10 月 15 日）

服药后胃痛连胁、嗳气好转，纳食比前好转，口干，大便 2 天一次。舌红，苔少，脉弦细。

方药：继服上方去香附、砂仁，沙参、麦冬均加至 30g，并加莪术 10g，白花蛇舌草 30g，太子参 15g，山楂 10g。

6 剂，水煎服，每日 1 剂。

三诊（2010 年 10 月 22 日）

患者精神可，纳可，胃脘胀痛不明显，口干减轻，舌红，苔薄白，脉细。

继服上方 6 剂。服药后余症消失。其后以上方增减并改汤为丸，间服 1 年，复查胃镜正常。

按语　慢性萎缩性胃炎与饮食不节、劳累过度、喜食辛辣肥甘之品等有关，若失治误治，可发展为胃癌。本案患者证以肝胃不和为主，兼胃阴不足，故治以疏肝理气、养阴和胃止痛为法。方以柴胡疏肝散疏肝理气，砂仁、郁金行气止痛，沙参、麦冬、石斛养阴和胃；久病入络，故加莪术、山楂行气散瘀、健脾和胃，白花蛇舌草清热解毒，太子参益气养阴，防止癌变。诸药合用，使肝郁得舒，胃气得和，阴液得养，瘀血得散。先汤后丸，辨证加减，坚持服用，注意禁忌，终使胃痛得愈。

胃脘痛（慢性浅表性胃炎）

初诊（2010 年 12 月 21 日）

陈某某，女，48 岁。

主诉：胃脘疼痛 3 年，加重 2 个月。

现病史：患者 3 年前出现胃脘部疼痛，以胀痛为主，憋胀疼痛，痛连两胁，嗳气频繁，乏力。胃镜检查示慢性浅表性胃炎。经常服用斯达舒、吗丁啉（多潘立酮）等药，胃痛时好时坏，未重视。两周前因工作不顺心加之劳累后胃脘疼痛加重，伴恶心、呕吐，郁闷太息。纳食一般，眠可，二便调。既往史：既往体健。

体格检查：心率80/min，呼吸23/min，血压140/75mmHg。舌红，苔白，脉弦。

中医诊断：胃脘痛。

辨证：气滞胃脘。

西医诊断：慢性浅表性胃炎。

治法：疏肝解郁，理气和胃。

方药：柴胡疏肝散加减。柴胡9g，香附14g，川芎10g，白芍15g，枳壳15g，陈皮10g，甘草6g，降香9g，旋覆花10g（包煎），延胡索10g，苍术15g，姜半夏10g，荜澄茄15g。

6剂，每日1剂，每剂水煎400ml，分早晚两次服。

二诊（2010年12月29日）

服药后胃脘痛减轻，恶心、呕吐症状消失，仍感中上腹部胀痛，纳可，眠可，二便调。舌淡，苔薄白，脉弦。

方药：上方去旋覆花加厚朴10g，川楝子10g，广木香10g。

6剂，水煎服，每日1剂。

后随诊诸症俱除。

按语　本例胃脘痛，病变在胃，涉及肝脾。本病因气郁伤肝，肝木失于疏泄，故痛连两胁，横逆犯胃，则胃痛，气机阻滞，故以胀痛为主，脾胃升降失司，则嗳气频繁。故肝气郁滞为该病的病理基础。应以疏肝和胃、行气止痛立法。用柴胡疏肝散加减，共奏疏肝和胃、行气止痛之功。米烈汉教授对女性患者的治疗，常常重视条达肝气，肝气舒畅，脾胃的升降功能自然得以恢复，通过本案治疗经过，给我们一个启示：在临床治疗脾胃病时，一定要考虑肝胃不和的因素，不能单从脾胃入手。

胃脘痛（慢性萎缩性胃炎伴糜烂）

初诊（2011年3月9日）

高某某，女，58岁。

主诉：胃脘灼痛3年，加重7天。

现病史：患者 3 年前无明显原因出现胃脘灼痛，时有泛酸、胃灼热，曾行胃镜检查提示：慢性萎缩性胃炎伴糜烂。服中药治疗后胃灼痛症状减轻，偶有泛酸。7 天前进食火锅后出现胃脘灼痛明显，泛酸，胃灼热，口苦，纳差，时有胃胀，二便调。既往史：既往体健。体格检查：心率 70/min，呼吸 22/min，血压 130/75mmHg。舌暗红，苔黄腻，脉弦。

中医诊断：胃脘痛。

辨证：肝气犯胃，肝胃郁热。

西医诊断：慢性萎缩性胃炎伴糜烂。

治法：疏肝和胃泄热。

方药：柴平饮化裁。柴胡 9g，黄芩 9g，苍术 9g，厚朴 15g，陈皮 9g，清半夏 9g，香附 14g，佩兰 14g，藿香 14g，枳壳 15g，甘草 6g，鸡内金 15g，黄连 6g，肉桂 6g，乌贼骨 15g，延胡索 10g，郁金 15g。

7 剂，每日 1 剂，每剂水煎 400ml，分早晚两次服。

二诊（2011 年 3 月 16 日）

服药后胃脘部疼痛明显缓解，无明显泛酸胃灼热，晨起口苦，纳食较前改善，腹胀缓解。舌淡，苔白稍腻，脉弦。

方药：上方加砂仁 6g，槟榔 15g。

7 剂，水煎服，每日 1 剂。

三诊（2011 年 3 月 25 日）

胃脘部疼痛明显缓解，无泛酸胃灼热、口苦，纳食正常。舌淡，苔白稍腻，脉弦。

方药：继服上方 7 剂，上述诸症皆消。半年后随访，患者病情已告痊愈，再无复发。

按语 米烈汉教授在治疗胃脘痛时主要是照顾到三焦的气机、肝的疏泄及脾的运化作用，方中柴胡疏肝解郁，调畅气机；白芍、甘草养血柔肝，缓急止痛；半夏降逆止呕；苍术、厚朴、陈皮除湿和胃；党参、茯苓益气健脾，顾护胃气；黄芩性味寒凉，与辛散温燥之理气药相配伍，相得益彰，既能避黄芩之苦寒，又能除理气药刚燥之弊，且能解郁火化热。纵观全方，以调畅气机为主，兼以除湿和胃，使肝之疏泄功能条畅，以复其脾胃升降之机，从而达到治肝之郁而使胃安的目的，故在临床中治疗胃脘痛应坚持辨证施治，重视脾胃升降功能和肝的疏泄功能是治疗本病的关键。

胃脘痛（胆汁反流性胃炎）

初诊（2012 年 7 月 16 日）

王某某，男，46 岁。

主诉：间断性胃脘胀痛 1 年。

现病史：1 年来患者时感胃脘胀痛，伴呕吐少量黄绿色苦水，嗳气频作，劳累及情绪变化后加重，1 周前在某院检查胃镜诊断为"胆汁反流性胃炎"，予吗丁啉、硫糖铝片口服治疗无效。现症：上腹胃脘部胀痛时作，偶有呕吐，吐出少许黄绿色苦水，情绪激动后疼痛加重，纳呆，口苦，便秘，尿黄。舌红，苔薄黄，脉弦数。

中医诊断：胃脘痛。

辨证：肝胃郁热证。

西医诊断：胆汁反流性胃炎。

治法：疏肝理气、清热和胃止痛。

方药：柴胡疏肝散化裁。柴胡 10g，白芍 10g，枳壳 15g，川芎 10g，香附 10g，青皮 10g，砂仁（后下）10g，郁金 15g，竹茹 15g，黄连 6g，吴茱萸 3g，甘草 10g。

6 剂，每日 1 剂，每剂水煎 400ml，分早晚两次服。

二诊（2012 年 7 月 23 日）

患者觉胃痛、口干口苦、嗳气减轻，无呕吐苦水，仍便秘、尿黄。舌红，苔薄黄，脉弦。

继服上方去竹茹、砂仁、吴茱萸，加熟大黄 10g 泄热通便。

7 剂，水煎服，每日 1 剂。

三诊（2012 年 7 月 30 日）

胃脘胀痛偶作，纳呆，无呕吐、口苦，大便微溏。舌淡，尖红，苔薄黄，脉弦细。

守方去熟大黄、黄连、青皮、香附，加陈皮 10g、白术 10g、麦芽 10g 以健脾和胃，续服 1 个月后，诸症消失，复查胃镜正常。

按语 胆汁反流性胃炎多因自主神经功能失调及幽门括约肌舒缩功能障碍

而引起胆汁反流入胃，进而导致胃窦部炎症。本案患者辨证属肝气犯胃，郁而化热，胃气上逆，故治以疏肝理气，清热和胃止痛。以柴胡疏肝散疏肝理气，陈皮易青皮，加郁金、竹茹、黄连、吴茱萸合左金丸之意清热和胃、降逆止呕，并加熟大黄泄热通便。待热退而正虚之时，去苦寒伤胃之品，加陈皮、白术、麦芽以理气健脾和胃而收功。

胁痛（围绝经期综合征）

初诊（2010 年 3 月 20 日）

孙某，女，50 岁

主诉：胸胁胀痛 1 年，加重 3 个月。

现病史：患者诉近 1 年胸胁胀痛无定处，疼痛每随情志变化而增减，胸闷不适，善太息，便溏纳呆，头晕乏力，腰酸腿困。近 3 个月诸症加重，伴心烦易怒，失眠健忘，口干而不欲饮，视物模糊，耳鸣，烘热汗出。末次月经 2009 年 11 月 21 日。舌红、苔薄，脉细弦。

中医诊断：胁痛。

辨证：肝气郁结，肝阴不足。

西医诊断：围绝经期综合征。

治法：治宜养阴柔肝，滋阴补肾。

方药：滋水清肝饮合二至丸化裁。生地黄 15g，熟地黄 15g，茯神 15g，炒山药 15g，牡丹皮 15g，女贞子 15g，墨旱莲 15g，当归 12g，泽泻 12g，白芍 12g，柴胡 12g，山栀子 10g，山茱萸 10g，降香 9g，炒枣仁 30g，夜交藤 30g，合欢皮 30g。

7 剂。每日 1 剂，每剂水煎 400ml，分早晚两次服。告知患者疾病可治，分析情感致病之理，令其心情开朗，提高其战胜疾病的信心。

二诊（2010 年 3 月 27 日）

服药后心烦易怒症状明显减轻，烘热出汗次数减少，眠可，耳鸣。舌红、苔薄，脉细弦。

方药：继服上方加磁石 30g，地骨皮 15g。

7 剂，水煎服，每日 1 剂。

三诊（2010 年 4 月 12 日）

患者现情绪稳定，烘热出汗明显减轻，耳鸣减轻，眠可。舌红、苔薄，脉细弦。

方药：继服上方 7 剂。嘱患者服耳聋左慈丸 1 个月。后随访诸症悉除。

按语 祖国医学认为绝经前后，肾气渐衰，冲任亏损，精血不足，天癸将竭。肾精不足，水不涵木以致肝热内郁，肝肾阴虚，精血不足，气血阴阳失衡而发病。若患者情绪易于波动，忧郁、思虑、恼怒诸方面常交错为患，百病皆生于气，因郁而发，肝脾失和则便溏纳呆；肝气过盛，气郁化火，气火循经上炎，则心烦易怒；郁火内灼，暗耗阴精，神明失守，故见失眠惊悸、头晕耳鸣等。治疗当滋补肝肾，养阴泻火，调肝扶脾，使阴平阳秘，肾水充足而痊愈。滋水清肝饮中的六味地黄丸滋阴补肾；当归、白芍养血柔肝；柴胡配山栀子理气疏肝，清散郁火；牡丹皮、山栀子、生地黄不但有助当归、白芍、柴胡养血舒肝之功，还能补肝体以和肝用，如是则体用兼顾，肝脾同治；二至丸滋阴补肾清虚热；炒枣仁养心安神除烦，常用于阴虚多汗，心烦不寐之更年期妇女，为治疗虚烦、惊悸不眠之良药。

胁痛（胆结石）

初诊（2010 年 8 月 2 日）

徐某某，男，50 岁。

主诉：右胁不舒 1 周。

现病史：患者 1 周前突发右胁胀痛牵掣至背部，晨起口干微苦，大便两日一次，小便正常，纳可。查体：右胁下压痛，墨菲征阴性。患者既往有胆囊结石病史。舌红苔白腻，脉滑。

中医诊断：胁痛。

辨证：痰湿蕴阻，肝络不舒。

西医诊断：胆结石。

治法：清热燥湿化痰兼以疏肝。

方药：黄连温胆汤加减。黄连 10g，竹茹 10g，陈皮 10g，茯苓 15g，法半夏 10g，橘红 10g，枳壳 15g，泽泻 10g，旋覆花 30g，丹参 10g，郁金 10g，延胡索 14g，金钱草 30g，炒大黄 12g，藿香 12g。

6 剂，每日 1 剂，每剂水煎 400ml，分早晚两次服。

二诊（2010 年 8 月 9 日）

右胁痛减轻，无牵掣痛，纳可，口苦减轻，大便每日 1 次，舌红，苔白腻，脉滑。

方药：继服上方加柴胡 12g，黄芩 12g。

6 剂，水煎服，每日 1 剂。

三诊（2010 年 8 月 16 日）

右胁部时有胀痛，口苦、咽干。舌红苔黄厚腻，脉滑。

方药：柴胡温胆汤化裁。竹茹 10g，陈皮 10g，茯苓 10g，法半夏 10g，橘红 10g，枳壳 15g，柴胡 14g，黄芩 12g，郁金 10g，延胡索 14g，金钱草 30g，炒大黄 12g，制香附 14g。

6 剂，水煎服，每日 1 剂。

后随访患者未再出现右胁部时有胀痛。

按语 在论治痰湿病因时，叶天士在《温热论》中提到："又有酒客里湿素盛，外邪入里，里湿为合。在阳盛之躯，胃湿恒多；在阴盛之体，脾湿亦不少，然其化热则一。"二者或因阳虚之体，脾阳不足，中焦运化不利，水湿聚而成痰。原因不同，但痰湿内生久必蕴阻化热，所谓"痞坚之处，必有伏阳"。痰湿闭阻中焦，久而流注三焦水道或经络脉道，阻滞不通导致疼痛胀满不舒，郁而化热生火，可见口干、口苦等表现。米烈汉教授治此类痰湿病证，必辨之于舌，验之于脉，舌红苔见滑腻、脉滑者，即可思清热化痰通络治法，处以黄连温胆汤加减治之。余分析用药，痰湿治之用温胆汤为基础方，取二陈燥湿化痰之力，枳壳行气宽中之功，然本案有痰湿化热，所以当用黄连以清痰火，右胁胀痛乃肝络为痰湿闭阻不通，故又重用旋覆花，是取旋覆花汤治疗肝着用药经验，余药如丹参、郁金皆有入肝理气通络之效，而泽泻有助茯苓利湿之功。

胁痛（急性胆囊炎）

初诊（2011 年 4 月 9 日）

雷某某，男，52 岁。

主诉：右上腹隐痛不舒 7 天，加重 1 天。

现病史：7 天前因饮酒后出现右上腹隐痛不舒，未予重视。1 天前右上腹疼痛加重，呈持续性胀痛，阵发加剧，向肩背部放射，伴恶心口苦，恶寒，大便干结，小便黄。体格检查：心率 80/min，呼吸 22/min，血压 130/75mmHg，查体温 38℃，皮肤巩膜无黄染，腹软，右上腹压痛，无反跳痛及肌紧张。B 超显示为急性胆囊炎。既往体健。舌红，苔黄腻，脉滑数。

中医诊断：胁痛。

辨证：肝胆湿热，阻滞气机。

西医诊断：急性胆囊炎。

治法：清肝利胆，疏肝理气。

方药：龙胆泻肝汤化裁。龙胆草 15g，黄芩 15g，栀子 10g，泽泻 15g，车前子 15g，当归 12g，生地黄 12g，柴胡 12g，通草 12g，白芍 15g，枳壳 15g，厚朴 15g，法半夏 12g，生大黄 15g，延胡索 10g，川楝子 10g。

7 剂，每日 1 剂，每剂水煎 400ml，分早晚两次服。嘱忌生冷油腻饮食。

二诊（2011 年 4 月 16 日）

服药 4 剂后腹痛已明显减轻，发热已退，大便通畅。现诉口微苦，时有干呕，右上腹隐痛，进食后较明显。舌红苔腻，脉弦。

方药：龙胆草 15g，黄芩 15g，栀子 10g，泽泻 15g，车前子 15g，当归 12g，生地黄 12g，柴胡 12g，通草 12g，白芍 15g，枳壳 15g，厚朴 15g，苍术 12g，生薏仁 30g。

继服 7 剂右上腹疼痛消失。半年后随访，再无复发。

> **按语** 肝居胁下，胆附于肝，肝胆两经布于胁下，故胁痛之病常责之于肝胆。《景岳全书·胁痛》记载："胁痛之病本属肝胆二经，以二经之脉皆循胁肋故也。"急性胆囊炎其症状与胁痛之肝胆湿热相同，湿热蕴结肝胆，肝失疏泄调达，胆气郁滞，故胁痛诸症悉见。米烈汉教授抓主症：胁痛，口苦，舌红苔黄腻，脉滑数。治疗给予清泻肝胆湿热之龙胆泻肝汤清肝利胆，疏肝理气；同时大便干，腹气不通，合小承气汤通腑泄热；延胡索、川楝子加强理气止痛功效。方药对证疗效自然明显。

泄泻（肠易激综合征）

初诊（2011 年 3 月 10 日）

周某，男，74 岁。

主诉：腹痛、腹泻反复发作半年。

现病史：患者半年前出现腹痛，腹泻反复发作，3～4 次/日，黏液便，排便不尽，便前腹痛，便后缓解，伴有烦躁易怒、倦怠乏力、食欲不振。曾服"易蒙停（洛哌丁胺）"等药症状可缓解，但停药后反复。现症：腹痛、腹泻，每日大便 7～8 次，大便带有黏液，黏滞，肠鸣即泻，便前腹痛，便后缓解，烦躁易怒，倦怠乏力，纳食差，眠差。结肠镜检查未见器质性病变。舌淡红，苔白腻，脉细弦。

中医诊断：泄泻。

辨证：肝郁脾虚湿滞。

西医诊断：肠易激综合征。

治法：理气止痛，健脾化湿。

方药：柴胡疏肝散加减。柴胡 10g，白芍 15g，茯苓 10g，炒白术 15g，太子参 20g，陈皮 10g，香附 10g，防风 10g，广木香 6g，苍术 15g，郁金 10g，佛手 10g，厚朴 10g，甘草 10g。

6 剂，每日 1 剂，每剂水煎 400ml，分早晚两次服。

二诊（2011 年 3 月 17 日）

自述腹痛、腹泻缓解，次数减少，每日大便 3～4 次，黏液减少，食欲改善，仍肠鸣、矢气，舌淡红，苔白腻，脉细弦。

方药：继服上方加葛根 12g，升麻 6g。

6 剂，水煎服，每日 1 剂。

三诊（2011 年 3 月 25 日）

患者诉腹痛消失，大便每日 1～2 次，大便成形，无黏液，纳可，眠可，舌淡红，苔白，脉细。

嘱患者继服上方 7 剂。3 个月后随访大便已恢复正常。

按语　肝郁脾虚型肠易激综合征在祖国医学属"腹痛""泄泻""郁证"等范畴。米烈汉教授认为肝脾功能失调是本病发生的主要机制，患者由于太过劳累、饮食不当、情志异常、外邪侵袭等因素导致肝气失于疏泄，郁结不畅，使得不少患者出现情绪障碍；脾气失于健运，运化失常，水谷清浊不分，走于肠间而出现腹痛、泄泻。同时米烈汉教授认为，肝病之所以犯土，是侮之所胜，克于脾则出现腹胀、便秘或者便溏不爽。治疗本病，旨在通过疏肝健脾之法达到标本兼治的目的。柴胡疏肝散合痛泻要方加减治疗肠易激综合征，方中柴胡透邪升阳以舒郁，合枳壳升降调气，合芍药疏肝理脾；陈皮芳香化湿以醒脾；佛手具有疏肝理气、健脾和胃之功，能够化痰、消胀；香附理气疏肝解郁；厚朴行气消积导滞；郁金活血行气解郁；防风散肝疏脾，升清阳以止泻，引白术、芍药、陈皮、党参、茯苓、苍术等药入脾胃经，共奏健脾益气之效；广木香行气止痛；甘草调和诸药。诸药相合，共奏透邪解郁、疏肝健脾之效；并且肝脾同调，气血同治，具有标本兼治的功效。通过治疗，患者的临床症状得以明显改善，抑郁、焦虑等负性情绪明显减轻。

便秘（术后便秘）

初诊（2005 年 8 月 9 日）

楚某某，女，21 岁。

主诉：大便困难 2 年。

现病史：3 年前行"阑尾炎"手术，术后恢复良好。2 年前出现大便困难，排出无力，腹部胀满，每 5～7 天一行，服"肠清素"等药物方可大便，但大便困难逐渐加重，有便感但排出无力，胃脘不适。现症：大便困难，排出无力，腹部胀满，时感头晕，纳差，眠差，口干，小便调。舌淡，苔薄白，脉沉细。

中医诊断：便秘。

辨证：气虚便秘。

西医诊断：术后便秘。

治法：健脾益气，润肠通便。

方药：补中益气汤化裁。黄芪 30g，陈皮 9g，太子参 15g，当归 9g，生白术 30g，茯苓 12g，升麻 6g，柴胡 6g，火麻仁 30g，厚朴 14g，枳壳 14g，槟榔 15g，莱菔子 14g，鸡内金 14g。

6 剂，每日 1 剂，每剂水煎 400ml，分早晚两次服。

二诊（2005 年 8 月 16 日）

服上方后大便较前通畅，仍觉大便费力，胃脘胀满不舒。舌淡，苔白，脉沉细。

方药：继用上方加黄芪 60g，乌药 9g，木香 6g。

7 剂，水煎服，每日 1 剂。

三诊（2005 年 8 月 23 日）

服药后大便较前通畅，便时不太费力，胃脘胀满不适减轻，纳食较前增加，眠可。舌淡苔薄白，脉沉细。

方药：黄芪 30g，陈皮 9g，太子参 15g，当归 9g，炒白术 12g，茯苓 12g，升麻 6g，柴胡 6g，厚朴 14g，枳壳 14g，莱菔子 14g，鸡内金 14g，木香 6g。

7 剂，水煎服，每日 1 剂。

四诊（2005 年 9 月 9 日）

患者大便 2～3 天一次，排便通畅，无须费力，胃脘胀满不适感消失，纳可、眠可。舌淡苔白，脉细。

患者大便已基本正常，米烈汉教授嘱患者坚持服"补中益气丸"2 个月，巩固疗效。2 年后患者颜面痤疮就诊，诉大便一直正常。

按语 本患者平素脾胃虚弱，加之 3 年前手术损伤正气，导致脾胃功能进一步下降，脾气虚，中气下陷，则大肠无力传送糟粕，而滞留肠道既久，终必成结，出现气虚便秘。在治疗上，根据"虚者补之，损者益之"的原则，采用"塞因塞用"的治法，健脾益气，润肠通便。重用白术、黄芪为君药，益气健脾，恢复脾脏的运化功能，清气上升，浊气下降，糟粕下输，此为治本。配伍太子参、炙甘草补气健脾为臣，与黄芪合用，以增强其补中益气之功。当归养血和营，协太子参、黄芪以补气养血；陈皮理气和胃，使诸药补而不滞。并以少量升麻升阳举陷，协助君药以升提下陷之中气，为佐使药。实验研究表明，补中益气汤对肠蠕动有明显影响，当张力下降时有明显的兴奋作用。同时六腑以通为用，加用炒枳壳、厚朴、火麻仁、槟榔、莱菔子行气通便，做到标本兼治。枳壳、槟榔、厚朴行气宽中；火麻仁润燥滑肠，滋养补虚，既能入脾胃滋其阴，又能走大肠润通燥结；杏仁含油脂而质润，味苦而下气，故能润肠通便。诸药合用，全方共奏补中益气、升清降浊、行气通便之功效。

便秘（便秘）

初诊（2009 年 4 月 23 日）

李某某，女，72 岁。

主诉：便秘 5 年。

现病史：患者 5 年来反复出现便秘，每 5～7 天一行，排便不畅，伴腹胀、腹痛，倦怠乏力，时有头晕。曾服用通便灵、麻仁润肠丸等药，大便仍不顺畅，停药即便秘加重，纳可，眠差。既往史：既往有"冠心病""高血压"病史。体格检查：心率 75/min，呼吸 24/min，血压 130/75mmHg，查其面色萎黄。舌淡胖，苔白厚，脉细无力。

中医诊断：便秘。

辨证：脾气不足，传化无力。

西医诊断：便秘。

治法：益气健脾、润肠通腑。

方药：补中益气汤化裁。党参15g，当归15g，枳壳15g，麦门冬15g，生地黄15g，玄参15g，陈皮10g，升麻6g，柴胡6g，黄芪30g，生白术30g，火麻仁30g，肉苁蓉30g。

6剂，每日1剂，每剂水煎400ml，分早晚两次服。

二诊（2009年4月30日）

服药后便秘稍减，3~5天一行，仍感腹胀，无腹痛，纳差，舌淡胖，苔白厚，脉细无力。

方药：上方加槟榔15g，莱菔子15g，焦三仙各15g。

7剂，水煎服，每日1剂。

三诊（2009年5月7日）

大便通畅，1~2天一次，腹胀明显减轻，腹痛消失，纳食增加，精神好转，舌淡红，苔薄白，脉细。

方药：上方去槟榔，继服7剂，其后症状消失，且无反复。

按语　患者虽有大便秘结，腹胀腹痛、烦躁等实证，但用泻下导滞等药物虽能解其干结，但仍排解不畅，腹胀难除。故应知老年患者脾气虚衰，脾胃传化功能下降，且脾不为胃行其津液，肠道干涸便秘难解，治宜益气健脾，润肠通腑，米烈汉教授没有用大量苦寒泻下之品，用补中益气汤补益中气之麦冬、党参，用滋阴润肠火麻仁、肉苁蓉达到标本兼顾，诸症得除。不能一味通腑泻下，应紧扣病机，辨证治疗，才能取得满意疗效。

肝癖（非酒精性脂肪肝）

初诊（2013年6月21日）

贺某某，男，41岁。

主诉：发现脂肪肝1个月。

现病史：患者1个月前查体时发现"脂肪肝"，肝脏B超示肝光点增多，肝功：谷丙转氨酶198U/L。诊断为"脂肪肝"。患者体形肥胖，既往有"高脂血症"病史。现觉乏力，嗜睡，纳可，二便调。体重指数 33.4kg/m²。舌淡，苔白腻，脉弦。

中医诊断：肝癖。

辨证：湿浊内阻。

西医诊断：非酒精性脂肪肝。

治法：运脾化痰消浊。

方药：消脂化浊汤化裁。党参 15g，薤白 15g，薏苡仁 30g，丹参 15g，川芎 10g，清半夏 10g，黄连 10g，黄芩 10g，三七 3g，炒山药 14g，炒白术 15g，茯苓 15g，滑石 15g，泽泻 15g，生山楂 15g，五味子 9g。

7 剂，每日 1 剂，每剂水煎 400ml，分早晚两次服。嘱患者清淡饮食，加强锻炼，减轻体重。

二诊（2013 年 6 月 28 日）

患者觉乏力、嗜睡症状减轻，纳可，二便调。舌淡，苔白厚，脉弦。

方药：中药继服上方加苍术 12g，荷叶 6g。

7 剂，水煎服，每日 1 剂。

三诊（2013 年 7 月 5 日）

患者精神佳，自觉无明显不适。舌淡，苔白，脉弦。

方药：继服上方 7 剂，水煎服，每日 1 剂。

四诊（2013 年 7 月 12 日）

患者自觉无不适，舌淡，苔白，脉滑。复查肝功：谷丙转氨酶 86U/L。患者现肝功指标基本正常，给予黄连、黄芩、薤白、薏苡仁、清半夏、党参、丹参、川芎、三七免煎剂各 1 包冲服，每日 1 次。

2 个月后随诊复查肝功：谷丙转氨酶 51U/L，患者体重减轻 7.5kg，体重指数 28.6kg/m²，复查血脂正常，脂肪肝减轻。

按语 脂肪肝属于中医"积证""痰浊""瘀浊""肥气""肝积"等范畴。最早记载见于《难经》："肝之积，名曰肥气。"故也称肥气病，是体内肥脂之气过多地蓄积于肝脏。脂肪肝多由酒食不节，情志内伤所致，日久可形成瘀、痰、脂、食、气 5 种病理积滞。痰湿、痰瘀、痰浊是本病的关键，饮食失节，过食膏粱厚味，湿痰内生，久病及脾，令脾失健运，运化失调，湿浊更甚，留于胁下，久病侵及肝络，气血瘀滞，痰瘀互结，影响肝主疏泄之职，而发为脂肪肝。所以米烈汉教授认为本病病机总属脾虚湿阻痰凝。消脂化浊汤由党参、薤白、薏苡仁、丹参、川芎、清半夏、黄连、黄芩、三七组成，方中黄连、黄芩，具有清热燥湿、泻火解毒之功效，两药善清中、下焦湿热；薤白、薏苡仁、清半夏具有化湿泄浊作用；党参运脾化湿；丹参川芎、三七具有活血祛瘀的作用。诸药合用，共奏行气化痰、运脾、化湿祛瘀之功。

水肿（甲状腺功能减退）

初诊（2004 年 10 月 26 日）

周某某，女，43 岁。

主诉：颜面肿胀 5 年余。

现病史：患者 5 年前出现颜面肿胀，晨起较重，怕冷，查甲功示甲状腺功能低下。给予"优甲乐"口服，一直服"优甲乐"50μg/d，复查甲功正常，怕冷消失，但仍有颜面肿胀，劳累后加重，易疲劳。纳差，眠可，二便调。平时月经延期 1 周左右，有血块，色稍黑。末次月经 2004 年 10 月 18 日。舌暗淡，边有齿痕，苔薄白，脉弦细。

中医诊断：水肿。

中医辨证：气虚血瘀。

西医诊断：甲状腺功能减退。

治法：益气活血。

方药：芪丹四物汤加味。黄芪 30g，党参 15g，丹参 30g，当归 12g，川芎 9g，白芍 15g，红花 12g，桂枝 10g，泽泻 15g，莱菔子 10g，木香 6g，茯苓 15g。

6 剂，每日 1 剂，每剂水煎 400ml，分早晚两次服。

二诊（2004 年 11 月 2 日）

服上方颜面肿胀减轻，纳食不香，眠安。舌暗，苔白，边有齿痕，脉弦细。

方药：继服上方加鸡内金 12g，炒白术 12g。

6 剂，水煎服，每日 1 剂。

三诊（2004 年 11 月 9 日）

患者精神可，颜面肿胀基本消失，乏力不明显，纳食改善，入睡容易但多梦。舌淡，苔薄白，有齿痕，脉细。

方药：黄芪 30g，党参 15g，丹参 30g，当归 15g，川芎 9g，白芍 15g，红花 12g，桂枝 10g，泽泻 15g，鸡内金 10g，木香 6g，茯苓 15g，夜交藤 30g。

6 剂，水煎服，每日 1 剂。

3 个月后随诊，诸症悉无。

按语 患者中年女性，自觉乏力，纳差，颜面肿胀，月经延期，色暗，舌暗淡，边有齿痕，苔薄白，脉弦细。四诊合参，米烈汉教授考虑患者为气虚血行缓慢，致瘀血内生，阻滞脉道，水液运行不畅，泛溢肌肤可见颜面肿胀。米烈汉教授用芪丹四物汤益气活血，气充鼓动血液运行，活血化瘀，脉道通畅，血行则水行，合五苓散通阳利水，肿胀自除。

水肿（糖尿病肾病）

初诊（2012 年 8 月 12 日）

王某，女，58 岁。

主诉：乏力、多饮、消瘦 6 年，双下肢水肿半年。

现病史：6 年前患者出现口干多饮，体重下降，在外院诊断为 2 型糖尿病。予口服二甲双胍、阿卡波糖控制血糖，血糖控制欠佳，空腹血糖波动在 7 ~ 9mmoL/L，餐后 2h 血糖波动在 12 ~ 15mmoL/L。半年来无明显诱因出现双下肢水肿，乏力较前加重，查尿常规：蛋白（＋）；24h 尿蛋白定量 0.6g；肝肾功能正常、血压在正常范围。现症：双下肢轻度水肿，尿中泡沫多，乏力明显，口渴欲冷饮。舌淡，边有齿痕，苔薄白，脉沉细无力。

中医诊断：水肿。

辨证：气阴两虚兼水湿证。

西医诊断：糖尿病肾病。

治法：益气养阴，活血利水。

方药：益肾活血汤化裁。黄芪 30g，黄精 30g，丹参 30g，熟地黄 24g，山药 12g，山茱萸 12g，茯苓 10g，泽泻 10g，牡丹皮 10g，葛根 15g，水蛭 3g，金樱子 15g，芡实 20g，益母草 15g，车前子 15g（包煎）。

7 剂，每日 1 剂，每剂水煎 400ml，分早晚两次服。

二诊（2012 年 8 月 19 日）

患者乏力较前减轻，双下肢轻度水肿，口干口渴减轻，纳寐可。舌淡，边有齿痕，苔薄白，脉沉细。

继服上方 14 剂，水煎服，每日 1 剂。

三诊：(2012 年 9 月 5 日)

精神可，下肢基本不肿，尿中泡沫较前减少，仍有乏力。查尿常规：蛋白
（±）；24h 尿蛋白定量 0.18g。继服上方，1 个月后复查尿常规正常。

按语 糖尿病肾病，属于中医"消渴""尿浊""腰痛""水肿""关格"
等范畴。中医认为本病因疾病迁延，气阴两伤，阴损及阳，渐致血脉瘀阻，邪毒
内生，损伤肾络而成。微量白蛋白尿是糖尿病肾病的早期标志，它的出现预示着
病情向临床糖尿病肾病发展，病机为脾肾气虚，久病必入络成瘀，米烈汉教授重
视脾肾先后天之本，予以补气健脾益肾基础上，加用活血祛瘀药，从而收到补而
不滋腻，泻而不伤正之效。经过多年的临床实践，自拟益肾活血汤（黄芪、黄
精、丹参、熟地黄、山茱萸、山药、茯苓、泽泻、牡丹皮、葛根、水蛭等）。此
方以六味地黄汤为基础方，是宋代钱仲阳依据《金匮要略》肾气丸减桂枝、附
子将干地黄改为熟地黄而成，符合糖尿病肾病的病理特点，按照气血阴阳之不足
组药成方，方中黄芪（气）、黄精（阴）、丹参（血）、熟地黄（阳）为君药，
黄芪味甘，性微温，归脾、肺经，补气升阳，益卫固表，利水消肿；熟地黄味
甘，性温，归肝、肾经，填补阴血而生真阳；黄精味甘，性平，归肺、脾、肾
经，补益脾肾之阴；丹参味苦，微寒，归心、肝经，养血活血通络，此四药配合
共达益气养阴、活血通络之功。山茱萸、山药、葛根为臣药，山茱萸酸温，借以
收少阳之火，滋厥阴之液，滋补肝肾；山药培水之上源，益气健脾；葛根活血通
络。山茱萸、山药、葛根为臣加强君药益气养阴、活血通络之力，佐泽泻疏水道
之滞，健脾益气；茯苓淡渗，畅水上源；牡丹皮辛寒，以清少阴之火，奉少阳之
气。一阴一阳，天地之道；一闭一合，动静之机，滋化源，奉生气，共奏降蛋白
之功。

水肿（特发性水肿）

初诊（2012 年 12 月 9 日）

寇某某，女，47 岁。
主诉：间断双下肢肿 8 年余，加重 1 个月。
现病史：患者 8 年前无明显原因出现双下肢浮肿，晨起减轻，午后加重。曾
查甲功、心电图、肝功等均正常，诊断为"特发性水肿"。由于不影响正常工作
生活，一直未予治疗。1 个月前因出外旅游劳累后双下肢肿胀加重，休息后水肿

无明显减轻，无心慌、怕冷、颜面肿胀等不适。现症见：双下肢凹陷性肿，乏力，纳可，眠可，二便调。查体：血压130/75mmHg，心率76/min。心肺听诊正常。理化检查：肝肾功、甲功、心电图、双下肢静脉B超正常。既往史：既往有慢性胃炎病史。舌质淡暗苔薄白，脉沉细。

中医诊断：水肿。

证型：气虚血瘀。

西医诊断：特发性水肿。

治法：益气活血，利水消肿。

方药：芪丹四物汤加减。黄芪30g，丹参30g，当归12g，川芎9g，白芍9g，党参12g，黄精30g，益母草12g，泽兰12g，车前子30g，猪苓30g。

6剂，每日1剂，每剂水煎400ml，分早晚两次服。

二诊（2012年12月16日）

服药后双下肢肿胀减轻，自觉下肢紧绷感明显缓解，活动后仍感疲乏无力。舌质淡暗，苔薄白，脉沉细。

方药：继用上方6剂，水煎服，每日1剂。

三诊（2013年1月24日）

患者服药后下肢肿胀基本消失，但因家中修房，未坚持服药。近一周劳累，双下肢浮肿复现，身困乏力，腰困，尿量可，夜尿不多。舌淡暗，苔白，脉沉细。

方药：芪丹四物汤加减。黄芪30g，丹参30g，当归12g，川芎9g，白芍9g，红花9g，党参12g，黄精30g，益母草12g，车前子30g，猪苓30g，鸡血藤30g。

6剂，水煎服，每日1剂。

四诊（2013年2月1日）

服药后水肿减轻，身困乏力减轻，失眠多梦，腰困，纳差。舌淡暗，苔白，脉细。

方药：上方加杜仲14g，酸枣仁30g，砂仁6g。

12剂，水煎服，每日1剂。

五诊（2013年2月15日）

患者现双下肢肿、身困乏力消失，精神可，纳可，眠可。舌淡，苔白，脉细。

方药：继用上方去酸枣仁。

6剂，水煎服，每日1剂。

半年后因烘热出汗就诊，诉双下肢肿已痊愈。

按语 患者既往有慢性胃炎病史，脾胃虚弱，气血生化功能减弱，日久可致气血不足。患者间断双下肢肿多年，劳累后水肿加重，舌淡暗，苔薄白，脉沉细。辨证属气虚血瘀，水液运行不畅，泛溢肌肤，出现浮肿。米烈汉教授用芪丹四物汤加活血利水之品。黄芪、党参、黄精健脾益气；丹参养血活血；当归、川芎、白芍、红花活血化瘀。血液的正常运行需要气的推动，米烈汉教授在水肿治疗中以益气为主，气行则血行，血行则水行；同时治疗中考虑顾护正气，以防活血利水之品伤血耗气，影响疗效。

水肿（糖尿病肾病）

初诊（2013年6月15日）

刘某某，男，53岁。

主诉：发现糖尿病15年，间断性双下肢水肿2个月。

现病史：患者15年前查体时发现血糖升高，空腹血糖8.9mmol/L，诊断为"2型糖尿病"。降糖服"二甲双胍、格列齐特"等药，血糖控制不理想。1年前患者觉周身乏力，小便泡沫增多，夜尿增多。查尿微量白蛋白98mg/L，尿蛋白（±），血肌酐（Scr）、尿素氮（BUN）尚正常，确诊为糖尿病肾病，降糖给予"诺和灵30R"皮下注射，血糖控制尚可。同时给予"金水宝"补肾治疗。近2个月出现间断性双下肢水肿，乏力加重，蛋白尿（+），查尿微量白蛋白198mg/L，空腹血糖7.6mmol/L，餐后2h血糖9.5mmol/L，肌酐、尿素氮正常。现症：神疲乏力，腹胀纳差，腰酸困，手足麻木，夜尿频多，每晚4~5次，下肢浮肿，大便溏稀。舌质淡暗，苔薄白，脉细。

中医诊断：消渴病肾病。

辨证：气阴两虚兼血瘀证。

西医诊断：糖尿病肾病。

治法：益气养阴，活血。

方药：益肾活血汤化裁。黄芪30g，黄精30g，丹参30g，熟地黄24g，山药12g，山茱萸12g，茯苓10g，泽泻10g，牡丹皮10g，水蛭3g，金樱子30g，芡实30g，补骨脂15g，益智仁15g，益母草15g，车前子30g（包煎），鸡内金15g。

7剂，每日1剂，每剂水煎400ml，分早晚两次服。

二诊（2013 年 6 月 23 日）

患者乏力减轻，双下肢水肿基本消失，夜尿次数减少，每晚 2～3 次，仍觉腹胀，纳食比前改善，腰酸困不明显，手足仍有麻木，大便基本成形。舌质淡暗，苔薄白，脉细。

方药：继服上方去车前子，加川芎 10g，枳壳 12g。

7 剂，水煎服，每日 1 剂。

三诊（2013 年 7 月 1 日）

患者精神可，双下肢肿消失，夜尿 1～2 次，腹胀消失，纳食可，手足麻木减轻，大便基本成形。舌质淡暗，苔薄白，脉细。复查：尿蛋白（±），尿微量白蛋白 9mg/L，空腹血糖 6.5mmol/L，餐后 2h 血糖 8.7mmol/L。

方药：继服上方 7 剂，水煎服，每日 1 剂。

治疗 1 个月后，患者诸症悉减。复查空腹血糖 6.0mmol/L，尿蛋白（－），尿微量白蛋白 36mg/L，病情稳定。嘱患者继续控制血糖。坚持服本院自制尿毒宝胶囊。半年后复查蛋白尿（－），尿微量白蛋白 25mg/L。

按语　消渴病肾病以阴虚为本，病延日久气阴两伤，脾虚运化无权，肾虚气化、固摄失司，则水湿内停，精微下注，发为水肿、泡沫尿。全方以"参芪地黄汤"加减，重用黄芪。黄芪善以益气，气行则水行，脾健则湿除。米烈汉教授同时配伍"水陆二仙丹"，长于益肾收涩，治疗泡沫尿，夜尿增多。患者临证虽未出现明显的瘀血证候，但阴虚则血液黏稠，壅滞肾络，瘀血极易自生，未病先防，故在益气养阴的同时加丹参、水蛭、益母草活血利水。全方共奏气阴并补、活血利水之功。

郁证（焦虑症）

初诊（2011 年 2 月 11 日）

梁某某，女，32 岁。

主诉：情绪低落、精神抑郁半年。

现病史：患者因丧母，半年前开始出现情绪低落，闷闷不乐，少语，渐次出现心烦抑郁，曾在某三甲医院就诊，诊断为焦虑症，服西药治疗后症状缓解不明显，且觉胸闷纳呆，自行停药。近日难以入睡，甚或彻夜难眠。现症：情绪低落，心烦抑郁，时觉胸闷心慌，纳呆，入睡困难，晨起喉中痰多。既往史：既往体健。过敏史：否认药物及食物过敏史。体格检查：心率 80/min，呼吸 23/min，血压 110/60mmHg，神志清楚，反应灵敏，语言流利，面色萎黄，眼睑红赤。舌淡红，苔黄腻，脉弦滑。

中医诊断：郁证。

辨证：痰热内扰。

西医诊断：焦虑症。

治法：清热化痰，开郁健脾。

方药：黄连温胆汤化裁。半夏9g，茯苓12g，枳实15g，竹茹9g，陈皮10g，黄连14g，郁金15g，厚朴15g，百合15g，龙齿30g，酸枣仁30g，夜交藤30g，檀香9g。

6剂，每日1剂，每剂水煎400ml，分早晚两次服。

二诊（2011年2月18日）

服药后患者喉中痰量减少，眼睑红赤好转，纳食好转，精神好，时心烦，仍难入睡，舌苔渐化，舌淡红，苔后根黄厚，脉弦滑。

方药：谨守病机，前方加莲子心6g，合欢花30g，珍珠母30g。

继服7剂，水煎服，每日1剂。

三诊（2011年2月25日）

患者自诉心情较佳，纳香，已无晨起咳痰，神情自如，夜寐明显好转，舌淡红，苔白，脉弦。

方药：半夏9g，茯苓12g，枳实15g，竹茹9g，陈皮10g，郁金15g，厚朴15g，百合15g，龙齿30g，酸枣仁30g，夜交藤30g，合欢花30g，珍珠母30g，檀香9g。

7剂，水煎服，每日1剂。

四诊（2011年3月6日）

患者现夜休可，情绪稳定，纳可，舌淡，苔薄白，脉弦。

经治疗后患者情绪稳定，夜休正常，嘱患者服逍遥丸1个月以疏肝健脾、解郁安神，巩固疗效。

按语 本案患者因丧母，情志不舒，思虑过度，脾胃运化失司，脏腑气机失调而使气、血、痰、湿内郁化热，痰热内生，气机郁滞，升降失常，痰热扰心，出现心烦、难寐等症。辨证属痰热内阻，上扰心神。米烈汉教授选用黄连温胆汤使痰热之邪得以清化，气机调畅。同时米烈汉教授加百合15g配合黄连清心除烦，宁心安神，使患者情绪低落，心烦抑郁、难寐等症悉除。

郁证（产后抑郁症）

初诊（2012年8月6日）

汪某，女，25岁。

主诉：悲伤欲哭2个月。

现病史：患者产后20天与家人争吵后，常觉腹部胀满，甚则气从小腹上冲咽喉，发作欲死，时发时止，惊厥数次。发作时呼吸不利，每次约持续1min，每日发作数次，叹气后，开始呼吸畅利，精神恍惚，悲忧善哭，疲乏无力，胸闷胁胀，口苦咽干，眩晕心悸，心烦易怒，失眠，便秘尿赤，西医诊断为产后抑郁症，住院半月，病情缓解出院。西药"黛力新"仍在服用中。此后症状时有复发。现产后两月余，心烦易怒，悲忧善哭，胃脘部胀满，口苦咽干。查体：表情淡漠，形体消瘦，精神萎靡，语声低微。舌红、苔薄黄，脉细数。

中医诊断：郁证。

辨证：阴血亏虚，肝郁化火。

西医诊断：产后抑郁症。

治法：滋阴养血，解郁柔肝。

方药：滋水清肝饮合甘麦大枣汤加减。柴胡15g，牡丹皮15g，熟地黄15g，怀山药15g，山茱萸15g，茯苓15g，枳壳15g，当归12g，柏子仁12g，山栀子10g，白芍30g，小麦30g，珍珠母（先煎）30g，酸枣仁30g，合欢皮30g，炙甘草6g，大枣6枚。

7剂，每日1剂，每剂水煎400ml，分早晚两次服。

二诊（2012年8月13日）

服药后情绪较前好转，面部表情较丰富，口苦咽干消失，夜休改善，胃脘部略有胀满，纳可。舌红、苔薄，脉细。

方药：继服上方加厚朴15g。

7剂，水煎服，每日1剂。

三诊（2012年8月20日）

患者情绪明显好转，已能正常带孩子，自觉无明显不适，舌红苔薄，脉细。患者现基本治愈，继服逍遥丸1个月巩固疗效。半年后随访患者正常上班，已停用黛力新。

按语 元代名医朱震亨在《丹溪心法》中指出：气血冲和，百病不生；一有怫郁，诸病生焉。故人身诸病，多生于郁。清代医家张志聪在《张氏医通》中也说："郁证多缘于志虑不伸，而气先受病。"七情致病，虽可及五脏，但以影响心肝二脏为主；产后抑郁症常表现为虚实夹杂，以肝郁肾虚为多见。如精神抑郁，胸闷胁痛，腹胀嗳气，不思饮食，脉多弦细。治疗时，必须紧紧围绕心、肝、肾三脏，滋水清肝饮滋肾水而清肝火，合甘麦大枣汤，加酸枣仁、柏子仁养心安神定志，因而对抑郁症和失眠症均有较好的治疗作用。

历节病（痛风症）

初诊（2012年2月4日）

毛某某，男，48岁。

主诉：踝关节、跖趾关节反复疼痛10余年，加重1个月。

现病史：患者10年前因进食大量海鲜后出现右侧踝关节肿痛，查尿酸653mmol/L，诊断为"痛风"，服"秋水仙碱"后疼痛缓解。以后每遇饮食不适后出现踝关节或跖趾关节红肿疼痛。1个月前喝啤酒后出现踝关节红肿疼痛，服"秋水仙碱"后腹泻明显，停药。现症：左踝外侧红肿，疼痛，行动受限，纳可，眠可，大便偏干，查尿酸611mmol/L。舌红，苔白厚，脉弦。

中医诊断：历节病。

西医诊断：痛风。

辨证：湿瘀内阻。

治法：利湿祛瘀，清热排毒。

方药：二陈汤加四物汤化裁。陈皮10g，清半夏10g，白术10g，茯苓15g，当归15g，川芎10g，白芍15g，车前子30g，白花蛇舌草30g，乌贼骨30g，黄精15g，煅瓦楞14g，金钱草30g，半边莲30g，半枝莲30g，生石膏30g，生薏米15g。

7剂，每日1剂，每剂水煎400ml，分早晚两次服。

二诊（2012年2月12日）

服药后踝关节红肿疼痛减轻，纳可，眠可，二便调。舌尖红，苔白，脉弦。

方药：继服上方加泽泻15g，萹蓄15g。

14剂，水煎服，每日1剂。

三诊（2012年3月4日）

现患者踝关节肿胀疼痛基本消失，复查尿酸44mmol/L。舌红，苔薄白，脉弦。

方药：陈皮10g，清半夏10g，白术10g，茯苓15g，当归15g，川芎10g，白芍15g，车前子30g，白花蛇舌草30g，乌贼骨30g，煅瓦楞14g，金钱草30g，生薏苡仁15g。

7剂，水煎服，每日1剂。

按语 患者身体肥胖，进食肥甘厚腻后反复出现关节红肿疼痛，故米烈汉教授认为此患者多为湿瘀内阻，郁久化热。米烈汉教授以二陈汤合四物汤利湿祛瘀，邪去正安。方中白花蛇舌草、半枝莲、半边莲清热排毒，车前子、金钱草、薏苡仁、黄柏清热利湿，给邪以出路。同时米烈汉教授在痛风治疗中常加煅瓦楞、乌贼骨，老师认为此二者有敛酸制酸作用，针对痛风病机此药可碱化尿液，车前子利尿帮助尿酸排出，达到降尿酸的作用。此为老师将中医理论与现代医学巧妙结合的典范。

痹证（产后风湿痛）

初诊（2010年6月21日）

李某，女，32岁。

主诉：右半身发凉1年。

现病史：患者1年前分娩后开始出现右半身发凉，遇风加重，头部麻木，左足第一趾疼痛，劳累后头晕、乏力，脱发明显，自汗，多梦，大便稀溏，偶有心慌，月经量较前减少，色暗，白带多，色白质清稀。既往史：既往体健。体格检查：心率75/min，呼吸22/min，血压130/75mmHg。查尿酸正常。舌淡暗，苔薄白，脉缓。

中医诊断：痹证。

辨证：气虚血瘀。

西医诊断：产后风湿痛。

治法：益气活血化瘀。

方药：芪丹四物汤加减。黄芪30g，丹参30g，白芍15g，当归15g，川芎10g，桂枝10g，生姜10g，姜黄10g，鸡血藤30g，浮小麦30g，仙茅12g，仙灵脾 12g，炙甘草 6g。

7 剂，每日 1 剂，每剂水煎 400ml，分早晚两次服。

二诊（2010 年 6 月 28 日）

服药后乏力、头晕、头麻木症状减轻，出汗减少，右半身发凉、怕冷，大便稀溏，左足第一趾仍疼痛。舌淡暗，苔薄白，脉缓。

方药：继服上方加乳香 9g，没药 9g，吴茱萸 9g，肉桂 9g，补骨脂 15g。

7 剂，水煎服，每日 1 剂。

三诊（2010 年 7 月 5 日）

患者右半身发凉明显减轻，足趾疼痛缓解，乏力、头晕、出汗等症消失，大便日一次，成形，舌淡暗，苔薄白，脉缓。

方药：黄芪 30g，丹参 30g，白芍 15g，当归 15g，川芎 10g，桂枝 10g，鸡血藤 30g，没药 9g，补骨脂 15g，吴茱萸 9g，肉桂 9g。

7 剂，水煎服，每日 1 剂。

1 个月后随访，患者诉肢体发凉已不明显。

> **按语** 患者分娩时伤气耗血，致气血亏虚，气虚运血无力，血瘀经络，脉络不通，不通则痛而见足趾疼痛；产后耗气伤血，卫气虚，卫外不固，营卫不和，则半身发凉，自汗；其病机特点为气虚血瘀，卫外不固。所以米烈汉教授在投以补气活血之芪丹四物汤时，注意调和营卫，加用桂枝、生姜、甘草合白芍取桂枝汤之意。患者大便稀溏，考虑脾肾阳虚，同时加用温阳之吴茱萸、肉桂、仙茅、仙灵脾，加强温补脾肾阳气之功。气血充足，阳气恢复，诸症自除。

内伤发热（神经官能症）

初诊（2008 年 3 月 24 日）

赵某某，男，50 岁。

主诉：自觉全身皮肤发热 1 年。

现病史：1 年前患者因发烧后静滴抗生素后体温恢复正常，但自此出现自觉全身皮肤发热，有针刺感及血流在全身流动的感觉，无关节疼痛，无皮疹，测体温正常，口黏，口苦、咽干，有异味，纳可，眠可，二便调。既往体健。体格检查：心率 75/min，体温 36.5℃，血压 130/75mmHg。舌尖红，苔黄厚，脉弦。

中医诊断：内伤发热。

辨证：湿热蕴结，郁而化热。

西医诊断：神经官能症。

治法：清热祛湿泻火。

方药：龙胆泻肝汤化裁。龙胆草 15g，黄芩 12g，车前子 15g，通草 15g，山栀子 12g，当归 12g，生地黄 12g，泽泻 12g，柴胡 15g，甘草 6g，苍术 12g，厚朴 15g，陈皮 10g，黄柏 15g，知母 15g，石膏 25g。

7 剂，每日 1 剂，每剂水煎 400ml，分早晚两次服。

二诊（2008 年 4 月 2 日）

服药后觉发热症状有所减轻，仍觉全身针刺样感及血液流动的感觉，口苦、口黏减轻，口中有异味，头昏、头闷，舌尖红，苔黄厚，脉弦。

方药：继服上方加枳壳 15g，牡丹皮 10g，川芎 10g。

7 剂，水煎服，每日 1 剂。

三诊（2008 年 4 月 9 日）

患者紧张激动时皮肤觉发热，全身针刺样感及血液流动的感觉明显减轻，口苦、口黏基本消失，舌尖红，苔薄黄，脉弦。

守方继服 7 剂后不适症状全部消失。随诊半年后无复发。

按语 患者因外感发热后出现全身自觉发热及异常感觉，口苦、口黏、有异味，舌红，苔黄厚，脉弦。米烈汉教授抓住发热、口苦咽干、舌红，苔黄厚辨证考虑为肝胆湿热蕴结于内、郁而化热化火所致。治疗以龙胆泻肝汤化裁清利湿热、泻肝火。同时加苍术、厚朴、陈皮取平胃散加强化湿之力，湿邪去，则热自除。知母、石膏是米烈汉教授治疗发热疾病善用的对药，在本方中加用，以清利湿热为主，在湿热渐除后使热邪从气分而解。

汗证（自主神经功能紊乱）

初诊（2011 年 2 月 4 日）

陈某某，女，36 岁。

主诉：全身烘热伴自汗 1 个月。

现病史：患者近 1 个月来烘热伴自汗、盗汗，腰背部时觉发冷，手心发热，产后 42 天，心情烦躁，大便日 3~4 次，不成形，纳可，眠差，小便调。既往腹泻多几年。体格检查：心率 80/min，呼吸 23/min，血压 130/75mmHg。舌淡，苔薄白，脉沉细。

中医诊断：汗证。

辨证：气阴两虚。

西医诊断：自主神经功能紊乱。

治法：益气健脾，安神止汗。

方药：补中益气汤合交泰丸加味。黄芪 30g，陈皮 10g，当归 15g，炒白术 12g，党参 15g，升麻 6g，柴胡 6g，甘草 6g，肉桂 3g，黄连 6g，煅龙、牡各 30g，麻黄根 30g，麦冬 15g，浮小麦 30g，地骨皮 10g，诃子 14g，补骨脂 14g。

6 剂，每日 1 剂，每剂水煎 400ml，分早晚两次服。

二诊（2011 年 2 月 11 日）

服药后全身症状减轻，后背发凉略有减轻，觉胃脘部发凉，手足心热，大便 1~2 次，成形，情绪较前开朗。舌淡，苔薄白，脉沉细。

方药：补中益气汤加煅龙、牡各 30g，地骨皮 10g，诃子 10g，补骨脂 10g，浮小麦 30g，麻黄根 30g，高良姜 6g，桂枝 6g。

6 剂，水煎服，每日 1 剂。

三诊（2011 年 2 月 18 日）

患者现汗出已明显减轻，后背无明显怕凉，手足心热，胃脘部怕凉，大便日 2 次，成稀糊状。舌淡暗，苔薄白，脉细。

方药：补中益气汤加高良姜 6g，煅龙、牡各 30g，桂枝 10g，浮小麦 30g。

6 剂，水煎服，每日 1 剂。

服药后出汗、怕冷基本消失，随访 1 个月后症状无反复。

按语 患者产后 40 天，出现全身烘热，汗出，腰背部怕冷，大便稀溏。老师辨证产后多虚，气血亏虚，气虚阳气不达于外，故怕冷，气血不足，虚热内生，可见烘热，气虚不能敛汗，汗液外泄，出现自汗、盗汗。米烈汉教授认为患者产后气虚津液外泄，致使肾阴亏于下，加之患者常年腹泻，脾阳不足。老师紧扣病机，方选补中益气汤为主方益气健脾，敛汗，同时用交泰丸，因患者产后抑郁，郁久化热，肾阴亏于下，心阳亢于上，心肾不交，用此交通心肾，补肾清热。老师在临床对于因情绪焦虑等原因出现失眠症状，合用交泰丸交通心肾、滋肾清热，收效甚佳。

紫斑（血小板减少性紫癜）

初诊（2010 年 11 月 4 日）

浮某某，男，70 岁。

主诉：发现血小板减少 40 余年，加重半年。

现病史：患者 40 年前出现双下肢散在出血点，查血常规示，血小板减少（具体数值不详）。后行多次骨髓穿刺未明确诊断，服中药后血小板基本恢复正常。多年来血小板水平一直在（80～90）×10^9/L，未服药。半年前无明显原因又出现双下肢散在出血点，查血常规：血小板 40×10^9/L，后住院治疗，用药后血小板水平上升，不久又下降。现在双下肢散在出血点，纳可，眠可，二便调，无牙龈出血等症。胃脘疼痛 3 年，加重 2 个月。体格检查：心率 75/min，呼吸 22/min，血压 130/75mmHg。既往体健。否认药物及食物过敏史。血常规示血小板 38×10^9/L。舌红，苔白厚，脉细。

中医诊断：紫斑。

辨证：脾肾气虚。

西医诊断：血小板减少性紫癜。

治法：健脾益气，补骨生髓。

方药：补中益气汤化裁。黄芪 30g，陈皮 10g，当归 15g，炒白术 12g，党参 15g，升麻 9g，柴胡 9g，甘草 6g，鸡血藤 15g，何首乌 30g，黄精 30g，薏苡仁 30g，生地黄 30g。

6 剂，每日 1 剂，每剂水煎 400ml，分早晚两次服。

二诊（2010 年 11 月 11 日）

服药后觉精神较前好转，双下肢出血点有所减少，查血小板 49×10^9/L，余无不适。舌红，苔白，脉细。

方药：继服上方加紫草 15g，阿胶 6g（烊化），砂仁 6g。

7 剂，水煎服，每日 1 剂。

三诊（2010 年 10 月 18 日）

患者双下肢出血点明显减少，纳食香，眠可，二便调，复查血小板 72×10^9/L。舌红，苔薄白，脉细。

方药：芪精地黄汤加西洋参 15g，制首乌 14g，鸡血藤 30g，当归 15g，紫草 15g。

12 剂，水煎服，每日 1 剂。

按语 患者年事已高，脾肾渐亏，米烈汉教授认为脾为气血生化之源，肾主骨生髓，故诊疗从健脾益气，补肾入手，因患者舌苔偏厚，老师先以补中益气汤健脾益气，鼓动脾气，促进脾的运化功能，酌加以补肾之品，待患者脾气得健后，再用芪精地黄汤补肾益气生髓。两方交替使用，随访 1 个月后血小板一直在 90×10^9/L 左右。

遗 尿

初诊（2010 年 11 月 16 日）

符某，女，48 岁。

主诉：遗尿 3 天。

现病史：3 天前患者出现遗尿症状，行走时不自主遗尿，无尿频、尿急、尿痛症状，自觉乏力，两上肢发麻，腰冷麻，阵发性全身颤抖，精神较差，健忘，纳可，夜多梦，大便调。查膀胱 B 超：膀胱壁光滑，无残余尿。既往史：半年前行子宫切除术。舌质淡，苔薄白，脉沉细。

中医诊断：遗尿。

辨证：脾肾气虚。

治法：补益脾肾。

方药：补中益气汤化裁。黄芪 30g，白术 12g，陈皮 12g，升麻 6g，柴胡 6g，太子参 15g，当归 10g，甘草 6g，仙茅 12g，仙灵脾 15g，炒枣仁 30g，肉桂 10g，炒金樱子 30g，益智仁 15g。

6 剂，每日 1 剂，每剂水煎 400ml，分早晚两次服。

二诊（2010 年 11 月 23 日）

服药后遗尿明显减轻，行走时已无遗尿，咳嗽或大笑时遗尿，全身颤抖症状消失，自觉双手发麻，腰部冷麻消失，纳可，眠可。舌淡，苔薄白，脉沉细。

方药：继服上方加丹参 15g，鸡血藤 30g。

6 剂，水煎服，每日 1 剂。

三诊（2010 年 11 月 30 日）

患者遗尿症状已完全消失，腹压增加时亦无遗尿，自觉无明显不适。舌淡，苔薄白，脉沉细。

嘱患者自服补中益气丸 1 个月。后随访诸症痊愈，无复发。

按语 患者中年女性，出现不自主遗尿，乏力，健忘眠差，腰部冷麻。米烈汉教授考虑患者年过半百，肾气渐虚，中气下陷，膀胱气化失司，出现不自主遗尿。故米烈汉教授选用补中益气汤补益中气，加仙茅、仙灵脾、肉桂温补肾气，中气充沛，肾气得健，膀胱气化功能恢复；金樱子、益智仁补肾固涩加强补肾之力。米烈汉教授选方经典，用药精当，紧扣病机，药到病除。充分体现了米烈汉教授临床治疗中重视脾肾功能的恢复。

瘿病（甲状腺腺瘤）

初诊（2009 年 4 月 8 日）

石某某，女，45 岁。

主诉：颈前肿大 1 年。

现病史：患者 1 年前发现右颈部有一包块，无压痛，咽部有异物感，在"交大一附院"查甲状腺 B 超示：甲状腺右叶探及数个低回声结节，边界清楚，大约 8.2mm×9.9mm，内可见点状强回声。患者平时性情急躁，无心慌、手抖、多食易饥等症状，现觉咽部不适，有异物感，经前乳房胀痛，月经量偏少，二便调。既往史：既往体健。体格检查：心率 75/min，呼吸 22/min，血压 130/75mmHg。舌淡暗，苔薄白，脉弦。

中医诊断：瘿病。

辨证：肝郁气滞，痰瘀内阻。

西医诊断：甲状腺腺瘤。

治法：疏肝理气，化痰消瘿。

方药：消瘿汤化裁。柴胡 12g，枳壳 15g，川芎 10g，陈皮 10g，广木香 6g，青皮 10g，夏枯草 15g，白芍 10g，黄芪 15g，浙贝母 10g，全瓜蒌 15g，炙甘草 6g，三棱 10g，制香附 12g，益母草 15g，厚朴 15g，山豆根 12g，紫苏 10g。

7 剂，每日 1 剂，每剂水煎 400ml，分早晚两次服。

二诊（2009 年 4 月 15 日）

患者觉咽部不适感减轻，2 天前月经来潮，乳房胀痛不明显，月经量较前增加，纳可，眠可，二便调。舌淡暗，苔薄白，脉弦。

方药：继服上方去益母草、紫苏。

14剂，水煎服，每日1剂。

三诊（2009年4月30日）

患者觉咽部异物感消失，自觉无明显不适。舌淡暗，苔薄白，脉弦。

方药：柴胡10g，枳壳15g，川芎10g，陈皮10g，广木香6g，青皮10g，夏枯草15g，白芍15g，黄芪15g，浙贝母10g，炙甘草6g，三棱10g，制香附12g，厚朴15g，党参15g。

守方继服14剂，复查甲状腺B超：甲状腺右叶探及数个低回声结节，边界清楚，较大约4.2mm×3.9mm。甲状腺结节明显缩小。嘱患者调情志。

按语 米烈汉教授认为单纯性甲状腺肿、甲状腺腺瘤、桥本甲状腺炎均属中医"瘿瘤"范畴。从病因上讲，瘿病多见于女性，尤其见于体质较差者，她们的性格特征或多疑，或善感，或抑郁，或焦虑，起病多可追溯出较大的情志损伤。"女子以血为本"，经带胎产以血为用，女子体质较差实为血虚。血为气母，血虚致气虚，气不化津内生痰湿；血虚致气滞，气不行津留置痰湿。多疑善感，抑郁焦虑，加之情志损伤均为"七情内郁"，可致肝、心、脾损伤，此三脏之经脉均走咽喉，故在郁热的煎熬下，内生痰气交结于咽喉而成瘿瘤。故老师认为瘿瘤起于虚，成于郁，虚郁长期相互作用导致该病。以血气虚为本，以痰气结为标。自拟消瘿汤治疗，患者平素性情急躁，经前乳房胀痛，肝郁气滞明显，加香附、厚朴加强解郁行气之力，后期加党参益气健脾加强黄芪的扶正之功。服药1个月后瘿瘤明显缩小，疗效满意。

瘿病（甲状腺腺瘤）

初诊（2010年5月21日）

史某某，女，45岁。

主诉：颈部肿大3月余。

现病史：患者3个月前生气后发现颈部肿大，憋胀，在"交大一附院"行针吸穿刺及病理检查，提示为甲状腺腺瘤。甲状腺B超：甲状腺右叶、左叶多发甲状腺结节，最大右2.3cm×1.3cm×1.0cm，左1.9cm×1.1cm×0.9cm，甲功正常。无心慌、手抖、多食易饥，无颈前疼痛、发热等症状。现症：右颈部肿大，憋胀明显，吞咽时觉咽部不适，无压痛，纳可，眠可，二便调。平时性情急躁，月经周期正常，经前乳房胀痛。舌淡，苔薄白，脉弦。

中医诊断：瘿病。

辨证：气郁痰结，痰阻血瘀。

西医诊断：甲状腺腺瘤。

治法：理气化痰，散结化瘀。

方药：消瘿汤化裁。黄芪 30g，柴胡 14g，白芍 14g，川芎 10g，陈皮 10g，枳壳 14g，制香附 14g，三棱 9g，莪术 9g，夏枯草 14g，青皮 9g，郁金 14g，生牡蛎 30g，浙贝母 12g，玫瑰花 6g，合欢花 6g，甘草 6g。

7 剂，每日 1 剂，每剂水煎 400ml，分早晚两次服。

二诊（2010 年 5 月 29 日）

患者觉颈部憋胀减轻，颈部肿大，时有手足麻木，纳可，眠可，大便偏稀，小便调。舌淡苔薄白，脉弦。

方药：继服上方加党参 15g，丹参 30g。

7 剂，水煎服，每日 1 剂。

三诊（2010 年 6 月 7 日）

患者觉颈部憋胀不明显，生气时略觉憋胀不适，颈部仍肿大，手足麻木减轻，纳可，眠可，二便调。6 月 3 日月经来潮，无乳房胀痛。舌淡，苔薄白，脉弦。

方药：黄芪 30g，党参 15g，柴胡 14g，白芍 14g，川芎 10g，陈皮 10g，枳壳 14g，制香附 14g，三棱 9g，莪术 9g，夏枯草 14g，青皮 9g，郁金 14g，生牡蛎 30g，浙贝母 12g，玫瑰花 6g，合欢花 6g，丹参 30g，甘草 6g。

12 剂，水煎服，每日 1 剂。

四诊（2010 年 6 月 21 日）

患者觉颈部无不适，颈部包块比前有所变小，手足麻木消失，纳可，眠可，二便调。舌淡苔薄白，脉弦。复查甲状腺 B 超：甲状腺右叶、左叶多发甲状腺结节，最大右 1.8cm×1.1cm×0.7cm，左 1.3cm×1.0cm×0.6cm。

继服上方，14 剂，水煎服。

患者一直坚持服消瘿汤治疗，期间月经正常，无不适。

五诊（2010 年 8 月 18 日）

患者病情平稳，颈部包块明显变小，颈部无不适，情绪比前好转，生气后颈部无憋胀感，纳可，眠可，二便调。舌淡苔薄白，脉弦。复查甲状腺 B 超：甲状腺右叶、左叶多发甲状腺结节，最大右 1.3cm×0.8cm×0.5cm，左 0.9cm×0.7cm×0.3cm。

患者甲状腺结节明显缩小，继续服消瘿汤治疗。

按语 在"瘿瘤"的治疗上米烈汉教授突破了以消法为主的传统禁锢，结合实践探索出以"调养血气为主"的"补虚消瘿法"，克服了传统的单纯以行气化痰为主的治"瘿病"方法疗效较差、服药依从性差、久消伤正难以坚持等诸多弊端，临床取得满意疗效。方中黄芪、白芍为补气血之要药，气充血和则痰瘀不生、气滞得舒；柴胡、枳壳、陈皮、制香附、广木香、青皮疏肝行气、调理气机；川芎、白芍药性轻灵，活在上瘀血；瓜蒌、浙贝母为化痰润药，润化痰结；牡蛎软坚消瘿；夏枯草清肝火，并佐制全方以防药性香燥；炙甘草调和诸药。全方用药强调补养润化，尤其讲究化痰药宜润不宜燥，均为防止正气消散。因药性平和，消补适度，故患者可以长期服用，使瘿瘤渐化。

瘿病（甲状腺腺瘤）

初诊（2013 年 5 月 23 日）

胡某某，女，56 岁。

主诉：颈前肿大 1 个月。

现病史：1 个月前无明显原因发现颈前肿大，自觉无明显不适，未予重视。1 周前生气后觉颈部肿大明显，觉颈部憋胀，有压迫感。生气后加重，无局部疼痛及压痛，无怕热、出汗、手抖、心慌，无情绪低落。现症：颈部肿大，右侧明显，无压痛，自觉颈部憋胀，生气后颈部憋胀明显，活动后有心慌，乏力，食纳可，夜休欠佳，大小便正常。查体：甲状腺可触及包块，右侧明显，质韧，活动度好，无压痛。既往史及家族史：既往体健，否认家族遗传病史。查：甲功正常，血、尿、粪常规正常，肝肾功正常，心电图正常。甲状腺 B 超：甲状腺右叶探及数个低回声结节，边界清楚，较大约 11.2mm×12.9mm，内可见点状强回声，左叶探及数个低回声结节较大约 8.9mm×9.7mm。甲状腺病理穿刺：镜下背景出血重，可见片状甲状腺滤泡上皮，细胞增生不明显，其他可见含铁血黄素颗粒，甲状腺良性增生并出血改变。舌淡，苔白，脉弦细。

中医诊断：瘿瘤。

辨证：血虚气弱，痰气交结。

西医诊断：甲状腺腺瘤。

治法：补气养血，调气化痰消瘿。

方药：消瘿汤化裁。黄芪 30g，柴胡 14g，白芍 14g，川芎 10g，陈皮 10g，枳壳 14g，制香附 14g，三棱 9g，莪术 9g，夏枯草 14g，青皮 9g，郁金 14g，生牡蛎 30g，浙贝母 12g，玫瑰花 6g，厚朴 15g，合欢皮 15g。

7 剂，每日 1 剂，每剂水煎 400ml，分早晚两次服。

二诊（2013 年 5 月 30 日）

服药后夜休较前改善，颈部憋胀感减轻，生气后觉颈部憋胀不适，乏力，纳可，二便调，舌淡，苔白，脉弦细。查体：甲状腺可触及包块，右叶明显，质韧，活动度好，无压痛。

继服上方，7 剂，水煎服，每日 1 剂。

三诊（2013 年 6 月 6 日）

患者今日受凉后觉咽部略痒，时有干咳，自觉颈部憋胀感明显减轻，生气后略觉颈部不适，乏力时有，纳可，夜休欠佳，梦多，二便调。舌淡，苔薄白，脉弦细。查体：甲状腺可触及包块，质韧，活动度好，无压痛。

方药：上方加当归 15g，酸枣仁 15g，山豆根 15g。

14 剂，水煎服，每日 1 剂。

四诊（2013 年 6 月 24 日）

患者自觉颈部憋胀感基本消失，生气后略觉颈部不适，乏力明显减轻，情绪较前好转，咽痒消失。眠可，纳食欠佳，二便调。舌淡，苔薄白，脉弦细。查体：甲状腺包块质韧，活动度好，无压痛。复查肝肾功正常，血尿粪常规正常，心电图大致正常，甲功正常，甲状腺 B 超：甲状腺右叶探及数个低回声结节，边界清楚，较大约 10.2mm×9.8mm，内可见点状强回声，左叶探及数个低回声结节较大约 7.1mm×7.6mm。

方药：黄芪 30g，柴胡 14g，白芍 14g，川芎 10g，陈皮 10g，枳壳 14g，制香附 14g，三棱 9g，莪术 9g，夏枯草 14g，青皮 9g，郁金 14g，生牡蛎 30g，，浙贝母 12g，玫瑰花 6g，厚朴 15g，鸡内金 15g。

14 剂，水煎服，每日 1 剂。

五诊、六诊、七诊略

八诊（2013 年 8 月 22 日）

患者自觉颈部憋胀感消失，颈部肿大明显减轻，生气后亦无不适，精神可，活动后不觉乏力，纳可，偶有夜梦多，二便调。舌淡，苔薄白，脉细。查体：甲状腺包块变小，质软，活动度好，无压痛。复查肝肾功正常，血尿粪常规正常，心电图大致正常，甲功正常。甲状腺右叶探及数个低回声结节，边界清楚，较大约 8.2mm×6.1mm，内可见点状强回声，左叶探及数个低回声结节较大约 3.1mm×5.1mm。甲状腺病理穿刺提示：镜下背景出血重，可见片状甲状腺滤泡上皮，细胞增生不明显，其他可见含铁血黄素颗粒。甲状腺良性增生并出血改变。

患者治疗 3 个月后甲状腺结节明显缩小，服药后无任何不适，疗效显著。

按语　米烈汉教授认为瘿瘤的形成过程中，虚郁贯穿始终，长期相互作用，以血气虚为本，以痰气结为标。治疗上宜养血调气，化痰消瘀，立"消瘿汤"为基本方，在医患长期配合下，通过患者长期服药，达到消散瘿瘤的治疗目的。形成了"医患长期配合，守方顾护正气；整体调养气血，局部消散痰结"的治疗特色。该治法克服了传统的单纯以行气化痰为主的消瘿法疗效差、坚持服药依从性差、久消伤正等诸多弊端，临床疗效满意。

本患者颈前肿大，自觉憋胀，生气后憋胀感加重，乏力，中医诊断为瘿瘤（血虚气弱，痰气交结），治疗给予补虚消瘿。方药以消瘿汤治疗。方中黄芪、白芍为补气血之要药，气充血和则痰瘀不生、气滞得舒；柴胡、枳壳、陈皮、制香附、广木香、青皮疏肝行气，调理气机；川芎、白芍药性轻能活在上瘀血；瓜蒌、浙贝母为化痰润药，润化痰结；牡蛎软坚消瘿；夏枯草清肝火，并佐制全方以防药性香燥；炙甘草调和诸药。全方用药强调补养润化，尤其讲究化痰药宜润不宜燥，均为防止正气消散。因药性平和，消补适度，故患者可以长期服用，使瘿瘤渐化。治疗 3 个月后复查甲状腺 B 超：甲状腺明显缩小，乏力，颈部不适感消失，疗效显著。

粉刺（痤疮）

初诊（2004 年 8 月 10 日）

王某某，女，17 岁。

主诉：颜面背部出现痘疹 2 年余。

现病史：患者背部、颜面反复痘疹 2 年，以额头及鼻翼两侧多，色红。曾多次服中药治疗，以清热解毒之品为多，症状有所减轻，但反复出现。月经前加重。平素喜食辛辣之品，急躁易怒。每次月经提前一周左右，色不红，有血块，无痛经，白带量多，色偏黄，大便 3 天一次，时有胸骨后疼痛。舌红，苔白，脉弦。

中医诊断：粉刺。

辨证：肝郁化火，火毒内蕴。

西医诊断：痤疮。

治法：疏肝清热，解毒。

方药：丹栀逍遥散加减。牡丹皮 14g，山栀子 14g，当归 10g，白芍 15g，柴胡 9g，生白术 15g，茯苓 15g，生甘草 6g，黄芩 10g，决明子 30g，紫花地丁 15g，白花蛇舌草 15g，连翘 15g，野菊花 15g，苍术 10g。

6 剂，每日 1 剂，每剂水煎 400ml，分早晚两次服。

二诊（2004 年 8 月 17 日）

服药后颜面痘疹减轻，额头疖肿色淡，无化脓。二便调，眠安，纳可。白带量减少。舌红，脉弦。

方药：继服上方加炒山药 12g。

7 剂，水煎服，每日 1 剂。

三诊（2004 年 8 月 25 日）

额头及鼻翼部痘疹已明显减轻，色淡，有痘印，白带量已正常，纳可，眠可，二便调。舌淡，脉弦。

方药：牡丹皮 14g，山栀子 14g，当归 10g，白芍 15g，柴胡 9g，生白术 15g，茯苓 15g，生甘草 6g，黄芩 10g，决明子 30g，紫花地丁 15g，白花蛇舌草 15g，川芎 10g。

半年后随诊已基本消退。

按语 患者青年女性，平素性情急躁，肝郁化火，热毒内蕴，发于肌表，可见颜面等处痘疹。颜面痘疹治疗多数医生以清热解毒为主，症状可得到暂时缓解，但病情易反复。米烈汉教授考虑该患者性情急躁，胸胁部疼痛，辨证属肝郁化火为主，肝火内郁，长期不能外泄，致热毒形成。治疗抓住疾病的主要病机，以丹栀逍遥散化裁清泄肝火为主，佐少量清热解毒之品，给邪以出路，引邪外出，用药精当，疗效显著，避免复发。

风疹（湿疹）

初诊（2009 年 4 月 6 日）

金某，男，45 岁。

主诉：全身皮肤瘙痒 1 个月。

现病史：1 个月前患者饮酒后出现全身皮肤瘙痒，全身散在红色丘疹，在"交大二附院"诊断为"急性湿疹"，服西药治疗后症状有所减轻，但夜间皮肤瘙痒难忍。现症：双下肢皮肤瘙痒，夜间加重，散在红色皮疹，脱屑，夜休差，胃脘时有疼痛，纳可，二便调。舌淡，苔白腻，脉细。

中医诊断：风疹。

辨证：湿热内阻。

西医诊断：湿疹。

治法：清热燥湿，疏肝和胃。

方药：柴平饮化裁。柴胡 12g，黄芩 10g，苍术 12g，厚朴 15g，党参 15g，陈皮 10g，清半夏 10g，制香附 14g，蒲公英 30g，紫花地丁 30g，青皮 9g，延胡索 9g，酸枣仁 30g，珍珠母 30g，白鲜皮 14g。

7 剂，每日 1 剂，每剂水煎 400ml，分早晚两次服。

二诊（2009 年 4 月 13 日）

服药后皮疹明显减轻，瘙痒减轻，夜休较前有所改善，胃脘不适减轻。舌淡，苔白，脉弦细。

方药：继用上方加地肤子 30g，当归 10g，白芍 15g。

14 剂，水煎服，每日 1 剂。

三诊（2009 年 4 月 27 日）

患者现皮疹基本消退，无明显瘙痒，夜休可，纳可，眠可，皮肤表面有少量色素沉着。舌淡苔薄白，脉弦细。

14 剂，水煎服，每日 1 剂。

按语 该患者饮酒后出现全身皮肤瘙痒，全身散在红丘疹，夜间瘙痒加重，米老师考虑：酒为膏粱厚味，易产生湿邪，湿邪内蕴，蕴而化火热，湿邪内蕴肝胆，邪毒外犯，出现皮肤瘙痒、丘疹，结合舌脉，考虑辨证属肝胆湿热，米老师治疗重视疏肝和胃，清热燥湿，小柴胡汤和解少阳，疏肝，平胃散燥湿，再加制香附、青皮、延胡索疏肝理气。组方严谨，紧扣病机，并未加用大量祛风止痒之品，但收到了很好的疗效。从中可看出老师认真辨证、紧抓病机治疗的特点。

湿温（自主神经功能紊乱）

初诊（2011年10月15日）

何某，男，44岁。

主诉：间断性全身发热2年余。

现病史：患者近2年来出现间断性全身发热，测体温正常，午后自觉全身发热明显，伴手心汗出明显，畏寒、咽干不适，大便1~3次/日，时干时稀，纳可，眠差。无咳嗽、咳痰，无尿频、尿急、腹痛等症状，无关节疼痛，全身无皮疹，饮食、体重2年来均无变化。曾在多家医院查胸片正常，结核、肿瘤、自身抗体等各项指标正常。既往体健。否认有药物及食物过敏史。体格检查：心率80/min，体温36.2℃，血压130/75mmHg。舌质红，苔黄腻，脉滑数。

中医诊断：湿温。

辨证：湿郁卫气，营卫不和。

西医诊断：自主神经功能紊乱。

治法：祛湿理气，调和营卫。

方药：藿朴夏苓汤加桂枝汤加味。藿香14g，厚朴15g，半夏10g，茯苓14g，桂枝12g，白芍15g，生姜3片，大枣3枚，甘草6g，煅龙、牡各30g，胆南星10g，瓜蒌30g，酸枣仁30g。

7剂，每日1剂，每剂水煎400ml，分早晚两次服。

二诊（2011年10月22日）

阵发性发热汗出减轻，口干，咽干，夜尿略多，大便每日一次，眠差，纳可。舌质红，苔白厚，脉滑。

方药：继服上方加苍术12g，炒薏仁30g，合欢皮30g，茵陈15g。

7剂，每日1剂，水煎服。

服药后随诊，阵发性发热汗出基本消失，后继续随诊1个月未反复。

按语 阵发性发热汗出，临床证型以阴虚火旺型、肝肾亏虚型、肝郁化火型为主，临床以女性更年期前后多见此证。本患者男性，发热汗出午后为甚，口苦，苔黄厚腻，脉滑数，有畏寒。老师认为本病为湿热内蕴化热所致，同时有畏寒，老师认为有一分畏寒就有一分表证，在治疗上老师选用藿朴夏苓汤加桂枝汤，清热化湿，调和营卫，患者湿热症状明显，但有畏寒，老师辨证仔细，抓住此证，考虑有表证存在。考虑全面，用方准确，诊疗效果尤其显著。

不寐（神经衰弱症）

初诊（2004 年 12 月 7 日）

王某某，男，28 岁。

主诉：失眠半年。

现病史：近半年来因工作压力大出现夜休不佳，难以入眠，眠后多梦，易惊醒，醒后觉心慌。纳可，二便调，阴囊潮湿。情绪稳定，无烦躁易怒、怕热出汗等症。既往史：既往体健，否认家族病史。舌淡红苔白腻，脉弦濡。

中医诊断：不寐。

辨证：湿热内阻。

西医诊断：神经衰弱。

治法：清热利湿。

方药：逍遥温胆汤化裁。柴胡 14g，当归 12g，炒白芍 12g，炒白术 12g，竹茹 12g，枳壳 15g，陈皮 10g，茯苓 10g，半夏 10g，金钱草 30g，酸枣仁 30g，夜交藤 30g。

6 剂，每日 1 剂，每剂水煎 400ml，分早晚两次服。

二诊（2004 年 12 月 14 日）

服上方夜休改善，易惊醒消失，入睡快。近日觉口苦，胃脘胀满，早宽暮急，食后加重，大便偏稀，黏滞不爽，排出无力。舌淡红苔黄腻，脉弦。

方药：柴平饮化裁。柴胡 14g，黄芩 12g，半夏 10g，党参 15g，炙甘草 6g，大枣 3 枚，苍术 12g，陈皮 10g，厚朴 15g，藿香 15g，夜交藤 30g，鸡内金 30g，制香附 14g。

6 剂，水煎服，每日 1 剂。

三诊（2004 年 12 月 28 日）

上周因出差停药 1 周，近来心理压力较大，烦躁，常于夜间惊醒，胃脘胀满不舒，阴囊潮湿。舌淡红苔黄腻，脉弦。

方药：柴胡 14g，当归 12g，炒白芍 12g，炒白术 12g，竹茹 12g，枳壳 15g，陈皮 10g，茯苓 10g，半夏 10g，酸枣仁 30g，莲子心 6g，藿香 15g，黄连 3g，金钱草 30g，鸡内金 30g，菜菔子 15g。

12 剂，水煎服，每日 1 剂。

四诊（2004 年 1 月 14 日）

近日睡眠可，情绪稳定，近期饮酒频繁，酒后觉胃脘胀满不舒，阴囊潮湿减轻。舌淡红，苔黄厚，脉弦。

方药：竹茹 12g，枳壳 15g，陈皮 10g，茯苓 10g，半夏 10g，金钱草 30g，藿香 15g，苍术 15g，夜交藤 30g，合欢皮 30g，鸡内金 30g，制香附 14g。

6 剂，水煎服，每日 1 剂。

3 个月后随诊患者睡眠正常。

按语 米烈汉教授认为本例患者虽为青年男性，但平素性情内向，加之工作压力大，久郁伤肝，肝气不舒，母病及子，导致脾气受损。脾虚水谷运化失常，痰湿内生，胆道不畅，胆气不利。脾虚心脉失养，痰湿内阻，胆气不利，心主神明，胆主魂魄，故见夜休差，易醒。米烈汉教授用逍遥散合温胆汤治疗，逍遥散肝脾并调，既解肝郁，又扶脾弱，疏肝健脾，直中疾病病机，使得肝气调达，脾气得健，水谷精微，气血生化功能恢复，这充分体现了米烈汉教授在治疗疾病中注意顾护正气、治病求本的原则。同时治疗中不忘祛邪，痰湿内阻肝胆湿热，肝胃不和，胃不和则夜不安。米烈汉教授用温胆汤疏肝和胃、化痰，使邪去正安。

不寐（神经衰弱症）

初诊（2004 年 12 月 22 日）

张某某，女，62 岁。

主诉：失眠 5 年余。

现病史：患者 5 年来失眠，入睡困难，需服"舒乐安定（艾司唑仑）"，每晚睡眠约 2h，有时彻夜难眠，五心烦热，头面烘热，头痛，头晕，身体麻木，情绪不定，易烦，大便不干，尿黄。检查：血压 130/80mmHg。舌红，苔白厚，脉弦数。

中医诊断：不寐。

辨证：胆胃不和，痰热扰心。

西医诊断：神经衰弱。

治法：清热化痰，清胆和胃安神。

方药：黄连温胆汤加味。陈皮 12g，半夏 12g，茯苓 15g，甘草 6g，竹茹 12g，枳实 12g，煅龙骨 50g，煅牡蛎 50g，焦栀子 12g，炒枣仁 30g，合欢皮 30g，黄连 15g，钩藤 14g，夜交藤 30g，地骨皮 14g，郁金 14g，藿香 14g。

7 剂，每日 1 剂，每剂水煎 400ml，分早晚两次服。

二诊（2004 年 12 月 29 日）

服药后患者睡眠改善，西药已停，夜休 2~3h 左右，头晕、头痛消失，五心烦热，头面烘热减轻，仍心烦、易怒，舌红，苔白，脉弦数。

方药：陈皮 12g，半夏 12g，茯苓 15g，甘草 6g，竹茹 12g，枳实 12g，焦栀子 12g，炒酸枣仁 30g，合欢皮 30g，黄连 15g，夜交藤 30g，地骨皮 14g，郁金 14g，莲子心 3g，柴胡 12g，珍珠母 30g。

7 剂，水煎服，每日 1 剂。

三诊（2004 年 1 月 7 日）

患者觉情绪稳定，夜间睡眠 4h 左右，心烦易怒减轻，纳可，眠可。舌红，苔白，脉弦。

方药：中药继服上方 7 剂。

服药 1 个月后患者情绪稳定，无明显心烦，夜间睡眠 5~6h，已基本正常。

按语　黄连温胆汤出自清代陆廷珍的《六因条辨》，其功用清热化痰、清胆和胃，主治胆胃不和、痰热内扰证。方中黄连苦寒，清热燥湿，为该方的点睛之处，此方可将黄连加至 15g；半夏辛温，燥湿化痰，和胃止呕；陈皮辛苦性温，理气化痰，醒脾开胃，两药合用有燥湿化痰，理气和胃之功；茯苓甘淡，健脾利湿、宁心安神；甘草甘平，和中健脾益气，二药共奏健脾利湿、益气和中之效；竹茹甘淡，清热化痰，除烦止呕，枳实味苦微寒，理气行痰，消积除痞，两药有清热化痰、除烦止呕、行气消痞的功效。该证临床表现颇多，如虚烦不宁、失眠多梦、呕吐呃逆等，主要涉及消化系统和神经系统的一些病证。现代实验研究表明，黄连温胆汤可通过镇静、抗焦虑、中枢性肌松弛作用，协调大脑兴奋和抑制过程，发挥镇静催眠、调整神经内分泌作用，从而调整自主神经功能，起到缓解和改善症状的作用。

不寐（围绝经期综合征）

初诊（2011年12月17日）

吴某某，女，51岁。

主诉：失眠2年，加重1年。

现病史：患者近2年入睡困难，烦躁，伴胸胁胀痛无定处，疼痛每随情志变化而增减，胸闷不适，善太息，纳呆，月经紊乱，头晕乏力，腰酸腿困，曾服中药治疗后症状有所减轻。近1年诸症加重，伴心烦易怒，失眠，夜间休息不足2h，健忘，口干而不欲饮，两目昏花，视物不清，头晕耳鸣，烘热汗出。现月经已4个月未至。既往史：既往有萎缩性胃炎病史。体格检查：心率80/min，血压130/75mmHg，面色少华，心情郁闷，意志消沉。舌暗红，苔薄，脉细弦。

中医诊断：不寐。

辨证：肝气郁结，肝阴不足。

西医诊断：围绝经期综合征。

治法：养阴柔肝，滋阴补肾。

方药：滋水清肝饮合二至丸化裁。生地黄24g，茯神15g，牡丹皮15g，女贞子15g，墨旱莲15g，当归12g，泽泻12g，白芍12g，柴胡12g，香附12g，生栀子10g，怀山药10g，山茱萸10g，炒枣仁30g，夜交藤30g。

7剂，每日1剂，每剂水煎400ml，分早晚两次服。告知患者疾病可治，分析情感致病之理，令其心情开朗，提高其战胜疾病的信心。

二诊（2011年12月25日）

服药后睡眠较前改善，心烦易怒症状减轻，仍烘热汗出，觉胸闷不适，善太息，耳鸣。舌暗红，苔薄，脉细弦。

方药：继服上方加檀香9g，降香9g，知母15g，地骨皮15g，磁石30g，合欢花30g。

7剂，水煎服，每日1剂。

三诊（2012年1月5日）

患者现每晚睡眠约5h，梦多，烘热出汗不明显，胸闷不适症状消失，仍觉耳鸣。舌暗红、苔薄，脉细。

方药：知柏地黄汤加酸枣仁30g，夜交藤30g，合欢皮30g，磁石30g，珍珠母30g。

调理1个月，诸症悉除，随访至今未再复发。

按语 祖国医学认为绝经前后，肾气渐衰，冲任亏损，精血不足，天癸将竭。肾精不足，水不涵木以致肝热内郁，肝肾阴虚，精血不足，气血阴阳失衡而发病。若患者情绪易于波动，忧郁、思虑、恼怒诸方面常交错为患，百病皆生于气，因郁而发。治疗当滋补肝肾，养阴泻火，调肝扶脾，使阴平阳秘，肾水充足而痊愈。滋水清肝饮中的六味地黄丸滋阴补肾；当归、白芍养血柔肝；柴胡配山栀子理气疏肝、清散郁火；牡丹皮、山栀子、生地黄不但有助当归、白芍、柴胡、丹参养血舒肝之功，还能补肝体以和肝用，如是则体用兼顾，肝脾同治；炒枣仁养心安神除烦，常用于阴虚多汗、心烦不寐之更年期妇女，为治疗虚烦、惊悸不眠之良药。

消渴病（2型糖尿病）

初诊（2010年2月28日）

吕某，男，52岁。

主诉：血糖升高1个月。

现病史：患者1个月前查体时发现空腹血糖7.4mmol/L，无口干、多饮、多食、体重下降等症状，后在我院行OGTT试验，空腹血糖7.8mmol/L，餐后2h血糖13.4mmol/L，诊断为"2型糖尿病"。开始进行饮食控制及加强锻炼，测空腹血糖正常，餐后2h血糖偏高，体重指数30.4kg/m²，自觉无明显不适，偶有口干，时有头晕，纳可，眠可，大便2天一次。既往有高脂血症病史。舌淡，苔白厚，脉弦。

中医诊断：消渴病。

证型：痰浊内阻。

西医诊断：2型糖尿病。

治法：化痰降浊。

方药：消脂化痰汤化裁。薤白15g，薏苡仁15g，丹参15g，川芎10g，清半夏10g，黄芩10g，丹参15g，葛根15g，天麻15g，钩藤15g，生山楂15g，苍术15g，泽泻12g，黄连9g，大黄9g。

7剂，每日1剂，每剂水煎400ml，分早晚两次服。

二诊（2010 年 3 月 7 日）

服药后大便次数增多，每日两次，质可，无明显不适，测空腹血糖 5.7mmol/L，餐后 2h 血糖 8.2mmol/L。舌淡，苔白，脉弦。

方药：继服上方去大黄加决明子 30g，麦冬 15g。

7 剂，水煎服，每日 1 剂。

三诊（2010 年 3 月 21 日）

自觉无明显不适，精神可，大便每日 1~2 次，质可，口干。舌淡，苔薄白，脉弦。

方药：薤白 15g，薏苡仁 15g，丹参 15g，川芎 10g，清半夏 10g，黄芩 10g，丹参 15g，葛根 15g，苍术 15g，黄连 12g，决明子 30g。

7 剂，水煎服，每日 1 剂。

四、五、六诊略

七诊（2010 年 6 月 18 日）

患者自觉无不适，体重下降 3kg，大便每日 1 次，量可，饮食控制尚可，舌淡苔薄白，脉弦。测空腹血糖 5.4mmol/L，餐后 2h 血糖 7.6mmol/L。患者现血糖控制正常，体重下降。嘱患者继续控制饮食，加强锻炼。定期复查血糖。

按语 糖尿病是一类与遗传、自身免疫及环境因素有关的以慢性高血糖为特征的糖、蛋白质和脂肪代谢紊乱综合征。2 型糖尿病发病机制的两个基本环节是胰岛素抵抗和胰岛素作用不足，而肥胖易引起胰岛素抵抗和胰岛素相对不足。糖尿病属中医学"消渴病"范畴。早在《素问·奇病论》就有"此肥美之所发也，此人必数食甘美而多肥也，肥者令人内热，甘者令人中满，故其气上溢，转为消渴"。米烈汉教授认为糖尿病起因为长时间摄入超量营养，且消渴发病和发展常与血瘀有关，即因燥热内灼，煎熬营血而瘀，而肥人常多痰，因此治疗肥人消渴立足健脾化痰，佐以清热活血，生津止渴。方中黄连、黄芩清解上焦热邪；薤白、薏苡仁、半夏、苍术、山楂、泽泻健脾行气化痰浊，去除中焦痰湿，脾土运，痰湿得化；丹参、川芎活血祛瘀；葛根生津止渴。现代药理研究表明，葛根、丹参、山楂、泽泻、苍术均有降糖作用。当归、川芎等活血化瘀类药物可提高对糖负荷的反应性或改善胰岛素外周抵抗机制，并且能抑制血小板的聚集，降低血液黏稠度，改善微循环。

消渴病（2型糖尿病）

初诊（2010年5月26日）

李某某，女，60岁。

主诉：血糖升高2年，双足麻木1个月。

现病史：患者2年前体检时发现空腹血糖7.9mmol/L，之后在省医院做葡萄糖耐量试验后诊断"2型糖尿病"，曾自服消渴丸、达美康（格列齐特）、二甲双胍等降糖药，血糖空腹波动在6.9~8.3mmol/L，餐后2h血糖为9~12mmol/L。近1个月来觉双足麻木，双下肢困重，纳可，眠可，二便调。现降糖用诺和龙1mg三餐前口服，二甲双胍0.5g，三餐后口服，今晨空腹血糖7.6mmol/L，早餐后2h血糖10.3mmol/L。体格检查：心率75/min，呼吸22/min，血压130/75mmHg。舌淡暗苔白，脉细涩。

中医诊断：消渴。

辨证：气虚血瘀。

西医诊断：2型糖尿病。

治法：益气活血化瘀。

方药：芪丹四物汤加减。黄芪30g，丹参30g，鬼箭羽30g，鸡血藤30g，当归15g，生地黄15g，川芎10g，白芍10g，路路通15g，红花12g。

7剂，每日1剂，每剂水煎400ml，分早晚两次服。

二诊（2010年6月4日）

服药后患者双足趾麻木、乏力减轻，双下肢困重缓解，测空腹血糖6.8mmol/L，餐后2h为8.6mmol/L，舌淡暗，苔薄白，脉细。

继用上方7剂，水煎服，每日1剂。

三诊（2010年6月12日）

患者双足趾麻木症状消失，双下肢困重不明显，舌淡，苔薄白，脉细。空腹血糖5.9mmol/L，餐后血糖7.8mmol/L。

为巩固疗效继服7剂。3个月后随访无不适。

按语 本案患者患消渴病两年，消渴病初期以阴虚燥热为基本病机，日久可致气虚，气虚无力推动血行，血液运行不畅，可致血瘀。气虚血瘀，筋脉失养，故见麻木、困重。舌淡暗，脉细涩均为气虚血瘀之征。米烈汉教授辨证其病机总则为气虚血瘀，投以补气活血之丹芪四物汤，加养血活血之鸡血藤、路路通、红花、鬼箭羽等加强活血力度。同时鬼箭羽现代药理研究有降血糖作用，达到了降血糖、改善临床症状的效果。

消渴病（2 型糖尿病）

初诊（2013 年 3 月 12 日）

李某某，男，56 岁。

主诉：发现血糖升高半年。

现病史：患者半年前因"胆结石"手术时测空腹血糖 7.2mmol/L，后多次测空腹血糖 >7.0mmol/L，诊断为"2 型糖尿病"。一直未正规治疗。现测空腹血糖 7.6mmol/L，餐后 2h 血糖 11.9mmol/L，糖化血红蛋白 7.2%。患者体形肥胖，既往有"高脂血症、脂肪肝"病史。现觉乏力、嗜睡，大便黏滞，口黏，口中有甜味。舌淡，苔黄厚，脉滑。

中医诊断：消渴病。

辨证：湿浊内阻。

西医诊断：2 型糖尿病。

治法：运脾化痰消浊。

方药：消脂化浊汤化裁。党参 15g，薤白 15g，薏苡仁 15g，丹参 15g，川芎 10g，清半夏 10g，黄连 6g，黄芩 10g，三七 3g，决明子 15g，郁金 15g，白芍 12g，炒山药 14g，炒白术 15g，石菖蒲 15g，茯苓 15g，滑石 15g。

7 剂，每日 1 剂，每剂水煎 400ml，分早晚两次服。

二诊（2013 年 3 月 19 日）

患者觉口黏、乏力、嗜睡症状均减轻，大便黏滞难解，舌淡，苔白厚，脉滑。测空腹血糖 7.0mmol/L，餐后 2h 血糖 10.4mmol/L。

方药：中药继服上方去石菖蒲、郁金加苍术 12g，藿香 14g，葛根 12g。

7 剂，水煎服，每日 1 剂。

三诊（2013 年 3 月 26 日）

患者精神佳，口黏消失，大便基本通利，舌淡，苔白，脉滑。测空腹血糖 6.8mmol/L，餐后 2h 血糖 9.2mmol/L。

方药：继服上方 7 剂，水煎服，每日 1 剂。

四诊（2013 年 4 月 5 日）

患者自觉无不适，舌淡，苔白，脉滑。测空腹血糖 6.3mmol/L，餐后 2h 血糖 8.1mmol/L。患者现血糖控制基本正常，给予党参、薤白、薏苡仁、丹参、川芎、清半夏、黄连、黄芩、三七免煎剂各 1 包冲服，每日 1 次。

服药 3 个月后随诊空腹血糖 5.3～6.7mmol/L，餐后 2h 血糖 7.1～8.9mmol/L，糖化血红蛋白 6.4%。患者体重减轻 8kg，复查血脂正常，脂肪肝减轻。

按语 目前国内针对 2 型糖尿病合并高脂血症、脂肪肝的中药新药研究已是一大热点。而脂肪肝作为糖尿病的伴发病之一，在糖尿病发展过程中发生的脂肪肝与糖尿病关系密切。前人对消渴病的认识已积累了丰富的经验，认为五脏虚弱、饮食不节、情志失调是引起消渴的病因，而内热为其主要病机。《素问·奇病论》曰："此肥美之所发也。此人必数食甘美而多肥也，肥者令人内热，甘者令人中满，故其气上溢，发病消渴。"所以糖尿病合并脂肪肝患者多平素形体肥胖，多食肥甘醇酒，损伤脾胃，运化失常，痰浊内生，阻滞气机，气不行则致血瘀，故而出现形体肥胖。乏力腹胀、口干便溏或黏滞，苔厚腻，脉弦滑等。米烈汉教授认为患者属脾虚、痰湿、瘀滞，其中以脾虚失运为本，痰湿、瘀滞为标。根据病机，治疗采用运脾祛湿、理气活血法。方中党参、山药健脾益气生津；白术、茯苓、薏仁、薤白运脾祛湿；黄连、黄芩清热利湿；丹参、川芎、三七以活血化瘀散结，患者乏力嗜睡为湿浊困脾，加石菖蒲、滑石加强化湿之功；另外，现代药理研究显示，郁金有保肝降血脂作用。全方配伍，共奏运脾祛湿活血的作用，达到攻补兼施，疗效显著。

消渴病（2 型糖尿病）

初诊（2014 年 5 月 9 日）

赵某，男，45 岁。

主诉：发现血糖升高 1 年。

现病史：患者 1 年前查体时测空腹血糖 7.6mmol/L，后多次测空腹血糖＞7.0mmol/L，诊断为"2 型糖尿病"。曾服"二甲双胍"半年，血糖控制尚可。自行停药。近日测空腹血糖 7.9mmol/L，餐后 2h 血糖 12.6mmol/L。患者体形肥胖，嗜食肥甘厚腻，大便黏滞，口干、口黏。舌淡，苔白厚，脉滑。

中医诊断：消渴病。

辨证：湿浊内阻。

西医诊断：2 型糖尿病。

治法：运脾化痰。

方药：消脂化浊汤化裁。党参 15g，薤白 15g，薏苡仁 15g，丹参 15g，川芎 10g，清半夏 10g，黄连 6g，黄芩 10g，三七 3g，决明子 15g，炒山药 12g，苍术 12g，厚朴 15g，佩兰 15g。

7 剂，每日 1 剂，每剂水煎 400ml，分早晚两次服。

二诊（2014 年 5 月 16 日）

患者觉口干、口黏减轻，大便仍黏滞难解，舌淡，苔白，脉滑。测空腹血糖 7.2mmol/L，餐后 2h 血糖 11.6mmol/L。

方药：中药继服上方加茯苓 15g，炒白术 12g。

7 剂，水煎服，每日 1 剂。

三诊（2014 年 5 月 24 日）

患者口干、口黏消失，大便通利，诉体重减轻 2.5kg，舌淡，苔薄白，脉滑。测空腹血糖 6.5mmol/L，餐后 2h 血糖 9.6mmol/L。

患者现自觉无不适，血糖较前明显下降，体重有所减轻。患者要去外地半年，不便服汤药。

方药：党参 15g，薤白 15g，薏苡仁 15g，决明子 15g，丹参 15g，郁金 15g，白芍 12g，川芎 10g，清半夏 10g，黄连 6g，黄芩 10g，三七 3g。

共 10 剂，研细粉冲服。

坚持服药半年，半年后随访，空腹血糖 6.0～6.8mmol/L，餐后 2h 血糖 7.6～9.1mmol/L。体重下降 5kg。

按语 糖尿病属中医学中"脾瘅""消渴"等范畴。起病与饮食密切相关。《内经》曰："肥者令人内热，甘者令人中满。"饮食不节，数食肥甘，劳损脾胃；或多静少动，四体不勤，逸滞脾气，均致脾失健运，痰湿内生，蕴成湿热，熏蒸胃胆，热扰气机，肝郁失疏，气滞血瘀，木乘脾土，肝脾失和。终至痰湿瘀结，升降失常，积久成病。积食气滞，化热伤津，血浓生瘀；或安逸过度，气行缓滞，滞血成瘀；或肥甘脾损，生湿成痰，痰留血脉，均能成为脉络瘀阻病因。主要病机为痰湿瘀结，积滞化热，升降失常，故立辛开苦降之法，以辛开肝脾郁滞，苦降胆胃湿火，组方制成消脂化浊汤。方中以半夏、薤白辛散开发，和胃散结；黄芩、黄连苦寒泻降，清热和胃；佐以党参、薏苡仁甘温益气，补脾胃、助运化以复升降之机；川芎、三七活血，调气先安未病之地。诸药相合，寒热并用，辛开苦降，补消兼施，可使寒热得除，升降有序，肝脾调和，痰瘀渐消。现代中药研究表明，黄芩、黄连有抗炎症、稳定内皮功能作用；党参多糖能改善小鼠的胰岛素抵抗；薏苡仁提取物有脂肪酸合成酶体外抑制作用。该组方有改善症状、减轻体重、降血糖作用。

消渴痹证（糖尿病周围神经病变）

初诊（2004 年 11 月 16 日）

林某某，女，56 岁。

主诉：糖尿病病史 10 年，双下肢麻木 2 个月。

现病史：患者 10 年前诊断"2 型糖尿病"，曾服"二甲双胍""格列齐特"等药，血糖控制尚可，2 年前因血糖控制欠佳改为注射胰岛素控制血糖，空腹血糖 7.2mmol/L，餐后 10mmol/L 左右。2 个月前出现双下肢麻木，有踩棉感，自觉乏力，外院查肌电图示糖尿病周围神经病变。既往有高血压病史。现患者觉双下肢麻木，有踩棉感，双下肢困重乏力，纳可，眠可，二便调。舌暗红，苔薄白，脉弦细。

中医诊断：消渴痹证。

辨证：气虚血瘀。

西医诊断：糖尿病周围神经病变。

治法：益气活血。

方药：益气活血汤化裁。黄芪 30g，党参 15g，当归 15g，白芍 15g，地龙 15g，川芎 10g，红花 10g，桃仁 10g，鸡血藤 30g，丹参 30g，蜈蚣 2 条，牛膝 15g。

6 剂，每日 1 剂，每剂水煎 400ml，分早晚两次服。

二诊（2004 年 11 月 23 日）

服药后患者觉踩棉感减轻，双下肢麻木，偶有头晕，纳可，眠可，二便调。舌暗红，苔薄白，脉细弦。

方药：继服上方加葛根 14g，天麻 14g。

6 剂，水煎服，每日 1 剂。

三诊（2004 年 12 月 8 日）

服药后，觉踩棉感及双下肢困重乏力症状基本消失，双下肢麻木明显减轻，头晕消失。近日咳嗽，咳少量白痰。舌暗苔薄白，脉弦。

方药：黄芪30g，党参15g，当归15g，白芍15g，地龙15g，川芎10g，红花10g，桃仁10g，鸡血藤30g，丹参30g，蜈蚣2条，牛膝15g，杏仁10g，桔梗9g，紫菀15g。

6剂，水煎服，每日1剂。

四诊（2005年12月15日）

患者觉双下肢麻木症状消失，咳嗽已无，纳可，眠可，二便调。舌暗，苔薄白，脉弦。

方药：患者不适症状均已消失，嘱患者继续控制血糖、血压。

半年后随访无不适。

按语　消渴病以阴虚燥热为基本病机，病程日久耗气伤阴，气虚血液运行缓慢，阴血同源，阴虚可致血液黏稠，以上因素均可致瘀血内生。故米烈汉教授认为消渴病引起的麻木疼痛以气虚血瘀为主要病机。米烈汉教授自拟益气活血汤（黄芪、党参、当归、白芍、地龙、川芎、红花、桃仁、鸡血藤）益气养血活血，标本兼治，疗效显著。方中黄芪、党参、当归、白芍、鸡血藤益气养血活血，地龙、川芎、红花、桃仁活血化瘀，通络，紧扣病机，选药精当，组方严谨。

呆病（老年性痴呆）

初诊（2010年1月14日）

刘某某，女，86岁。

主诉：反应迟钝1年。

现病史：患者1年前出现反应逐渐迟钝，记忆力减退，特别对近期发生的事情遗忘明显，表情淡漠，语言减少，不善言谈。外院查头颅CT示多发腔梗，脑萎缩，诊断为"老年性痴呆"。近1个月病情逐渐加重，计算能力减退，神志呆滞。现症：反应迟钝，表情淡漠，不善言谈，计算能力下降，时有头痛、头晕，怕冷，夜休差，纳可，二便调。既往有"高血压、糖尿病"病史。现血压：145/90mmHg。舌淡暗，苔薄白，脉弦细。

中医诊断：呆病。

辨证：肾虚，痰瘀内阻。

西医诊断：老年性痴呆。

治则：补肾通络，开窍豁痰。

方药：醒脑益智汤化裁。生黄芪 30g，当归 10g，党参 15g，益智仁 15g，川芎 10g，桃仁 10g，红花 6g，赤芍 10g，茯苓 10g，胆南星 6g，远志 10g，天麻 10g，鹿角胶 6g，水蛭 3g，钩藤 15g，葛根 15g。

7 剂，每日 1 剂，每剂水煎 400ml，分早晚两次服。

二诊（2010 年 1 月 21 日）

患者表情比前丰富，言语增加，记忆力差，反应迟钝，头晕、头痛减轻，仍有怕冷，夜寐差，二便调。舌淡暗，苔白，脉弦细。

方药：继服上方加夜交藤 30g，淫羊藿 10g，巴戟天 15g，菖蒲 15g，清半夏 10g。

7 剂，水煎服，每日 1 剂。

三诊（2010 年 1 月 28 日）

患者表情丰富，愿意与人交流，反应迟钝、记忆力减退好转，计算能力提高，语言对答流利、切题，头晕、头痛消失，夜寐改善。舌淡暗，苔白，脉弦细。

继服上方 7 剂，水煎服，每日 1 剂。

四诊（2010 年 2 月 5 日）

患者语言表达基本正常，表情丰富，记忆力进一步提高，反应比前灵敏，计算能力提高。纳可、眠可，二便调。舌淡暗、苔薄白，脉弦细。

嘱家属多与患者沟通交流，畅情志。继服上方连续服用 2 个月，随访语言表达正常，表情丰富，反应正常，记忆力明显提高，生活自理。

按语 老年性痴呆病位在脑，与肾、心、肝、脾、肺等脏腑密切相关。病机主要是本虚标实，本虚主要在于肾精不足，髓海亏虚；标实则在于痰浊、瘀血蒙蔽脑窍，闭阻脑络。填精益髓是治疗本病的基本大法，肾为先天之本，藏精生髓，脑髓的充盈有赖于肾精的滋养。肾中精气充盈则髓海得养，智慧聪颖；人至老年，肾中精气不足，髓海失养则反应迟钝，神情呆滞。痰浊是导致神志疾病最常见的病邪，特别是无处不在的无形之痰，更是老年性痴呆发病过程中的一个重要病理因素。随着年龄的增长，肾气渐亏，元阳不振，肾的蒸腾气化功能减弱，津液失于蒸化而变生痰浊。痰浊停留体内，一则蒙蔽脑窍，使神明失用，精神错乱，如痴如呆；二则阻遏清阳，使脑髓失养，神智失主，发为痴呆。瘀血是痴呆发生的另一主要病邪。人至老年，脏腑逐渐失去正常的气化功能，多致血停为瘀，瘀血为患，一则阻滞脑窍，导致脑府之灵机运行不畅；二则脑脉不通；脑气与脏气不相顺接，使肾精难以上行充髓养脑。

患者年事已高，肾精亏虚，加之患"消渴病、眩晕"多年，瘀血、痰浊内生，蒙蔽清窍，脑窍失养，脑主神明，故见反应迟钝、表情淡漠、不善言谈、计算能力下降等症状。米烈汉教授用补肝肾、健脑益髓、活血化痰之开窍醒脑益智汤化裁治疗，祛邪不忘扶正，扶正与祛邪兼治，患者肾精亏虚明显，怕冷加淫羊藿、巴戟天温补肾阳。另外米烈汉教授在治疗的同时，重视患者情志调理，避免精神刺激，合理饮食，家庭护理，智能训练，疗效明显。

呆病（老年性痴呆）

初诊（2011年4月16日）

王某某，男，82岁。

主诉：健忘、反应迟钝2年。

现病史：患者2年前出现健忘，反应逐渐迟钝，继则举止失常，表情淡漠。头颅CT示多发腔梗，脑萎缩。诊断为"老年性痴呆"。近日病情逐渐加重，计算能力差，言语重复，缺乏逻辑，或答非所问，或自言自语，不思进食，时有遗尿，神志呆滞。现乏力，健忘，反应迟钝，表情淡漠，头晕，夜休差，纳可，时有遗尿。既往有"高血压"病史。现血压140/92mmHg。舌紫暗，苔白腻，脉沉细弱。

中医诊断：呆病。

辨证：肾虚，痰瘀内阻。

西医诊断：老年性痴呆。

治法：补肾通络，开窍豁痰。

方药：醒脑益智汤化裁。生黄芪50g，当归10g，党参10g，益智仁10g，川芎10g，桃仁10g，红花6g，赤芍10g，茯苓10g，胆南星6g，远志10g，天麻10g，鹿角胶6g，水蛭3g，淫羊藿10g，葛根15g。

7剂，每日1剂，每剂水煎400ml，分早晚两次服。

二诊（2011年4月23日）

患者乏力减轻，神志渐清，健忘、反应迟钝、表情淡漠有所好转，头晕阵作，夜寐差，遗尿两次。舌紫暗，苔白腻，脉沉细弱。

继服上方加酸枣仁30g，石菖蒲15g，清半夏10g。

7剂，水煎服，每日1剂。

三诊（2011年4月30日）

患者诉乏力不明显，健忘、反应迟钝、表情淡漠均好转，计算能力有所提高，语言对答尚可，头晕消失，夜寐改善，遗尿消失。舌紫暗，苔白，脉沉细。

继服上方连续服用3个月，神志基本恢复正常，记忆力有所改善，二便自遗消失，其他症状均减，生活基本能自理。

按语 中医学多将老年性痴呆归于"善忘""呆病""神呆""愚痴""健忘症"范畴。《内经》提出气血逆乱、心肺气虚、瘀血可致"善忘"。《伤寒论》认为"其人喜忘者，必有蓄血"，使用抵当汤主治"喜忘"，用活血祛瘀、滋脑通络法治疗老年痴呆症。《千金翼方》言："七伤为病，令人邪气多，正气少，忽忽喜忘。"危亦林提出痰迷心包，清窍被蒙，可致健忘。米烈汉教授在多年临床治疗中，总结出醒脑益智汤滋补肝肾，健脑益髓，活血化痰开窍为纲。黄芪、党参大补元气；当归、桃仁、红花、赤芍、水蛭活血祛瘀；益智仁、茯苓、南星健脾除痰；鹿角胶补肾健脑；远志安神益智；天麻滋肾潜阳。诸药相互配合，功效相得益彰，气旺血行，瘀祛络通，痴呆症遂除。

本患者年过古稀，下元亏损，脑失所养，精髓渐枯，病情日甚，气虚致血瘀痰凝，痰瘀互滞脑络，清窍受蒙，灵机失聪，则见神志痴呆，昼夜颠倒，蒙不识众时作。治以醒脑益智汤补肾填精，活血通络，开窍豁痰，则脑神充养，灵窍通达，遂收良效。肾元亏虚，痰瘀内阻脑络，神窍失养而为痴呆。

阳痿（勃起功能障碍）

初诊（2011年8月17日）

陈某，男，41岁。

主诉： 阳痿早泄2年。

现病史： 患者平素性格内向，2年前又因工作被辞及周围人讥讽，情绪低落，有厌世之感，不久，出现阳事不举成痿废状态，中西医间断治疗2年，疗效不显。现慕名前来找米烈汉教授求治。现症：表情抑郁，面色晦暗，咽中如有物阻塞，吐之不出，吞之不下，胸胁胀痛，手足不温，阳事痿废，眠差，纳可，二便调。舌质暗，苔薄白，脉弦细。

中医诊断：阳痿。

辨证：肝气不舒，痰气郁结。

西医诊断：阴茎勃起功能障碍。

治法：行气开郁，化痰散结，通络兴阳。

方药：芍龙起痿汤化裁。熟地黄24g，白芍30g，柴胡14g，香附14g，佛手10g，厚朴15g，枳壳14g，地龙15g，蜈蚣2条，九香虫10g，胆南星14g，桂枝12g，合欢皮30g，夜交藤30g。

7剂，每日1剂，每剂水煎400ml，分早晚两次服。配合心理疏导，移情易性。

二诊（2011年8月24日）

服药后患者咽部阻塞感减轻，胸胁胀痛减轻，阴茎勃起依然不坚，夜休改善，情绪比前好转，手足略有转温。舌质暗，苔薄白，脉弦细。

方药：中药继服上方加仙茅15g，仙灵脾15g。

7剂，水煎服，每日1剂。

三诊（2011年9月3日）

患者咽部阻塞感不明显，胸胁胀痛消失，阴茎勃起硬度改善，夜休可，情绪比前好转，手足温。舌质暗，苔薄白，脉弦细。

继服上方去夜交藤，14剂，水煎服，每日1剂。

四诊（2011年9月18日）

患者情绪基本正常，咽部阻塞感消失，阴茎勃起硬度已明显改善，舌质暗，苔薄白，脉弦细。

继服上方14剂，水煎服，每日1剂。

1个月后患者复诊，阴茎勃起基本正常，房事持续时间较短，嘱患者继服中药14剂。

按语　患者情志内伤，抑郁气结，日久伤肝，肝主筋，阴器为宗筋之汇，肝失条达，宗筋失养；久郁伤脾，脾失健运，聚湿生痰；气滞又可导致血瘀。肝肾同源，肝主封藏，肝郁肝气失于调达，肾精渐亏。本患者肝郁明显，故治疗初期以疏肝理气为主。柴胡、白芍、香附、枳壳疏肝解郁；厚朴、佛手行气散结，降逆化痰；地龙、蜈蚣、九香虫善走窜，通达内外，活血通络振痿；胆南星化痰通络；熟地黄滋补肾精；桂枝温阳通络；合欢花、夜交藤解郁安神。二诊时肝郁症状减轻，继则加仙茅、仙灵脾补肾壮阳。诸药相合可使气行、郁解、痰消、瘀化、痿振，既治疗郁证，又治疗阳痿。

阳痿（勃起功能障碍）

初诊（2012 年 3 月 23 日）

张某，男，43 岁。

主诉：阴茎勃而不坚 7 月余。

现病史：患者 7 个月前先有阴茎外伤史，后出现阴茎勃而不坚。患者未曾服药治疗。就诊时症见情绪低落，精神不振，神疲乏力，性欲可，阳事不举，举而不坚，易痿软，不能同房，有晨勃。伴腰酸痛，阴茎及会阴部时有胀痛感，口干欲饮，偶尿频，纳可，眠差，大便调。查体：外生殖器未见异常。EPS-RT：卵磷脂小体（＋＋＋），白细胞（0～3）；血浆性六项（－）；生殖器 B 超未见明显异常。舌质紫黯边有瘀点、瘀斑，苔薄黄，脉沉细。

中医诊断：阳痿。

辨证：肝郁肾虚、血瘀痰阻。

西医诊断：阴茎勃起功能障碍。

治法：疏肝解郁，益肾活血化痰。

方药：芍龙起痿汤化裁。熟地黄 24g，白芍 30g，柴胡 14g，枳壳 14g，地龙 15g，蜈蚣 2 条，九香虫 10g，胆南星 14g，白芥子 10g，合欢皮 30g，仙灵脾 15g，黄芪 30g，党参 15g，金樱子 15g。

7 剂，每日 1 剂，每剂水煎 400ml，分早晚两次服。同时辅以心理疏导，嘱患者放松心情。

二诊（2012 年 3 月 30 日）

患者服药无不适，口干症状好转，腰酸痛与阴茎、会阴部胀痛感改善，阴茎勃起硬度依然不坚，纳可，眠一般，二便调。舌暗红有瘀点瘀斑、苔薄黄，脉沉细。

方药：继服上方加金毛狗脊 15g，炒蒺藜 30g。

7 剂，水煎服，每日 1 剂。

三诊（2012 年 4 月 13 日）

阴茎勃起硬度有改善，腰酸痛与阴茎、会阴部胀痛感明显改善，纳可，眠可，二便调。舌暗，边有瘀点瘀斑，苔薄白，脉沉细。

中药继服上方 7 剂，水煎服，每日 1 剂。

四诊（2012 年 4 月 20 日）

患者症状好转，精神转振，阴茎勃起硬度渐坚，余无特殊不适，纳可，眠可，二便调。舌暗，边有瘀点，苔薄白，脉细。

续前方不变，7 剂水煎服。

五诊（2012 年 4 月 27 日）

患者阴茎勃起硬度明显好转，可进行同房。余无不适，舌暗红，苔薄黄，脉细。因患者下周出差，续前方 14 剂，免煎颗粒剂，冲服，巩固疗效。2 个月后随访，现可正常行房事。

按语　阳痿，中医又称"阴萎""不起""筋痿"等，西医称勃起功能障碍（ED），是男科临床常见疾病，发病率高。米烈汉教授认为阳痿最基本的病理变化是肝郁肾虚、血瘀痰阻，肝郁是主要的病理特点，肾虚是主要的病理趋势，血瘀痰阻是最终的病理趋势。米烈汉教授主张疏肝益肾、活血化痰法为基本治疗原则。肝郁是重要环节，强烈或持久的情志刺激，肝气郁结，气血失和，血行紊乱，经络失畅，精液排泄失度，发为阳痿。如明代万全《广嗣纪要·协期篇》曰："谓阳道奋昂而振者，肝气至也。"肾藏精，主生殖，肾精与肾气主持人体生殖机能，即生殖器官发育与性机能成熟与维持。同时米烈汉教授认为：宗筋之振，非血液充足不可为，血液运行则宗筋受血而振奋，阳用事。若气郁不畅，疏泄不及，或久病不愈或外伤，气血滞缓，终致血液滞涩，运行障碍，则宗筋受血不足而不振。所以米烈汉教授治疗阳痿并非只从肾论治，肝郁、肾虚、血瘀痰阻皆为阳痿一病的病机要素。治疗上自拟疏肝解郁、益肾活血化痰之芍龙起痿汤化裁治疗。方中熟地黄补肝肾、滋肾阴；仙灵脾、金樱子补肾助阳；柴胡、枳壳、白芍疏肝解郁，养血柔肝；地龙、蜈蚣、九香虫活血搜络；胆南星、白芥子化痰通络，去除肌里膜外之有形无形之痰；同时不忘扶助后天之本，加黄芪、党参健脾益气。

乳癖（乳腺增生症）

初诊（2009 年 5 月 24 日）

樊某某，女，37 岁。

主诉：双侧乳房部胀痛伴有肿块 3 个月。

现病史：患者 3 个月前出现双侧乳房胀痛，月经推后 7 天，色偏暗，量少，白带少，夜寐梦多，右手麻木，头后部麻木。查乳腺彩色 B 超提示：双侧乳腺增生，双侧乳腺外上限多个包块，最大者 3cm×2.5cm，最小者约 2cm×1.5cm。因工作忙未重视，近日明显加重。现症：双侧乳房胀痛，情绪低落，夜寐梦多，双手麻木，头后部麻木。诊查：双侧乳房部压痛明显，伴有多个肿块。末次月经 2009 年 4 月 30 日。舌淡暗，苔白，脉弦细。

中医诊断：乳癖。

辨证：肝郁气滞。

西医诊断：乳腺增生症。

治法：疏肝理气，散结化瘀。

方药：逍遥散加味。柴胡 12g，白芍 12g，当归 12g，白术 15g，茯苓 15g，黄芩 12g，栀子 10g，路路通 15g，穿山甲 10g，川芎 10g，王不留行 12g，桃仁 12g，郁金 12g，延胡索 12g，川楝子 9g，红花 10g，酸枣仁 30g，夜交藤 30g。

6 剂，每日 1 剂，每剂水煎 400ml，分早晚两次服。

二诊（2009 年 5 月 31 日）

服药后乳房胀痛减轻，夜休改善，仍觉头手麻木，情绪不佳。舌淡暗，苔白，脉弦细。

方药：继服上方加青皮 10g，橘核 12g，枳壳 15g，百合 30g。

12 剂，水煎服，每日 1 剂。

三诊（2009 年 6 月 15 日）

患者乳房胀痛比前明显减轻，情绪好转，夜休可，头手麻木消失，月经 6 月 4 日来潮，量仍少，色暗。舌淡暗，苔白，脉弦细。诊查：乳房略有压痛，仍有包块。

方药：继服 5 月 31 日方。

18 剂，水煎服，每日 1 剂。

四诊（2009 年 7 月 6 日）

患者经前乳房胀痛明显，平时已无明显乳房胀痛，昨日月经来潮，舌淡暗，苔白，脉弦。

嘱患者坚持服"逍遥丸"半年。复查乳腺 B 超示双侧乳腺纤维条索状改变，无包块。

按语 祖国医学对乳腺增生症有较深入的论述，乳腺增生症属中医"乳癖"

范畴，始见于《中藏经》，但与妇女乳房病的"乳癖"概念并无关系，直至明代以后才将乳房肿块与乳癖联系起来。从中医角度来说因为乳头属于肝，乳房属于胃，有肾经入乳内，冲任二脉均起于胞中，上行到关元，布散至胸中，环绕着口唇，所以乳腺增生症与肝、胃、肾、冲任二脉关联最为密切。假若人体在情志不遂、肝失条达、气机不畅的情况下，时间久而久之则导致体气滞血瘀；或者由于肝气横逆，肝气旺盛克犯脾土，致人体脾失健运、痰湿内蕴，以及痰气互结；甚者痰气瘀积互结凝聚于乳络中形成肿块，乳房呈现胀痛。如若冲任二脉失调，上不能滋养乳房，下无以冲养胞宫，致使乳脉壅阻、气血不和而成乳癖。故在临床上的治疗方法以疏肝解郁、健脾化痰、软坚散结、调理冲任为主。

临床实践中米烈汉教授运用逍遥散加味治疗乳腺增生症屡获良效。本患者平素烦躁易怒，怒则伤肝，肝主疏泄，肝气宜舒畅、条达，若情志不畅，肝气不舒，气机郁滞，蕴结于乳房，经络阻塞不通，不通则痛，且肝郁日久则气滞血瘀，痰凝互结于乳房而为乳癖。方中柴胡、郁金疏肝解郁，调畅气机；当归、白芍养血柔肝，调理冲任；白术、茯苓健脾益气，培土荣木；黄芩、栀子清热解毒，化痰祛湿；穿山甲、桃仁活血化瘀，软坚散结；路路通、王不留行通肝经之滞；胸胁胀痛加川楝子；乳房胀痛加延胡索。

乳癖（乳腺增生症）

初诊（2010 年 5 月 24 日）

乔某，女，42 岁。

主诉：乳房刺痛 5 年，间断性双下肢肿半年。

现病史：患者 5 年前出现双侧乳房疼痛，压之疼痛明显，查乳房 B 超示乳腺增生，服"小金丸"等药疼痛略有缓解。月经前乳房疼痛加重，月经量减少，推迟 7~10 天，色暗红，白带正常。近半年出现双下肢肿，休息后症状缓解，与月经周期有关。曾查尿常规、甲功正常。既往体健。现症见：双侧乳房疼痛，经前加重，有时抽掣至腋下疼痛，善太息，下肢肿胀，暮后明显，晨起减轻，怕冷，纳可，眠可，二便调。末次月经 2010 年 5 月 18 日。查体：心率 78/min，血压 130/85mmHg。心肺正常。舌暗红苔白，脉弦涩。

中医诊断：乳癖，水肿。

辨证：气滞血瘀，水液停滞。

西医诊断：乳腺增生症，特发性水肿。

治法：行气活血，利湿消肿。

方药：柴胡疏肝散化裁。制香附 14g，川芎 10g，白芍 14g，枳壳 14g，陈皮 9g，柴胡 9g，炙甘草 6，延胡索 14g，降香 9g，浙贝母 12g，牡蛎 30g，仙茅 14g，车前子 30g。

6 剂，每日 1 剂，每剂水煎 400ml，分早晚两次服。

二诊（2010 年 5 月 31 日）

双侧乳房疼痛有所减轻，抽掣感明显减轻，善太息，双下肢肿减轻，怕冷，纳可，眠可，二便调。舌暗苔白，脉弦。

方药：继用上方，加仙灵脾 14g，狗脊 14g。

6 剂，水煎服，每日 1 剂。

三诊（2010 年 6 月 7 日）

双侧乳房疼痛已明显减轻，抽掣感消失，双下肢水肿、怕冷减轻，纳可，眠可，二便调。舌暗苔白，脉弦滑。

方药：四物汤加五苓散合方加延胡索 14g，仙灵脾 14g，狗脊 14g，生黄芪 30g，车前子 30g。

6 剂，水煎服，每日 1 剂。

四诊（2010 年 6 月 14 日）

两天前生气后双侧乳房疼痛有所加重，无抽掣感，双下肢肿消失，纳可，眠可，二便调。舌暗苔白，脉弦滑。

方药：制香附 14g，川芎 10g，白芍 14g，枳壳 14g，陈皮 9g，柴胡 9g，炙甘草 6g，延胡索 14g，浙贝母 12g，牡蛎 12g，三棱 12g，车前子 30g。

6 剂，水煎服，每日 1 剂。

五诊（2010 年 6 月 21 日）

近日月经将潮，双侧乳房疼痛，程度比前明显减轻，无抽掣感，纳可，多梦，二便调。舌暗苔薄白，脉弦。

方药：继服上方加川楝子 10g，乳香 6g，王不留行 15g。

6 剂，水煎服，每日 1 剂。

六诊（2010 年 6 月 28 日）

6 月 22 日月经来潮，经前乳房疼痛较前减轻，经前双下肢肿不明显，月经量较前有所增加，舌淡暗，苔薄白，脉弦。

方药：逍遥散加减。

患者坚持服药 3 个月，米烈汉教授使用柴胡疏肝散与逍遥散化裁治疗，患者乳房疼痛基本消失，偶因生气后略觉乳房不适。嘱患者畅情志。

按语 乳腺增生症为妇女常见病、多发病，属于祖国医学"乳癖"范畴。患者情绪低落，善叹息，且怕冷，月经量少，水肿，米烈汉教授考虑发病与情志失调密切相关，肾气不足、冲任失调、乳房失养为患病之本，终致乳络瘀滞、痰凝成结而为乳房包块。故在治疗时老师用柴胡疏肝散合贝母、牡蛎等疏肝解郁、化痰软坚散结之品的同时，加用温阳补肾之品补益先天之气，补法与消法结合，标本兼治，应顾护正气，又不忘祛邪。米烈汉教授还强调治疗本病时，嘱患者除服中药治疗外，须保持心情舒畅，不宜劳累过度、不宜食辛辣刺激之品。

乳癖（乳腺增生症）

初诊（2013 年 9 月 30 日）

李某某，女，25 岁。

主诉：乳房胀痛 1 年。

现病史：双侧乳房胀痛不适 1 年，每于情绪刺激或月经前症状加重，肩背部放射痛明显，内有包块，伴有月经推后 7~10 天，量少，色暗，失眠多梦，善郁易怒。现症见：双侧乳房胀痛，情绪刺激或月经前症状加重，夜休差，烦躁郁怒，大便偏干。检查：双侧乳腺可触及数个大小不等、形态不一、边界清楚、柔软的数个结块。乳腺 B 超示双乳腺增生。乳腺钼靶 X 线摄影检查诊断为乳腺增生症，排除乳腺炎、乳房纤维瘤等恶性病变。末次月经 2013 年 9 月 15 日。舌质暗红，边有瘀点，苔薄黄，脉弦。

中医诊断：乳癖。

辨证：肝郁气滞，血瘀痰结。

西医诊断：乳腺增生症。

治法：疏肝理气，活血散坚。

方药：柴胡疏肝散加减。柴胡 12g，当归 12g，白芍 15g，陈皮 10g，茯苓 10g，浙贝母 10g，煅牡蛎 30g，王不留行 15g，乳香 10g，没药 10g，香附 10g，青皮 10g，丹参 15g，夜交藤 30g，酸枣仁 30g，大黄 10g，甘草 6g。

6 剂，每日 1 剂，每剂水煎 400ml，分早晚两次服。

二诊（2013 年 10 月 7 日）

服药后乳房胀痛减轻，纳差，睡眠梦多，二便调，脱发，头晕，舌质红，苔薄白，脉弦。

方药：继服上方加鸡内金30g，益母草30g，女贞子10g，延胡索14g。

7剂，水煎服，每日1剂。

三诊（2013年10月16日）

今日月经来潮，乳房胀痛明显减轻，乳房包块缩小，纳可，眠可，二便调，舌淡苔白，脉弦。

方药：柴胡12g，当归12g，白芍15g，陈皮10g，茯苓10g，浙贝母10g，煅牡蛎30g，王不留行15g，香附10g，青皮10g，丹参15g，夜交藤30g，甘草6g，藿香15g。

12剂，水煎服，每日1剂。

半年后随诊乳房胀痛消失，月经周期正常。复查乳腺B超示双侧乳腺正常。

按语 乳腺增生症属于祖国医学"乳癖"范畴，其发病与情志失调密切相关。情志不遂，木失条达，肝失疏泄，而致肝气郁结。乳头属肝经，气郁则血行不畅，肝经不利，日久乳络瘀滞，痰凝成结形成乳房包块。患者平素情志不遂，肝气郁结，肝经气机不畅，气血周流失度，胸胁经络阻塞不通则乳房疼痛，肝郁伤脾，脾失健运，痰浊内生，气滞、痰浊、血瘀互结于乳房而为乳癖。米烈汉教授在治疗时考虑到女性患者情绪因素，治疗侧重于疏肝理气，故以柴胡疏肝散加减行以气活血，化痰散结。方中柴胡既为厥阴之报使，又可升发阳气，引诸药归经，所谓木郁达之，以遂其曲直之性。柴胡、香附、青皮疏肝解郁，当归、乳香、没药活血祛瘀止痛，浙贝母、陈皮、茯苓化痰散结，健脾祛湿，白芍柔肝养肝止痛，诸药配伍，疗效颇佳。

痛经（原发性痛经）

初诊（2004年12月5日）

王某某，女，37岁。

主诉：经前小腹痛2年。

现病史：患者于2年前无明显诱因出现经前小腹疼痛，月经延期7～10天，行经不畅，先见黑褐色物，两天后可见黑色血块，月经量少，平素小腹部及四肢发凉，腰困痛，多梦。自服"乌鸡白凤丸"半年症状无改善。末次月经2004年11月1日。舌暗，苔白，脉弦涩。

中医诊断：痛经。

辨证：寒凝血瘀。

西医诊断：原发性痛经。

治法：活血化瘀，温经止痛。

方药：少府逐瘀汤合通脉四逆散。桃仁 12g，红花 10g，当归 10g，川芎 9g，白芍 12g，益母草 15g，刘寄奴 15g，牛膝 10g，枳壳 12g，桔梗 9g，桂枝 12g，细辛 3g，通草 12g，焦艾叶 15g，吴茱萸 9g，杜仲 14g。

6 剂，每日 1 剂，每剂水煎 400ml，分早晚两次服。

二诊（2004 年 12 月 12 日）

月经 12 月 10 日来潮，经前小腹痛比前减轻，量少，有血块，腰困、四肢凉较前减轻。舌暗，苔白，脉弦涩。

方药：当归 10g，川芎 9g，白芍 12g，小茴香 9g，干姜 12g，肉桂 6g，蒲黄 10g，延胡索 10g，没药 9g，益母草 15g，桂枝 12g。

6 剂，水煎服，每日 1 剂。

三诊（2004 年 12 月 19 日）

患者觉四肢冰凉减轻。舌暗苔薄白，脉弦涩。

继服上方 12 剂，水煎服，每日 1 剂。

四诊（2005 年 1 月 5 日）

患者觉四肢冰凉明显减轻，月经 1 月 3 日至，觉小腹部略有坠胀，纳可，眠可，二便调。舌暗苔薄白，脉弦。

方药：当归 10g，川芎 9g，白芍 12g，小茴香 9g，干姜 12g，肉桂 6g，蒲黄 10g，延胡索 10g，益母草 15g，桂枝 12g，香附 12g，黄芪 30g。

6 剂，水煎服，每日 1 剂。

半年后随诊，月事正常。

按语　患者为青年女性，经前小腹痛，月经量少色黑，平时小腹冰凉，舌暗苔白，脉弦涩。米烈汉教授辨证属寒凝少腹，血瘀内阻胞宫，不通则痛。治疗选少腹逐瘀汤化裁。本方所治证属小腹寒滞瘀积，或妇女冲任虚寒，瘀凝内阻，血不归经所致。方中当归、川芎、白芍活血散瘀，养血调经；小茴香、干姜、肉桂散寒通阳，温暖冲任；蒲黄、延胡索、没药活血祛瘀，散结定痛。同时加桂枝温经通络，益母草调经活血为治疗月经之圣药。诸药相配，共成化瘀散结、温阳散寒、调经止痛之功。

痛经（盆腔炎）

初诊（2010年6月24日）

黄某，女，22岁。

主诉：痛经5年。

现病史：患者13岁月经初潮，每次月经来潮前小腹痛，腰困痛，月经来潮当天腹痛明显，服用红糖水、热敷小腹部小腹痛缓解。近1年服红糖水、热敷小腹部疼痛不缓解，需服止痛药缓解腹痛。平素月经周期推后4~5天。近两月推后十余天，经期一周，量少色暗。现症见：小腹胀痛，腰困痛，四肢冰凉，乳房胀痛，手足憋胀，纳可，眠可，二便调。末次月经2010年5月18日。子宫B超示右侧盆腔囊性块状影（炎性可能）。舌淡，苔薄白，脉弦细。

中医诊断：痛经。

辨证：气滞血瘀，冲任失调。

西医诊断：盆腔炎。

治法：理气活血，调和冲任。

方药：柴胡疏肝散加减。柴胡10g，制香附10g，川芎10g，白芍30g，枳壳10g，吴茱萸9g，小茴香9g，天台乌药15g，焦艾叶12g，蒲黄（包煎）10g，益母草15g，三棱10g，延胡索12g。

6剂，每日1剂，每剂水煎400ml，分早晚两次服。

二诊（2010年7月1日）

月经6月27日来潮，小腹胀痛减轻，未服用止痛药，月经量仍少，色暗。经前乳房胀痛减轻，四肢冰凉，眠可。舌淡暗，苔薄白，脉弦细。

方药：继服上方加桂枝12g，细辛3g。

12剂，水煎服，每日1剂。

三诊（2010年7月14日）

患者精神可，四肢冰凉减轻，无乳房胀痛，纳可，眠可，二便调。舌暗，苔薄白，脉弦。

方药：当归12g，白芍15g，川芎10g，焦艾叶15g，阿胶6g（烊化），益母草30g，枳壳10g，吴茱萸9g，小茴香9g，天台乌药15g，桂枝12g，细辛3g。

7剂，水煎服，每日1剂。

四诊（2010年7月21日）

月经将潮，患者觉小腹部略有不适，四肢冰凉减轻。舌暗苔白，脉弦。

方药：柴胡10g，制香附10g，川芎10g，白芍30g，枳壳10g，吴茱萸9g，小茴香9g，天台乌药15g，焦艾叶12g，益母草15g，三棱10g，延胡索12g，桂枝12g。

6剂，水煎服，每日1剂。

五诊（2010年7月28日）

患者月经7月26日来潮，经前无明显乳房憋胀，小腹疼痛不明显，月经量比前增加，色偏暗。余无不适。舌暗苔薄白，脉弦。

患者继续服药3个月。月经周期基本正常，月经量增加，月经色较前转红，痛经消失，手足冰冷已明显好转。复查子宫B超：右侧盆腔囊性块状影消失。后随访再无痛经出现。

按语 痛经的主要发病机制为血气运行不畅。因经水为血所化，而血又随气运行，倘气血充沛，气顺血和，则经行通畅无阻，无疼痛之患。肝失疏泄，气滞血瘀，使经行涩滞不畅，不通则痛。本患者平时学习压力大，肝气不舒，四肢冰凉，寒邪内阻。治当理气活血，调和冲任，温经散寒。方中柴胡疏肝散疏肝解郁，寒滞胞宫，故用吴茱萸、小茴香、艾叶温中止痛，蒲黄化瘀行气，益母草活血调经，三棱破血行气。诸药合用，共奏理气活血、调和冲任之功。又因该病与情志密切相关，故应该保持心情舒畅，不宜劳累过度。

痛经（原发性痛经）

初诊（2010年7月5日）

王某，女，34岁。

主诉：痛经2年。

现病史：患者2年前出现痛经，经前1周开始出现小腹疼痛，月经周期不定，经期推迟，月经量少，有血块，色暗。烦躁易怒，乳房胀痛，行经期间少腹疼痛明显加重，经后痛减，痛甚伴有头痛，恶心，呕吐，全身不适。末次月经

2010 年 6 月 9 日。现症：少腹疼痛，烦躁易怒，乳房胀痛，眠差，二便调，纳可。妇科检查未见器质性病变。舌质红，苔白，脉弦。

中医诊断：痛经。

辨证：肝郁气滞血瘀。

西医诊断：痛经。

治法：疏肝理气，活血止痛。

方药：柴胡疏肝散合金铃子散加减。柴胡 15g，白芍 30g，川芎 10g，香附 10g，陈皮 10g，枳壳 10g，川楝子 10g，延胡索 10g，丹参 15g，益母草 15g，牡丹皮 10g，甘草 10g。

6 剂，每日 1 剂，每剂水煎 400ml，分早晚两次服。

二诊（2010 年 7 月 12 日）

月经未来潮，小腹隐痛，下坠感明显，乳房胀痛，无头痛、恶心、呕吐症状，情绪比前好转，眠差，二便调，纳可。舌质红，苔白，脉弦。

方药：继服上方加青皮 10g，路路通 15g，酸枣仁 30g。

6 剂，水煎服，每日 1 剂。

三诊（2010 年 7 月 19 日）

患者精神可，情绪稳定，夜休可。末次月经 7 月 15 日，量比前增多，腹痛不明显，现觉乳房略有胀痛，小腹坠胀。舌质淡，苔白，脉弦。

方药：柴胡 12g，白芍 15g，川芎 10g，香附 10g，陈皮 10g，枳壳 10g，川楝子 10g，延胡索 10g，丹参 15g，益母草 15g，牡丹皮 10g，路路通 15g，甘草 10g。

半年后随访月经正常，痛经未复发。

按语　痛经是妇科常见的月经病，多由于情志抑郁、肝郁气滞、气滞血瘀而致。临床以气滞血瘀、寒凝血滞型多见。主要根据月经周期、色、质、量等情况加以辨证施治。由于本病产生的主要原因是气血阻滞，故治疗上应重于"通"字，即行气而通之，活血以通之，达到止痛的目的。柴胡疏肝散出自《景岳全书》具有疏肝行气、活血止痛之功。本例因肝郁引起痛经，郁怒伤肝，疏泄失常，血海蓄溢失度，月经周期先后不定，肝郁气滞，经脉不利，则烦躁易怒，乳房胀痛，气郁血滞则经行不畅，有血块、舌红、苔白、脉弦均为肝郁气滞之象。药用柴胡、香附疏肝解郁，白芍、川芎、丹参、益母草活血养血调经，枳壳、陈皮、延胡索、川楝子行气止痛，全方重在疏肝理气，活血止痛，使肝气得疏，瘀血得祛，则月经自调。

痛经（原发性痛经）

初诊（2010 年 11 月 4 日）

施某，女，20 岁。

主诉：经期小腹疼痛 3 个月。

现病史：患者 3 个月前出现每次经前 3~4 天少腹胀痛，月经来潮当日痛势加剧，伴腰脊酸楚，时有胁肋胀痛，潮热烦躁，夜间盗汗，纳可，眠差，梦多，口干，二便调。平素月经先期 7~10 天，经量少，色红，末次月经 2010 年 10 月 20 日。子宫附件 B 超未见异常。舌质红、少苔，脉细弦数。

中医诊断：痛经。

辨证：阴虚肝郁。

西医诊断：原发性痛经。

治法：滋阴养血，清热疏肝。

方药：滋水清肝饮化裁。熟地黄 24g，当归 12g，白芍 10g，山茱萸 12g，茯苓 9，山药 12g，柴胡 12g，山栀子 12g，牡丹皮 9g，泽泻 9g，制香附 12g，枳壳 12g，酸枣仁 30g，乌梅 12g，五味子 9g。

7 剂，每日 1 剂，每剂水煎 400ml，分早晚两次服。

二诊（2010 年 11 月 11 日）

服药后患者觉夜休可，无明显盗汗，口干减轻，舌红、少苔，脉细弦。

方药：继服上方加川楝子 9g，川牛膝 10g，延胡索 12g。

7 剂，水煎服，每日 1 剂。

三诊（2010 年 11 月 18 日）

2 天前月经来潮，月经来潮当天小腹胀痛，但较前减轻，无烦躁，现月经未净，月经量比前有所增加，大便干。舌红、苔薄，脉细弦。

方药：熟地黄 24g，当归 12g，白芍 10g，山茱萸 12g，茯苓 9g，山药 12g，柴胡 12g，山栀子 12g，牡丹皮 9g，泽泻 9g，制香附 12g，枳壳 12g，决明子 30g。

14 剂，水煎，每日 1 剂，分早晚两次服。

半年后患者因颜面痘疹就诊诉痛经已痊愈。

按语 米烈汉教授认为，女子以肝为先天。《格致余论》曰："将行而痛者，气之滞也。"妇女月经与肝关系密切，肝藏血，主疏泄，肝脉内连冲任，若忧思恚怒，肝气郁结，郁则气滞，气滞血亦瘀滞，血海气机不利，经血排泄不畅而发为痛经。肝藏血，肾藏精，肾阴精亏虚，肝郁脾虚，肝血不足，肝肾阴血不足为本，肝郁化火为标，可见小腹胀痛，月经量少。米烈汉教授认为女子月事多因血去肝络失养，治疗月事无泻之旨，常用养血滋肾、柔肝调经为主。在临床上运用滋阴养血、清热疏肝之滋水清肝饮治疗，紧扣病机，标本兼治，疗效满意。当归、延胡索、白芍三药，为治一切痛经之要药，可随证应用。

闭经（闭经）

初诊（2010年6月24日）

赵某，女，25岁。

主诉：闭经3个月。

现病史：患者因节食减轻体重而出现月经量日益减少，平素月经色暗，怕冷，近3个月月经未来潮，乏困，时有心慌、气短，不欲饮食。末次月经2010年3月10日。既往史：既往体健。体格检查：心率75/min，呼吸22/min，血压130/75mmHg。舌淡暗苔薄白，脉涩。

中医诊断：闭经。

辨证：气虚血瘀。

西医诊断：闭经。

治法：益气活血化瘀。

方药：芪丹四物汤加减。黄芪、丹参各30g，当归15g，川芎、白芍、香附10g，鸡血藤20g，桃仁、红花、仙茅、仙灵脾、益母草、女贞子、旱莲草、党参、炒白术各12g，木香、炙甘草各6g。

7剂，每日1剂，每剂水煎400ml，分早晚两次服。

二诊（2010年7月1日）

服药后精神较前明显好转，心慌气短消失，纳食欠佳，二便调。舌淡暗苔薄白，脉涩。

方药：上方去仙灵脾，加鸡内金15g。

7剂，水煎服，每日1剂。

三诊（2010年7月8日）

月经7月5日已来潮，量少，色暗，精神可，纳食有所改善，舌淡暗苔薄白，脉细。

方药：黄芪30g，丹参30g，当归15g，川芎10g，白芍10g，香附10g，仙茅12g，仙灵脾12g，益母草12g，女贞子12g，旱莲草12g，菟丝子12g，党参12g，炒白术12g，炙甘草6g。

守方治疗，8月4日月经来潮，颜色较鲜红。后随访半年经期基本正常。

按语 患者因节食致脾气亏虚，脾虚生血乏源，脾气虚运血无力，致气虚血瘀，而致冲任失调，使月经不调甚至闭经。此时补气使血得以化生，气充使血行得以正常循环，气血畅达则月经来潮。配合补气活血之鸡血藤，使补气活血之力更强。患者平素怕冷，有阳气亏虚的一面，用药时注意温阳补血，特别加用补阳之仙灵脾、仙茅，而不用大热纯阳之附子，是考虑到女子为体阴用阳之体，不可过用补阳，在补阳的同时，注意滋阴，用补阴之女科二至丸。患者因节食而致月经不调，用药时需顾护脾气，故黄芪用量较大，并加用党参、木香、白术，健脾补气，此为治本之法。在活血药中特地加用血中之气药制香附，行气活血，使得气血畅达，以上配伍，标本兼顾，使月经能够按时来潮。

月经量少（月经不调）

初诊（2008年7月19日）

白某，女，35岁。

主诉：月经量少2年。

现病史：患者近2年来月经量逐渐减少，每次月经提前10天左右，小腹胀，无血块，色暗淡，无乳房胀痛，乏力，纳可，难以入睡，睡后易醒。末次月经2008年6月25。孕1产1。舌淡暗，苔白，脉弦细。

中医诊断：月经量少。

辨证：气虚血瘀。

西医诊断：月经不调。

治法：益气活血。

方药：芪丹四物汤化裁。黄芪30g，丹参30g，当归12g，川芎9g，白芍9g，益母草15g，红花10g，炒枣仁30g，夜交藤30g，泽兰14g。

6剂，每日1剂，每剂水煎400ml，早晚分两次服。

二诊（2008年7月26日）

月经未来潮，患者自觉易疲劳，睡眠有所改善，纳食欠佳。舌淡红苔白，脉弦细。

方药：继服上方加鸡内金30g，党参15g，菟丝子15g，茺蔚子15g。

6剂，水煎服，每日1剂。

三诊（2008年8月2日）

睡眠改善，夜梦减少，疲劳减轻，昨日月经来潮，月经量比之前增加，色暗，无血块。舌淡红，苔白，脉细滑。

方药：血府逐瘀汤加生黄芪30g，鸡内金30g，炒枣仁30g，夜交藤30g，益母草30g。

6剂，水煎服，每日1剂。

四诊（2008年8月9日）

睡眠好转，精神可，月经量比之前增加，余无明显不适，舌淡暗，苔白，脉细。

方药：黄芪30g，丹参30g，当归12g，川芎9g，白芍12g，益母草30g，红花10g，炒枣仁30g，夜交藤30g，泽兰14g，党参15g，菟丝子15g，茺蔚子15g。

12剂，水煎服，每日1剂。

患者坚持服药3个月，月经周期正常，经量明显增多。后随访诉半年后怀孕。

按语 患者两年来月经量逐渐减少，两年来未避孕但一直未怀孕。患者月经提前、量少色淡，无血块，易疲劳，夜休差。舌淡暗，苔白，脉弦细。米烈汉教授抓住主证，辨证属气虚血瘀。以益气活血之芪丹四物汤化裁。黄芪、丹参同用益气养血、活血化瘀。四物汤为妇科调经要方。米烈汉教授用四物汤治疗月经病多去熟地黄，老师认为熟地黄太过滋腻，妇女月事与肝气调达关系密切，熟地黄滋腻碍气，不利肝气调达。同时加菟丝子、茺蔚子取五子衍宗汤之意，补肾填精。经过治疗患者月经正常且成功怀孕。

月经先期（月经不调）

初诊（2004年3月4日）

袁某，女，34岁。

主诉：月经先期1年。

现病史：1年前出现月经每月提前10余天，行经6~7天，色淡，量少，白带色白量多，自觉乏困无力，腰酸困，纳可，夜梦多，面色萎黄，二便调。末次月经2004年2月26日。舌淡，苔薄白，脉沉细。

中医诊断：月经先期。

辨证：心脾两虚。

西医诊断：月经不调。

治法：益气健脾。

方药：归脾汤化裁。白术12g，当归12g，党参15g，黄芪30g，茯苓15g，远志12g，甘草6g，木香6g，酸枣仁30g，菟丝子10g，茺蔚子10g，炒山药12g。

6剂，每日1剂，每剂水煎400ml，分早晚两次服。

二诊（2004年3月11日）

服药后患者觉精神好转，乏力、腰酸困减轻，夜休较前改善，纳可，二便调。舌淡苔薄白，脉沉细。

方药：继服上方加黄精30g，仙茅15g，仙灵脾15g。

7剂，水煎服，每日1剂。

三诊（2004年3月18日）

患者精神可，腰困症状消失，劳累后觉乏困，白带量减少，纳可，小便可，大便干。舌质淡，苔薄白，脉沉细。

方药：芪丹四物汤加火麻仁30g，仙茅15g，仙灵脾15g，太子参15g，炒枣仁30g。

6剂，水煎服，每日1剂。

四诊（2004年3月25日）

月经3月22日至，量比前略有增加，色淡，无痛经，眠差多梦，大便干，小便可。舌淡，苔薄白，脉沉细。

方药：归脾汤加夜交藤30g，合欢皮30g，鸡血藤30g，仙茅14g，仙灵脾14g。

6剂，水煎服，每日1剂。

五诊、六诊略

七诊（2004年4月23日）

4月20日月经来潮，周期基本正常，月经量较前增多，色淡，无血块。白带正常。纳可，眠可，大便可。舌淡苔白，脉细。

嘱患者坚持服归脾丸3个月。1年后随访月经正常。

按语 患者月经先期，色淡量少，自觉乏力，面色萎黄，白带色白量多，舌淡，苔薄白，脉沉细。辨证属脾气虚，冲任亏虚，气虚不能统血，故出现月经先期而至，色淡；气虚气血生化不足，可致血虚，出现乏力，面色萎黄等症。所以米烈汉教授治疗时选用归脾汤益气养血，加菟丝子、芫蔚子、山药滋补肾精，健脾。米烈汉教授通过健脾补肾、养血填精使冲任二脉恢复正常功能，月事自然正常。

月经延期（月经不调）

初诊（2011年5月10日）

葛某某，女，41岁。

主诉：月经延期3年。

现病史：患者3年来每月月经延期，量少，色黑有块，来时少腹胀痛，并有头痛头晕，午后五心烦热，汗出，口干喜凉饮，口苦咽干，失眠，膝关节时痛，大便不爽，肛门灼热，小便黄而有热感。末次月经2011年4月20日。舌质淡红，苔黄腻，脉滑。

中医诊断：月经延期。

辨证：湿热郁闭。

西医诊断：月经不调。

治法：清热利湿，解郁活络，消瘀行滞。

方药：龙胆泻肝汤加减。龙胆草15g，生地黄12g，车前子15g，当归10g，炒栀子12g，黄芩12g，柴胡10g，甘草6g，泽泻10g，川芎10g，酸枣仁30g，合欢皮30g，益母草15g。

7剂，每日1剂，每剂水煎400ml，分早晚两次服。

二诊（2011年5月17日）

服药后烦热、汗出症状减轻，头晕、头痛消失，肛门灼热感消失，口苦，大便仍黏滞，小便不黄。舌质淡红，苔黄腻，脉滑。

方药：继服上方加滑石15g，苍术12g。

7剂，水煎服，每日1剂。

三诊（2011 年 5 月 24 日）

服药后烦热、汗出、口干症状均减轻，5 月 23 日月经来潮，色转红，偶尔尚见黑色，血块已减，量仍不多，仍感少腹胀，胃脘不舒，口略苦，纳食不香。舌红，苔黄中心有裂纹，脉弦。

米烈汉教授认为壮火虽挫，病势略减，但消化力弱，未可急攻，主继续宣通郁热、和络消瘀为治，以越鞠加味，以顾胃气。

方药：炒栀子 12g，制香附 10g，川芎 10g，炒苍术 10g，神曲 15g，鸡内金 15g，木香 6g，郁金 12g，桃仁 10g，草薢 10g，当归 10g，刘寄奴 10g，没药 6g。

共研为粗末，和匀，分 20 包，每日煎 1 包，分两次热服。

服后诸症消失，食欲增进，月事亦畅通，腹胀及血块均亦消失。

按语 月经不调，其治有四，寒则温之，热则清之，虚则补之，实则泻之，瘀者行之，滞者通之。本例经血不利，乃由湿热郁闭、络脉阻滞而成。湿郁则化热，热郁则血结，故以清泄湿热为主，解郁活络，消瘀行滞。拟龙胆泻肝汤加减，若单调经，不清除湿热，则热愈而血愈结，月经亦终不调。同时米烈汉教授在治疗中特别重视顾护胃气，在驱邪的同时不忘顾胃气以免伐克太过。

虚劳（围绝经期综合征）

初诊（2004 年 6 月 18 日）

郭某某，女，51 岁。

主诉：烘热烦躁 1 年余。

现病史：患者 1 年前绝经后出现烘热出汗，烦躁易怒，口干、口苦，入睡困难，曾服"坤泰胶囊"后烘热出汗症状减轻，仍觉烦躁、心慌。近日烘热出汗加重，情绪急躁，入睡困难，口干口苦，纳可。舌尖红，苔薄黄，脉细。

中医诊断：虚劳。

辨证：肝肾阴虚，肝火上炎。

西医诊断：围绝经期综合征。

治法：滋肾阴清肝火。

方药：滋水清肝饮化裁。生地黄 24g，山茱萸 15g，炒山药 12g，茯神

15g, 泽泻 10g, 牡丹皮 14g, 栀子 14g, 黄芩 12g, 柴胡 14g, 白芍 12g, 黄柏 15g, 地骨皮 15g, 知母 15g, 黄连 10g, 莲子心 3g, 酸枣仁 30g, 珍珠母 30g, 夜交藤 30g, 合欢皮 30g。

6 剂, 每日 1 剂, 每剂水煎 400ml, 分早晚两次服。

二诊 (2004 年 6 月 25 日)

患者觉烘热出汗减轻, 夜休改善, 仍觉烦躁, 情绪不稳, 易怒, 口干口苦, 大便干燥, 舌红苔薄黄, 脉细。

方药: 继服上方加大黄 10g, 竹叶 6g, 黄连 14g。

7 剂, 水煎服, 每日 1 剂。

三诊 (2004 年 7 月 3 日)

大便通畅, 烘热出汗明显减轻, 夜休较前改善, 情绪较前稳定, 自觉燥热, 口干喜冷饮。有"荨麻疹"病史, 现觉全身皮肤瘙痒, 散在皮疹。舌红, 苔薄黄, 脉细。

方药: 生地黄 24g, 山茱萸 15g, 炒山药 12g, 茯神 15g, 泽泻 10g, 牡丹皮 14g, 栀子 14g, 黄柏 15g, 地骨皮 15g, 石膏 30g, 知母 15g, 黄连 14g, 莲子心 3g, 酸枣仁 30g, 珍珠母 30g, 龙齿 30g, 地肤子 10g, 大黄 10g。

6 剂, 水煎服, 每日 1 剂。

四诊 (2004 年 7 月 16 日)

现患者烘热出汗症状偶有, 燥热心烦不明显, 夜休可, 二便调。舌红, 苔薄黄, 脉细。

方药: 继服上方 6 剂。

1 年后随诊无不适。

按语 患者年过半百, 天癸竭, 肾气亏虚, 肝火上炎, 故表现出烘热、出汗等阴虚火旺之象。患者口干、口苦, 急躁心烦乃上焦肝火、心火上炎之征。米烈汉教授认为治疗上不能只着眼于滋阴清虚火, 要滋肾阴与清肝火并用。故方选滋肾清肝饮化裁, 方中六味地黄汤滋补肾阴, 栀子、黄芩、柴胡、白芍柔肝养肝, 清泄肝火, 同时加黄连、莲子心清心火以安神。米烈汉教授在治疗此类疾病时, 既重视本虚 (肾阴不足), 同时也结合患者年龄、发病因素等不忘调肝 (柔肝、养肝、清泄肝火)。标本兼治, 肝肾同治, 疗效显著。

腰痛（子宫内膜异位症）

初诊（2010 年 4 月 23 日）

李某某，女，44。

主诉：腰骶部酸痛半年余。

现病史：患者半年前出现腰骶部酸痛，月经先期，量多，夹血块，白带量多，色白清稀，在外院诊断为"子宫内膜异位症"。平时眠差多梦，纳可，大便干，排出不畅，每日 1 次，小便色黄多泡沫，双下肢乏困。舌淡暗，苔薄白，脉弦细。既往患有"慢性萎缩性胃炎"。

中医诊断：腰痛。

辨证：气虚血瘀。

西医诊断：子宫内膜异位症。

治则：益气活血，健脾化湿。

方药：芪丹四物汤化裁。黄芪 30g，丹参 30g，当归 14g，川芎 10g，白芍 12g，熟地黄 15g，炒山药 15g，白术 12g，车前子 15g，苍术 14g，党参 14g，陈皮 10g，枳壳 12g，制香附 14g，延胡索 15g，炒酸枣仁 30g。

7 剂，每日 1 剂，每剂水煎 400ml，分早晚两次服。

二诊（2010 年 4 月 30 日）

服药后白带量明显减少，腰骶部疼痛减轻，偶有头痛，纳可，眠一般，二便调。舌淡暗，苔薄白，脉弦细。

方药：继服上方加珍珠母 30g。

7 剂，水煎服，每日 1 剂。

三诊（2010 年 5 月 7 日）

感觉头痛、腰骶部酸困痛均减轻，时有头晕、耳鸣，月经 5 月 6 日来潮，月经量多，纳可，眠差，二便调，舌淡，苔薄白，脉细。

方药：芪丹四物汤加味。葛根 30g，天麻 15g，鸡血藤 30g，炒白术 10g，炒山药 10g，茯苓 12g，陈皮 10g，枳实 15g，珍珠母 30g。

7 剂，水煎服，每日 1 剂。

四诊（2010 年 5 月 21 日）

患者腰痛基本消失，觉小腹部略有下坠不适，白带量少，色黄，双下肢酸软，纳可，大便可，眠差，易早醒。舌质红，苔白厚，脉滑。

方药：芪丹四物汤加味。广木香6g，佩兰14g，茯苓15g，炒白术12g，陈皮10g，苍术10g，青皮10g，珍珠母30g。

12剂，水煎服，每日1剂。

3个月后随访，患者无不适。

按语 患者平素脾胃虚弱，日久可致气血亏虚。气虚，血液运行缓慢，可致瘀血内生，宜于补气补血之中而稍加活血逐瘀之药。腰痛内伤肾脏、外伤阴血，活血药物不能入其肾，唯有补肾之剂才能治愈腰痛。四物汤中的熟地黄不止有补肾之功，更有补血气、滋肾阴之效；当归补血和血；白芍补肝血润肝燥，共解肝郁。同时白芍行血中之气以解瘀阻。四物汤有补肾气、和血脉之作用，加黄芪、丹参加强益气活血之功。同时米烈汉教授治疗中重视后天脾胃功能，加炒山药、白术、车前子、苍术、党参、陈皮等健脾化湿之品使脾气得健，脾胃运化功能正常，气血充足，肾气充实，腰必无疾矣。

下腹痛（慢性附件炎）

初诊（2012年4月3日）

淮某，女，40岁。

主诉：下腹疼痛反复发作2年余。

现病史：两年前出现下腹部疼痛，少腹部疼痛明显，在外院检查为"附件炎"，服西药及清热利湿中药未见好转。现双侧少腹部疼痛，抽掣至会阴部疼痛，拒按，便秘,4天一行。月经周期正常，白带色黄，量多。舌暗红，苔薄黄，脉弦涩。

中医诊断：下腹痛。

辨证：瘀血内阻。

西医诊断：慢性附件炎。

治法：活血化瘀。

方药：膈下逐瘀汤化裁。蒲黄10g，当归10g，川芎10g，桃仁10g，牡丹皮10g，白芍15g，乌药10g，甘草6g，香附10g，红花10g，枳壳10g，延胡索14g，大黄15g，川楝子10g，乳香10g，没药10g，炒山药12g，苍术10g，黄柏10g。

6剂，每日1剂，每剂水煎400ml，分早晚两次服。

二诊（2012 年 4 月 10 日）

服药后患者觉少腹疼痛减轻，抽掣感消失，腰困痛，大便日一次，白带量多，色白。舌暗，苔白，脉弦涩。

方药：继服上方去大黄加决明子 30，杜仲 15g。

7 剂，水煎服，每日 1 剂。

三诊（2012 年 4 月 18 日）

少腹疼痛明显减轻，腰困痛减轻，白带量正常，夜休差。舌暗，苔白，脉弦。

方药：继服上方加合欢皮 30g。

6 剂，水煎服，每日 1 剂。

四诊（2012 年 4 月 26 日）

患者现少腹疼痛消失，白带正常。舌暗，苔白，脉弦。

嘱患者服大黄蟅虫丸 1 个月。后随访诸症未发。

按语 膈下逐瘀汤为《医林改错》三逐瘀汤之一。功效以活血祛瘀、行气止痛为主。临床以瘀在膈下，形成积块；或肚腹疼痛，痛处不移；或卧侧腹坠似有物者为辨证要点。本患者少腹疼痛、痛在下焦、疼痛固定、舌暗、脉弦涩均为瘀血内阻之证，符合膈下逐瘀汤主症。故米烈汉教授治疗时选用膈下逐瘀汤活血祛瘀，行气止痛，方中蒲黄易五灵脂达到异曲同工之妙，合金铃子散加强行气止痛之力。同时米烈汉教授考虑行气活血之品易耗气，在治疗时少佐健脾化湿之品顾护正气。全方辨证准确，选药精当，疗效明显。症状消失后考虑慢性疾病再次使用丸药巩固疗效。不论是否组方中加健脾之品，还是对慢性疾病治疗后期改用丸散剂均充分体现了米烈汉教授治病过程中时刻不忘顾护正气的指导思想。

溢乳（高泌乳素血症）

初诊（2009 年 9 月 30 日）

李某某，女，25 岁。

主诉：异常泌乳 1 年。

现病史：1 年前哺育小孩断奶后一直有乳汁溢出，未重视。近 1 个月来乳汁分泌有所增加，乳房压痛明显，烦躁，脱发明显，多梦。外院查泌乳素水平偏高，垂体磁共振检查正常。1 年前断乳后月经即来潮，每次月经提前10 余天，色红，量可，末次月经为 2009 年 9 月 14 日。舌红，苔薄白，脉弦细。

中医诊断：溢乳。

辨证：肝郁化火。

西医诊断：高泌乳素血症。

治法：疏肝清热。

方药：丹栀逍遥散化裁。炒白术 10g，柴胡 14g，当归 15g，茯苓 10g，甘草 6g，牡丹皮 14g，山栀子 14g，芍药 15g，香附 14g，延胡索 14g，青皮10g，枳壳 15g，厚朴 15g，益母草 30g，酸枣仁 30g，桃仁 10g，红花 10g。

7 剂，每日 1 剂，每剂水煎 400ml，分早晚两次服。

二诊（2009 年 10 月 8 日）

服药后乳房压痛减轻，纳差，夜梦多，二便调，昨日月经来潮，脱发，仍有乳汁溢出，量较前减少，头晕，舌质红，苔薄白，脉弦细。

方药：炒白术 10g，柴胡 14g，当归 15g，茯苓 10g，甘草 6g，牡丹皮14g，山栀子 14g，芍药 15g，香附 14g，青皮 10g，枳壳 15g，厚朴 15g，益母草 30g，酸枣仁 30g，桃仁 10g，红花 10g，鸡内金 15g。

7 剂，水煎服，每日 1 剂。

三诊（2009 年 10 月 15 日）

服药后乳汁溢出量较前减少，乳房压痛明显减轻，脱发减轻，夜休明显改善，纳差，舌淡苔白厚，脉弦细。

方药：炒白术 10g，柴胡 14g，当归 15g，茯苓 10g，甘草 6g，牡丹皮14g，山栀子 14g，芍药 15g，香附 14g，陈皮 10g，枳壳 15，厚朴 15g，益母草 30g，桃仁 10g，红花 10g，藿香 14g，鸡内金 15g。

7 剂，水煎服，每日 1 剂。

四诊、五诊、六诊略

七诊（2009 年 12 月 20 日）

患者现已无乳汁分泌，挤压乳房后有少量白色乳汁，乳房无压痛，纳可、眠可。舌淡，苔薄黄，脉弦。

方药：丹栀逍遥散加益母草30g，青皮10g，枳壳15g，厚朴15g。12剂，水煎服，每日1剂。

八诊（2010年1月15日）

患者现挤压乳房后无乳汁分泌，自觉无明显不适。舌淡红苔白，脉弦。复查泌乳素水平正常。嘱患者调畅情志。

按语 患者产后情绪一直低落，郁郁寡欢。断奶后一直有乳汁分泌。米烈汉教授在辨证中考虑乳房为足厥阴肝经经络循行之处，且患者因情绪低落，肝气郁结，肝郁日久化热，乳汁为人体水谷精微化生而成，与血、气、津液同源。肝火旺盛灼伤乳络，乳汁泛溢，出现异常分泌。所以米烈汉教授选丹栀逍遥散疏肝清热，使肝气调达，乳络通畅；肝火得清，乳汁寻常道而行，病自得愈。丹栀逍遥散是在逍遥散的基础上加牡丹皮、栀子而成，故又名加味逍遥散、八味逍遥散。因肝郁血虚日久，则生热化火，此时逍遥散已不足以平其火热，故加牡丹皮以清血中之伏火，炒山栀善清肝热，并导热下行。临床尤多用于肝郁化热所致的月经不调、经量过多等妇科疾病。米烈汉教授用此方治疗溢乳紧扣病机，疗效显著。

黄褐斑（蝴蝶斑）

初诊（2004年8月13日）

任某某，女，38岁。

主诉：颜面色斑1年。

现病史：1年前因日晒后致两颧部出现黄褐色色斑，自服"百消丹"减轻，近来日晒后颜面色斑再次加重，无瘙痒，眠差，二便调，月经周期正常，量可。舌红，苔薄黄，脉弦。

中医诊断：黄褐斑。

辨证：肝郁化火，气滞血瘀。

西医诊断：蝴蝶斑。

治法：疏肝理气活血。

方药：丹栀逍遥散合四物汤化裁。牡丹皮12g，栀子12g，当归12g，白芍14g，白术12g，茯神15g，柴胡12g，川芎10g，桃仁10g，合欢花15g，凌霄花6g。

6剂，每日1剂，每剂水煎400ml，分早晚两次服。

二诊（2004年8月19日）

颜面色斑颜色变淡，夜休比前改善，纳可，眠可。舌红，苔薄白，脉弦。

方药：继服上方加女贞子10g，益母草15g。

6剂，水煎服，每日1剂。

三诊（2004年8月27日）

颜面部色斑减少，颜色变淡。舌淡苔白，脉弦。

方药：当归12g，白芍14g，白术12g，茯神15g，柴胡12g，川芎10g，桃仁10g，合欢花15g，凌霄花6g，紫草15g，益母草15g，红花10g，女贞子10g。

12剂，水煎服，每日1剂。

四诊（2004年9月8日）

患者两颧部色斑消退明显，颜色略深于周围肤色。舌淡苔白，脉弦。

嘱患者继服逍遥丸1个月，后随访色斑消退。

按语 米烈汉教授治疗女子疾病，重视肝气调达。米烈汉教授认为女子以肝为用，肝藏血，肝郁气滞，气血运行不畅，可致色素沉着。患者颜面色斑日晒后加重，舌红，苔薄黄考虑为肝郁化火、气滞血瘀证。治疗以丹栀逍遥散疏肝理气兼化肝火，使肝气调达，气血通畅。同时老师治疗面斑常加一味凌霄花，凌霄花归肝经，活血凉血，常用来治疗妇科瘀血引起的经闭、癥瘕等症。面斑临床治疗疗程长，易反复，临床应紧扣病机选方用药，面斑自然而愈。同时为巩固疗效继用丸剂，以防复发。这为我们治疗慢性病及反复发作的疾病提供了治疗思路。

中医学对气、血、痰的认识

　　"气、血、痰"是中医认识人体、解释疾病、治疗疾病的重要理论源泉，是中医学重要的组成部分。历代诸多医家运用"气、血、痰"等理论，不断充实中医药辨证论治体系，指导临床，提高中医药的临床疗效。米烈汉教授通过师承及多年来的临床实践，结合现代社会生活节奏快、社会压力大、膳食营养状况改善、体力活动减少等特点，着重围绕目前临床常见病、多发病进行研究，不断继承前人业已总结的相关经验，充分挖掘中医学相关"气、血、痰"理论，梳理相互之间的辨证关系，总结出现代疾病"多滞、多瘀、多痰"等疾病特点，善于运用"气、血、痰"等理论辨证论治瘿病、月经病、消渴病、郁病等疾病。现将中医学有关气血痰理论的生理、病理以及相互之间的关系进行阐述。

中医学对气的认识

1. 气的概念

　　中医学有关气的理论较为丰富，最早见于先秦时期的相关著作，归属于中国朴素的唯物主义，是古人认识世界、解释相关自然现象的一元论的核心内容，后逐渐被引入中医学的基础理论中，并逐渐扩充、发展，广泛应用于中医基础理论的生理、病理、整体理论、辨证论治理论体系中，历代医家不断继承和发展了中医学气的理论。首先，中医学认为气是构成人体的最基本物质，是气的有形论的核心内容。《素问·宝命全形论》云："人以天地之气生，四时之法成……天地合气，命之曰人。"《灵枢·邪气脏腑病形》曰："其血气皆上于面而走空窍，其精阳气上走于目而为睛，其别气走于耳而为听，其宗气上出于鼻而为嗅，其浊气出于胃，走唇舌而为味。"如此关于气的理论阐述了气是构成自然界及人的共同核心物质，是沟通人与自然的最小不可分的元素物质，是中医学天人合一、天人相应、整体理论的物质基础。其次，气也是维持人体生命活动的最基本物质，其中气化作用是生命活动的基本特征，在气的物质基础上，演化出气的功能属性，物质和功能合二为一，相辅相成。人的生命机能来源于人的形体，人的形体又依靠摄取天地自然界的物质维持生、长、壮、老、已，其中气是维持这种变化的物质基础。生命活动是物质自然界的产物，人在与自然界的物质交换中，新陈代谢，进行生命活动。《素问·六节脏象论》指出："天食人以五气，地食人以五味；五气入鼻，藏于心肺，上使五色修明，音声能彰。五味入口，藏于肠胃，味有所藏，以养五气，气和而生，津液相成，神乃自生。"人体的气，来源于禀受父母的先天之"精气"、饮食物中的"谷气"和存在于自然界的"清气"。通过肺、脾胃和肾等脏腑生理功能的综合作用，将三者结合起来而生成。先天之精气，依赖于肾藏精气的封藏功能，才能充分发挥先天之精气的生理效应；水谷之精气，依赖于脾胃的运化功能，才能从饮食物中摄取而化生；存在于自然界的清气，则依赖于肺的呼吸功能，才能吸入。因此，从气的来源或气的生成来看，除与先天禀赋、后天饮食营养，以及自然环境等状况有关外，均与肾、脾胃、肺的生理功能密切相关。肾、脾胃、肺等的生理功能正常并保持平衡，人体的气才能充沛；反之，肾、脾胃、肺等的生理功能的任何环节的异常或失去协调平衡，均能影响气的生成，或影响气的正常生理效应，从而形成气虚、气滞、气陷、气脱等病理变化。中医学通过对气的功能作用的推演，逐渐将不同层次的功能进行分类、细化，来解释、调整人体纷繁复杂的生理、病理过程。气的相关理论逐渐渗透到阴阳、五行、脏腑等中医学基础理论，指导临床辨证论治。在气的生成过程中，脾胃的运化功能尤其重要。因人在出生以后，必须依赖水谷精微的滋养以维持各种生命活动，而机体从饮食物中摄取精微物质，又完全依赖脾胃的受纳和运化功能，才能对饮食物进行消化、吸收，把其中营养物质化为水谷精气。同时先天之精气，必须依赖于水谷精气的充养，才能充沛，从而发挥其固有的生理效应。米烈汉教授认为气的概念是中医学的理论与实践的基础，广泛渗透于阴阳、五行、藏象、经络等理论实践中，是中医学认识疾病、预防治疗疾病、改善预后等的重要工具。

2. 气的分类

气的理论作为一元论的朴素唯物主义哲学观，应用到纷繁复杂现实世界，解释各种自然、生命现象，必然要进行细化、演变。从而逐渐产生了侧重于不同功能属性的分类。人体的气，从整体而言，由先天之气、水谷之气和自然之清气，经过肺、脾胃、肾等脏腑的综合作用而生成，具有推动、温煦、防御、固摄、气化、营养和中介等作用。但由于其主要组成部分、分布部位和功能特点的不同，人体之气又可分为元气、宗气、营气、卫气等不同类型。

（1）元气　《难经》又称之为原气，是人体最基本、最重要的气，是人体生命活动的原动力。元气包括元阴、元阳之气两部分。元气是气的理论中最朴素、最精炼、最具概括性的。《内经》虽无"元气"或"原气"之称，但有"真气"之说。"真气者，经气也。""恬淡虚无，真气从之，精神内守，病安从来。""真气者，所受于天，与谷气并而充身者也。"从《内经》所论来看，一是将真气与"虚邪贼风"相对而言，指人体的正气或正气的重要部分；二是说明了真气的来源是"所受于天"，即来源于自然界的清气，与"谷气"共同充养人体。真气又名元气，乃先身生之精气。这里的元气概念，也应与古代哲学中的"元气"相区别。中国古代哲学认为，气是构成世界的本原物质，这一观点被两汉时期的"元气论"所同化，形成了"元气一元论"，即认为元气是构成天地万物的本原。米烈汉教授认为中医学的元气，主要概括了生命的本始本初及原动力，具有高度抽象和浓缩的概念。

（2）宗气　又名大气，是人体后天的根本之气之一。宗气居胸中，司呼吸，行血脉，高度概括了宗气乃推动生命运转之气。《灵枢·五味》详细论述了宗气的生成及功能："谷始入于胃，其精微者，先出于胃之两焦，以溉五脏，别出两行，营卫之道。其大气之抟而不行者，积于胸中，命曰气海，出于肺，循喉咽，故呼则出，吸则入。天地之精气，其大数常出三入一，故谷不入，半日则气衰，一日则气少矣。"《灵枢·邪客》说："宗气积于胸中，出于喉咙，以贯心脉而行呼吸焉"。张锡纯在《大气诠》中有述："大气积于胸中，为后天全身之桢干，《内经》所谓宗气也。"由于宗气积聚于胸中，故称胸中为"气海"，又名"膻中"。"其大气之抟而不行者，积于胸中，命曰气海。"后世医家多运用宗气理论，阐释心肺之病。宗气的生理功能失调主要表现为宗气不足、宗气下陷，两者的侧重存在程度、症状的不同。对肺脏的影响是"膻中者，为气之海……气海不足，则气少不足以言"，可出现气短无力，少气不足以息，语音低微，气促，呼吸困难似喘等症状；在心则是"宗气不下，脉中之血，凝而留止"，可出现心悸、胸痛、胸中憋闷、口唇色暗发紫等症状。但宗气兼理心肺，总行气血，是心肺联系、协调的枢机，在宗气的滋养、推动下，心肺机能达到高度的分工与合作，病理状态下，宗气也成为心肺病变相互传变、相互影响的中介。米烈汉教授认为宗气的生理功能是气血理论的基础和源头，亦为心肺功能的物质基础，生命活动的枢机。

（3）营气　又名"荣气"，是循行于脉中而富有营养作用的气。营气体现了气的滋养、柔润的特性。营，有营养、营运之意。由于营气行于脉中，与血液并行，是化生血液的重要物质基础，二者可分而不可离，故常"营血"并称。营气是行于脉中而具有营养作用的气。因其富有营养，在脉中营运不休，故称之为营气。由于营气在脉中，是血液的重要组成部分，营与血关系密切，可分不可离，故常常将"营血"并称。营气与卫气从性质、功能和分布进行比较，则营属阴，卫属阳，所以又常常称为"营阴"。营气来源于脾胃运化的水谷精微。水谷之精化为水谷之气，其中由精华部分所化生的为营气，并进入脉中运行全身。《素问·痹论》说："营者，水谷之精气也。和调于五脏，洒陈于六腑，乃能入于脉也。故循脉上下，贯五脏，络六腑也。"可见营气由水谷之精所化生，进入脉中，循脉运行全身，内入脏腑，外达肢节，终而复始，营周不休。营气的生理功能有化生血液和营养全身两个方面。营气注于脉中，化为血液。《灵枢·邪客》说："营气者，泌其津液，注之于脉，化以为血。"营气与津液调和，共注脉中，化成血液，并保持了血液量的恒定。营气循血脉流注于全身，五脏六腑、四肢百骸都得到营气的滋养。由于营气为全身脏腑组织提供了生理活动的物质基础，因此营气的营养作用在生命活动中非常重要。如《灵枢·营卫生会》说："此所受气者，泌糟粕，蒸津液，化其精微，上注于肺脉，乃化而为血，以奉生身，莫贵于此，故独得行于经隧，命曰营气。"营气化生血液和营养全身的生理作用是互相关联的，若营气亏少，则会引起血液亏虚以及全身脏腑组织因得不到足够营养而造成生理功能减退的病理变化。米烈汉教授认为这些表述都体现了气的滋养、濡润的功能特性，丰富了中医学有关气的理论的内涵和外延。

（4）卫气　是指运行于脉外，具有保卫机体作用的气。卫，即保卫、护卫之义。卫气与营气相对而言，属性为阳，性质彪悍，故又称为"卫阳"。《灵枢·本脏》曰："卫气者，所以温分肉，充皮肤，肥腠理，司开阖者也。"说明卫气具有防御外邪、温煦周身、调控汗液排泄的作用。卫气是行于脉外而具有保卫作用的气。因其有卫护人体，避免外邪入侵的作用，故称之为卫气。卫气与营气相对而言属于阳，故又称为"卫阳"。卫气来源于脾胃运化的水谷精微。水谷之精化为水谷之气，其中剽悍滑利部分化生为卫气。《素问·痹论》说："卫者，水谷之悍气也。其气剽疾滑利，不能入于脉也。故循皮肤之中，分肉之间，熏于肓膜，散于胸腹。"因此，卫气由水谷之精化生，运行于脉外，不受脉道的约束，外而皮肤肌腠，内而胸腹脏腑，布散全身。卫气有防御外邪、温养全身和调控腠理的生理功能。卫气有防御外邪入侵的作用。卫气布达于肌表，起着保卫作用，抵抗外来的邪气，使之不能入侵人体。《医旨绪余·宗气营气卫气》说："卫气者，为言护卫周身……不使外邪侵犯也。"因此，卫气充盛则护卫肌表，不易招致外邪侵袭，卫气虚弱则常常易于感受外邪而发病。卫气具有温煦全身的作用。内而脏腑，外而肌肉皮毛都得到卫气的温养，从而保证了脏腑肌表的生理活动得以正常进行。卫气充足，温养机体，则可维持人体体温的相对恒定。卫气虚亏则温煦之力减弱，易致风寒湿等阴邪乘虚侵袭肌表，出现阴盛的寒性病变。但若卫气在局部运动受阻，郁积不散则可出现阳盛的热性病变。故《读医随笔·气血精神论》说："卫气者，热气也。凡肌肉之所以能温，水谷之所以能化者，卫气之功用也。虚则病寒，实则病热。"卫气能够调节控制腠理的开阖，促使汗液有节制地排泄。卫气的这一调控作用，既有气能固摄的一面，又有气能推动的一面。通过汗液的正常排泄，使机体维持相对恒定体温，从而保证了机体内外环境之间的协调平衡。《景岳全书·杂证谟·汗证》说："汗发于阴而出于阳。此其根本则由阴中之营气，而其启闭则由阳中之卫气。"因此，当卫气虚弱时，则调控腠理功能失职，可以出现无汗、多汗或自汗等病理现象。

卫气的三个功能之间是相互联系和协调一致的。抵御外邪的入侵与腠理开阖的关系也很密切，若腠理疏松，汗液自出，则易于遭邪侵犯；而腠理致密，则邪气难以入侵。在调节体温方面，卫气的温煦功能也与汗孔的开阖密切相关，只有温煦的升温与出汗的降温之间不断地相互协调，人体的体温才得以保持正常。如若温煦太过而汗出不及，则身热无汗；如若温煦不及而汗出过多，则肤冷多汗。《灵枢·本藏》所谓"卫气者，所以温分肉，充皮肤，肥腠理，司开阖者也"，即对卫气三个功能的概括。米烈汉教授认为卫气是气的功能属性中主外、温煦、彪悍的一面。

2. 气的生理功能

气是维持人体生命活动的最基本物质，它对于人体具有多种重要的生理功能。

（1）**推动作用** 气的推动作用是气的其他功能的基础。气是活力很强的精微物质，它对于人体的生长发育，各脏腑、经络等组织器官的生理活动，血的生成和运行，津液的生成、输布和排泄等，均起着推动作用和激发其运动的作用。米烈汉教授认为，如果气的虚衰或气的推动、激活作用减弱，均能影响机体的生长·发育，或出现早衰，或使脏腑、经络等组织器官的生理活动减弱，或使血和津液的生成不足和运行迟缓，从而引起血虚、血液运行不利和水液停滞等病理变化。

（2）**温煦作用** 《难经·二十二难》说："气主煦之。"即说气是人体热量的来源，具有温养五脏六腑、四肢百骸的作用。人体的体温是依靠气的温煦作用来维持恒定；各脏腑等组织器官，也要在气的温煦作用下进行正常的生理活动；血和津液等液态物质，也要依靠气的温煦作用，进行着正常的循环运行，故说"血得温而行，得寒而凝"。《质疑录》曰："人体通体之温者，阳气也。"如果气的温煦作用失常，不仅出现畏寒喜热、四肢不温、体温低下、血和津液运行迟缓等寒象；还可因某些原因，引起气聚不散，气郁而化热，出现恶热喜冷、发热等热象。所以《素问·刺志论》说："气实者，热也；气虚者，寒也。"

（3）**防御作用**　机体的防御作用是非常复杂的，包括了气、血、津液、脏腑、经络等组织器官的多方面的综合作用。《医旨绪余·宗气营气卫气》云："卫气者，为言护卫周身，温分肉，肥腠理，不使外邪侵袭也。"气的防御作用，主要体现于护卫全身的肌表，防御外邪的入侵。《素问·评热病论》说："邪之所凑，其气必虚。""其气必虚"，是指气的防御作用减弱，外邪得以侵入机体而致病。由此可见，气的防御作用减弱；全身的抗病能力随之而下降，机体也易罹患疾病。《冯氏锦囊秘录》云："正气旺者，虽有强邪，亦不能感，感亦必轻，故多无病，病亦易愈；正气弱者，虽即微邪，亦得易袭，袭则必重，故最多病，病亦难痊。"

（4）**固摄作用**　气的固摄作用，主要是对血、津液等液态物质具有防止其无故流失的作用。具体表现在：固摄血液，可使血液循脉而行，防止其逸出脉外；固摄汗液、尿液，唾液、胃液、肠液和精液等，控制其分泌排泄量，以防止其无故流失；同时固摄脏腑经络之气，使之不过于耗失，以维持脏腑经络的正常功能活动。气的固摄作用实际上是通过脏腑经络的作用而实现的。若气的固摄作用减弱，能导致体内液态物质大量流失的危险。如气不摄血，可导致各种出血；气不摄津，可导致自汗、多尿或小便失禁、流涎、泛吐清水、泄泻滑脱；气不固精，可出现遗精、滑精和早泄等；其病轻者为散、为泄，重者为脱。凡汗出亡阳，精滑不禁，泻痢不止，大便不固，小便自遗，久嗽亡津，归于气脱；凡下血不止，崩中暴下，诸大亡血，归于血脱。

（5）**气化作用**　气化，是指通过气的运动而产生的各种变化。具体地说，是指精、气、血、津液各自的新陈代谢及其相互转化。《景景室医稿杂存》曰："鼻受天之气，口受地之味。其气所化，宗气、营、卫，分而为三。由是化津、化液、化精、化血，精复化气，以奉养生身。"气、血、津液的生成，都需要将饮食物转化成水谷之精气，然后再化生成气、血、津液等；津液经过代谢，转化成汗液和尿液；饮食物经过消化和吸收后，其残渣转化成糟粕等等，都是气化作用的具体表现。如果气化功能失常，即能影响到气、血、津液的新陈代谢；影响到饮食物的消化吸收；影响汗液、尿液和粪便等的排泄，从而形成各种代谢异常的病变。所以说气化作用的过程，实际上是体内物质代谢的过程，是物质转化和能量转化的过程。

3．气的病理状态

气的病证很较多，《素问·举痛论篇》说："百病生于气也。"指出了气病的广泛性。但气病临床常见的征候，可概括为气虚、气陷、气滞、气逆四种。

（1）**气虚证** 气虚证指脏腑组织机能减退所表现的证候。《医门法律·明胸中大气之法》指出"惟气以形成，气聚则形存，气散则形亡""气聚则生，气散则死"。气虚常由久病体虚，劳累过度，年老体弱等因素引起。临床可见少气懒言，神疲乏力，头晕目眩，自汗，活动时诸症加剧，舌淡苔白，脉虚无力。本证以全身机能活动低下的表现为辨证要点。人体脏腑组织功能活动的强弱与气的盛衰有密切关系，气盛则机能旺盛，气衰则机能活动减退。由于元气亏虚，脏腑组织机能减退，所以气少懒言，神疲乏力；气虚清阳不升，不能温养头目，则头晕目眩；气虚毛窍疏松，卫外不固则自汗；劳则耗气，故活动时诸症加剧；气虚无力鼓动血脉，血不上营于舌，而见舌淡苔白；运血无力，故脉象按之无力。

（2）**气陷证** 气陷证是指气虚无力升举而反下陷的证候。多见于气虚证进一步发展，或劳累用力过度，损伤某一脏器所致。临床可见头晕目花，少气倦怠，久痢久泄，腹部有坠胀感，脱肛或子宫脱垂等。舌淡苔白，脉弱。气虚机能衰退，故少气倦怠。清阳之气不能升举，所以头晕目花。脾气不健，清阳下隐，则久痢久泄。气陷于下，以致诸脏器失其升举之力，故见腹部坠胀、脱肛、子宫或胃等内脏下垂等证候。气虚血不足，则舌淡苔白，脉弱。

（3）**气滞证** 气滞证是指人体某一脏腑，某一部位气机阻滞，运行不畅所表现的证候。多由情志不舒，或邪气内阻，或阳气虚弱，温运无力等因素导致气机阻滞而成。临床可见胀闷，疼痛，攻窜阵发。本证以胀闷、疼痛为辨证要点。气机以畅顺为贵，一有郁滞，轻则胀闷，重则疼痛，而常攻窜发作，无论郁于脏腑经络肌肉关节，都能反映这一特点。同时由于引起气滞的原因不同，因而胀、痛出现的部位状态也各有不同。如食积滞阻则脘腹胀闷疼痛；若肝气郁滞则胁肋窜痛；当然气滞于经络、肌肉，又必然与经络、肌肉部位有关。所以，辨气滞证候尚须与辨因辨位相结合。

（4）**气逆证** 气逆证是指气机升降失常，逆而向上所引起的证候。临床以肺胃之气上逆和肝气升发太过的病变为多见。其中肺气上逆，则见咳嗽喘息；胃气上逆，则见呃逆，嗳气、恶心、呕吐；肝气上逆，则见头痛，眩晕，昏厥，呕血等。本证以气机逆而向上为辨证要点。肺气上逆，多因感受外邪或痰浊壅滞，使肺气不得宣发肃降，上逆而发喘咳。胃气上逆，可由寒饮、痰浊、食积等停留于胃，阻滞气机，或外邪犯胃，使胃失和降，上逆而为呃逆，可见嗳气、恶心、呕吐。肝气上逆，多因郁怒伤肝，肝气升发太过，气火上逆而见头痛、眩晕、昏厥；血随气逆而上涌，可致呕血。

中医学对血的认识

1. 血的概念

血主要由营气和津液所组成。营气和津液，都来自所摄入的饮食物，经脾和胃的消化吸收而生成的水谷精微，所以说脾和胃是气血生化之源。血液的生成过程，要通过营气和肺的作用，方能化生为血。营气和津液，都是生成血的主要物质基础。由于营气和津液都来源于水谷精微，所以饮食营养和优劣和脾胃运化功能的强弱，直接影响着血液的化生。饮食营养的长期摄入不足，或脾胃运化功能的长期失调，均可导致血液的生成不足，而形成血虚的病理变化。

2. 血的生理功能

（1）**营养滋润全身**　血的营养作用是由其组成成分所决定的。血循行于脉内，是发挥营养作用的前提和血沿脉管循行于全身，为全身各脏腑组织的功能活动提供营养。《难经·二十二难》将血的这一作用概括为"血主濡之"。全身各部（内脏、五官、九窍、四肢、百骸）无一不是在血的濡养作用下而发挥功能的。如鼻能嗅、眼能视、耳能听、喉能发音、手能摄物等都是在血的濡养作用下完成的。正如《金匮钩玄·血属阴难成易亏论》所云："目得之而能视，耳得之而能听，手得之而能摄，掌得之而能握，足得之而能步，脏得之而能液，腑得之而能气。是以出入升降，濡润宣通者，由此使然也。"血的濡养作用可以从面色、肌肉、皮肤、毛发等方面反映出来。血的濡养作用正常，则面色红润、肌肉丰满壮实、肌肤和毛发光滑等。当血的濡养作用减弱时，机体除脏腑功能低下外，还可见到面色不华或萎黄、肌肤干燥、肢体或肢端麻木、运动不灵活等临床表现。"故凡为七窍之灵，为四肢之用，为筋骨之和柔，为肌肉之丰盛，以至滋脏腑，安神魂，润颜色，充营卫，津液得以通行，二阴得以调畅，凡形质之所在，无非血之用也。"（《景岳全书·血证》）

（2）**神志活动的物质基础**　血与神志活动有着密切关系，血的这一作用是古人通过大量的临床观察而认识到的。所以说"血者，神气也"（《灵枢·营卫生会》）。人的精力充沛、神志清晰、感觉灵敏、活动自如，均有赖于血气的充盛、血脉的调和与流利。正如《灵枢·平人绝谷》中说的"血脉和利，精神乃居。"故《素问·八正神明论》说："血气者，人之神，不可不谨养。"无论何种原因形成的血虚或运行失常，均可以出现不同程度的神志方面症状。心血虚、肝血虚，常有惊悸、失眠、多梦等神志不安的表现，失血甚者还可出现烦躁、恍惚、癫狂、昏迷等神志失常的改变。所以，不论何种原因所形成的血虚、血热或运行失常，均可以出现精神衰退、健忘、多梦、失眠、烦躁，甚则可见神志恍惚、惊悸不安，以及谵狂、昏迷等神志失常的多种临床表现。

3. 血的病理状态

血的病证表现很多，因病因不同而有寒热虚实之别，其临床表现可概括为血虚、血瘀、血热、血寒四种证候。

（1）**血虚证**　是指血液亏虚，脏腑百脉失养，表现全身虚弱的证候。血虚证的形成，有禀赋不足；或脾胃虚弱，生化乏源；或各种急慢性出血；或久病不愈；或思虑过度，暗耗阴血；或瘀血阻络新血不生；或因患肠寄生虫病而致。临床可见：面白无华或萎黄，唇色淡白，爪甲苍白，头晕眼花，心悸失眠，手足发麻，妇女经血量少色淡，经期错后或闭经，舌淡苔白，脉细无力。本证以面色、口唇、爪甲失其血色及全身虚弱为辨证要点。人体脏腑组织，赖血液之濡养，血盛则肌肤红润，体壮身强，血虚则肌肤失养，面唇爪甲舌体皆呈谈白色。血虚脑髓失养，睛目失滋，所以头晕眼花。心主血脉而藏神，血虚心失所养则心悸，神失滋养而失眠。经络失滋致手足发麻，脉道失充则脉细无力。女子以血为用，血液充盈，月经按期而至，血液不足，经血乏源，故经量减少，经色变淡，经期迁延，甚则闭经。

（2）**血瘀证**　是指因瘀血内阻所引起的一些证候。形成血瘀证原因有：寒邪凝滞，以致血液瘀阻，或由气滞而引起血瘀；或因气虚推动无力，血液瘀滞；或因外伤及其他原因造成血液流溢脉外，不能及时排出和消散所形成。临床表现有疼痛，痛有定处，拒按，常在夜间加剧。肿块在体表者，色呈青紫；在腹内者，紧硬按之不移，称为癥积。出血反复不止。色泽紫暗，中夹血块，或大便色黑如柏油。面色黧黑，肌肤甲错，口唇爪甲紫暗，或皮下紫斑，或肤表丝状如缕，或腹部青筋外露，或下肢筋青胀痛等。妇女常见经闭。舌质紫暗，或见瘀斑瘀点，脉象细涩。本证以痛如针刺，痛有定处，拒按，肿块，唇舌爪甲紫暗，脉涩等为辨证要点。由于瘀血阻塞经脉，不通则痛，故疼痛是瘀血证候中最突出的一个症状。瘀血为有形之邪，阻碍气机运行，故疼痛剧烈如针刺，部位固定不移。由于夜间血行较缓，瘀阻加重，故夜间痛甚。积瘀不散而凝结，则可形成肿块，故外见肿块色青紫，内部肿块触之坚硬不消。出血是由于瘀血阻塞络脉，阻碍气血运行，致血涌络破，不循经而外溢，由于所出之血停聚不散，故色呈紫暗，或已凝结而为血块。瘀血内阻，气血运行不利，肌肤失养，则见面色黧黑，肌肤甲错，口唇、舌体、指甲青紫色暗等体征。瘀血内阻，冲任不通，则为经闭。丝状红缕、青筋显露、脉细涩等皆为瘀阻脉络、血行受阻之象。舌体紫暗，脉象细涩，则为瘀血之症。

（3）**血热证**　是指脏腑火热炽盛，热迫血分所表现的证候。本证多因烦劳、嗜酒、恼怒伤肝、房劳过度等因素引起。临床表现有咯血、吐血、尿血、衄血、便血、妇女月经先期、量多、血热、心烦、口渴、舌红绛、脉滑数。本证以出血和全身热象为辨证要点。血热迫血妄行，血络受伤，故表现为各种出血及妇女月经过多等。火热炽盛，灼伤津液，故身热、口渴；火热扰心神则心烦；热迫血行，壅于脉络则舌红绛，脉滑数。血分火热炽盛，有内伤外感之别。此处所指血热主要为内伤杂病。在外感热病辨证中，有热入血分的"血分证"亦是指血热。

（4）**血寒证**　是指局部脉络寒凝气滞，血行不畅所表现的征候。常由感受寒邪引起。临床表现有手足或少腹冷痛，肤色紫暗发凉，喜暖恶寒，得温痛减，妇女月经延期，痛经，经色紫暗，夹有血块，舌紫暗，苔白，脉沉迟涩。本证以手足局部疼痛，肤色紫暗为辨证要点。寒为阴邪，其性凝敛，寒邪客于血脉，则使气机凝滞。血行不畅，故见手足或少腹冷痛。血得温则行，得寒则凝，所以喜暖怕冷，得温痛减。寒凝胞宫，经血受阻，故妇女经期推迟，色暗有块。舌紫暗，脉沉迟涩，皆为寒邪阻滞血脉，气血运行不畅之征。

中医学对痰的认识

1. 痰的概念

痰证是因体内水液代谢失常而产生一系列证候的一类病证。明代龚廷贤在《寿世保元·痰饮》中说"痰者，病名也"，李梴在《医学入门》一书中指出"痰乃津血所成，随气升降，气血调和则流行不聚，内外感伤则壅逆为患"，所以痰的内涵是指脏腑气血失和、水湿津液凝聚变化而成的致病因素。关于痰证，历代医家多有论述，有"痰饮""流饮""淡饮"等。一般有广义之痰和狭义之痰之分。狭义之痰指呼吸道的分泌物，咳之可出，有形质可辨者，又称有形之痰；广义之痰多为无形之痰，表现症状纷繁，不易被查知。《诸病源候论》将痰与饮分为两证，即后世所说稠浊者为痰，清稀者为饮，这种对痰饮证的分类法，影响较大，一般教材中均列痰饮一证。张仲景所说的四饮（狭义的痰饮、悬饮、溢饮、支饮）与痰湿证虽均属体内水液输布运化失常的病证，但与痰证却有区别，尤其与无形之痰差别甚大。

痰证是中医领域中许多疾病的一个带有共性病机的一类证候，涉及病种繁多，故有"百病兼痰"的说法。由于其症状纷繁庞杂，尤其是一些无形之痰，病证辨识存在难度，症状不典型，又无明显形质可辨，有些奇病怪病又多责之于痰作祟，故痰证中有相当比例的证候确属疑难。

2. 痰证的成因

痰证成因主要有外感六淫，内伤七情，波及脏腑而致津液代谢失常。病机上，外感六淫，邪阻气化，津液积聚，可凝结为痰；内伤七情，郁结不畅，气不布津，聚而为痰；贪酒无常，膏粱厚味，湿热熏蒸，灼津为痰；体虚劳倦，房劳过度，元气大伤，水谷不化，可反留为痰。故陈无择谓"三因皆可为痰"。

（1）六淫生痰，气阻津凝

因风生痰　风为六淫之首，风邪伤人，首先犯肺，肺气失宣，清肃失司，水液不布，聚生痰浊，可见咳喘、咯痰之症。如风夹痰浊，流窜经络，可见口眼㖞斜，或肢体游走痹痛，麻木不仁。

因寒致痰　寒为阴邪，易伤人之阳气，寒盛阳虚，水液失于温运，凝结成痰，其症见咳喘、咯痰清稀色白、骨痹冷痛等症。

因湿生痰　湿邪重浊黏滞，如气候潮湿，坐卧卑湿，涉水淋雨，则湿邪侵犯人体，留而不去，久聚生痰；或湿郁化热，湿热相煎，炼液为痰；或湿困脾胃，脾失健运，遂成生痰之源。

因暑生痰　暑邪乃火热所化，伤人易耗津伤液，炼液为痰。且暑邪易夹湿，暑热蒸化湿浊而生痰邪。

因燥生痰　燥邪伤人，最易伤肺，致津液燥干为痰。临床见症常为干咳少痰，或胶结难咯，或痰中带血，咳而不爽。

火热生痰　六淫之火，多指直接感受的温热邪气，或由他邪郁而化火而成。温热邪气，首传肺胃，肺居上焦为贮痰之器，火为无表之气，必附于有形之痰，方能猖獗为害，轻则致肺气受阻，宣肃失司，为咳为呕，甚则痰热久滞，蒸迫心神，灵机堵塞，为蒙为瞀，扰动肝风，为闭为厥，诸症多端，皆与痰火作祟有关。

（2）七情失调，气滞生痰　《三因极一病证方论》谓："七情扰乱，郁而生痰。"《医学入门》云："为痰为积，本七情。"可见内伤七情在痰之成因中占有重要位置。如喜伤心神，心气缓散不收，心窍为痰所蒙，神明失主，见神志昏迷或恍惚，甚则语无伦次，举止失常；怒伤肝，或肝气郁滞，气机不利，三焦不畅，水液代谢失常，聚生痰浊；或肝郁进而乘脾，脾土失运，水湿内停，聚而生痰；或气郁化热，灼津成痰，痰热为风，痰挟风阳，上逆清窍。所以《景岳全书》谓："木郁生风，本肝家之痰。"忧伤肺，气机不舒，清肃宣降失职，易聚湿生痰，或子病及母，影响脾土，脾失健运，水湿不化，更易致痰，故《医门法律》谓："多忧者伤脾气内郁，而食亦不化，气食痰饮，互结成癖。"思伤心脾，气机升降不利，水液停滞而生痰。悲则气消，易耗肺气，肺气虚损，宣降失常，水道不利，致生痰浊。惊恐伤肾，肾气不固，肾虚不能制水，水不归源，泛而成痰；或惊则气乱，心神不安，舍空，神不守则痰生，朱丹溪谓："惊则神出于舍，舍空得液则成痰，血气入舍，则痰拒其神不得归焉。"因此，情志失调，可引起脏腑功能活动失调，水液代谢障碍而生痰，且痰之为病，又常易引起情志异常，如痫证的反复发作、癫狂之失态及中风之昏迷，皆多为痰证所致。

（3）**饮食失宜，生痰阻气**　饮食自倍，饮食不洁，或饮食偏嗜，皆可致脾胃运化水湿功能失常而生痰浊。饮食自倍，食物不能及时腐熟运化，食滞过久，郁而化热生痰，所以《医学入门》谓："食痰因饮食不化，结成痞块。"饮食生冷不洁之物，脾胃受损，或劳役过度，暴食饮冷，脾胃力衰，均致水饮痰浊内停。饮食偏嗜肥甘厚味，助湿生痰，嗜酒好烟，积热酿痰。如《河间六书》之谓："酒性大热而引饮，令口热凝于胸中，不散而成湿，故痰作矣。"

（4）**脏腑失调**　中医认为，痰、饮、水都是人体水谷精微的病理产物。痰病发生与肺、脾、肾三脏水液代谢失常有关。中医有"五脏六腑俱能生痰"之论。痰的生成与脏腑功能有密切关系。

脾与痰　脾气散精主运化，为人体水液代谢之枢纽，脾功能失常，则水湿聚而成痰。《医宗必读》云："水精四布，五经并行，何痰之有；脾土虚弱，清者难升，浊者难降，留中滞膈，凝聚为痰。"故也有"痰者涎液结聚"之说，其多由于"劳伤之人，脾胃虚弱，不能克消水浆，故为痰饮也"。明代张介宾云："夫人之多痰，皆由中虚使然。"中虚实指脾虚升降失常，又云："果使脾强胃健，如少壮者流，则水谷随食随化，十留一二，则一二为痰，十留三四，则三四为痰。"在治疗上，古人提出："治痰先治脾，脾复健运正常，而痰自化也。"后世医家总结脾与痰的关系，概而括之"脾为生痰之源"。

肺与痰　肺主一身之气，通调水道，通过其宣发肃降功能，使津液敷布全身，故有"肺为水之上源"之称。若肺失肃降，治节无权，则津液也可聚而为痰。临床感邪，肺气不宣，六淫化火，或肺阴不足，均可煎熬津液为痰。古有"肺为贮痰之器"之说。

肾与痰　肾藏元阳，主水，可调节水液代谢，故称"水之下源"，若肾阳不足，开合失度，则水液代谢失常，波及脾肺，而生成痰病或饮症。故中医认为"肾为痰之本"。肾之虚火，也常可炼液成痰，医云："肾生痰，多虚痰，久病多痰，切不可作脾虚生痰论。善病久不愈，未有不肾水亏损者，非肾水上泛为痰，此久病之痰也。"并在治疗上提出实痰易治，"其来也骤，其去也速"；然虚痰难愈，"其来也渐，其去也迟"。治痰之原则在于"使痰不生"，实则指久病之顽痰，用温补肾阳，"补火生土"，可化散痰结。

肝与痰　肝体阴用阳，藏泄并用，具刚柔曲直之性。《内经》云："在气为柔，其性为喧，其德为和，其用为动。"中医有"肝为万病之贼"的比喻，肝生痰就是其病变因素。朱丹溪指出："善治痰者，不治痰而先治气，气顺则一身之津液亦随气而顺矣。"治痰治气主要指肝气，肝气的舒畅条达与否，是津液凝滞为痰的主要原因。

心与痰　心生痰是因心气虚弱，痰浊因虚乘心，心阳不振，血行迟缓则自身生痰。《灵枢》指出："津液和调，变化而赤为血。"若心脉瘀阻，则聚而为痰，发为胸痛，这也是心生痰。故临床治疗心痛，不仅活血化瘀，化痰通阳也是其治疗的重要手段。心生痰也有"痰迷心窍"之说，从而产生神智方面的症状。

三焦与痰　三焦生痰为中医学独特内容，故有"三焦者决渎之官，水道出焉"之论。如果三焦气化失常或气脉闭塞，水液无法正常运化，不能行使"决渎"的功能，因而津液不通，停聚而为痰。故临床上的温通三焦，治疗痰湿及水湿停留痰病。

3. 痰的致病特性

（1）**痰性属阴，易遏阳气**　痰属阴邪，其致病多以病变部位闷胀困重、麻木、冷痛为主，遇寒则剧，得温则舒，或见肿块不红不痛，根脚散漫，或见冷痛不红。故《金匮要略》有"病痰饮者当以温药和之"之论，提示痰乃阴冷之邪，得温则散。阴性之物，易伤人阳气，以致清阳不升，而见嗜睡、困顿、体倦乏力、病位恶寒。然临床上也有痰之热化证。

（2）**痰证凝滞，易阻气机**　痰属阴邪，质性黏稠，滞涩不散，其为病表现有二：一是指病情缠绵，不易速效；二是指症状多见肿块、结节，或结于皮下，或结于腹腔、内脏，中医学的"瘰疬""瘿瘤""瘤块""癥瘕""乳癖""流痰"，大都由于痰证所致。痰性黏凝，滞着不去，阻碍气机，是痰病发生发展的主要病机，如痰阻胸痹证、痰热结胸证、湿痰中阻的脘痞证、气痰阻咽的梅核气等，无不与痰阻气机有关。因此有谓"治痰调气为先""气行则痰自消"。

（3）**痰性流动，变化百端**　痰性流动，是言其致病的广泛性，如《杂病源流犀烛》谓："痰之为物，流动不测，故其为害，上至巅顶，下至涌泉，随气升降，周身内外皆到，五脏六腑俱有。"因此由痰而导致的痰病也就多种多样，变化百端；或贮于肺，或停之于胃，或上蒙脑窍，下扰肝胆，或泛溢于肌肤，或流窜于经络，无所不至。且易随风动，表现为头目晕眩，或中风痰厥，口眼㖞斜，舌强不语，半身不遂等。古人因于痰邪致病的多样性，谓"百病皆由痰作祟"。

（4）**痰多兼杂，痰瘀交夹**　痰形成之后，因致病因素的性质或素体禀赋而有寒热虚实之异。临床上常有寒痰、热痰、虚痰、实痰之别。外感寒邪，或素体阳气不足，易为寒痰；外感热邪，或热极生风，可为风痰。寒痰、热痰多有虚实之分，实痰易治，虚痰难医。《景岳全书》谓："天下之实痰无几，而痰之宜伐者亦无几，故治痰者，必当温脾强肾，以治痰之本，使根本渐充，则痰将不治而自去矣。"这是因为"实痰其来也骤,其去也速",病本不深,而虚痰"其来也渐,其去也迟",故病难医。所谓虚痰者,是指肾阳虚衰、水湿津液难于气化所聚而生成的痰,又易形成本虚标实之证,如攻伐之,则伤其正气,致正气更虚,痰益凝固,如培补正气,则又易助痰为患,可见肾阳不足是生痰和痰病难愈之关键。

气、血、痰的关系

1. 气与血的生理关系

《素问·调经论》云:"人之所有者,血与气耳。"说明气与血在人体生命活动中占有重要的地位。其中气属阳,无形主动,主温煦;血属阴,有形主静,主濡养。这是气与血在属性和生理功能上的区别。但二者又都主要源于脾胃化生的水谷精微,在生理上相辅相成,相互依存,相互资生,共同维系并促进着生命活动。《难经本义》云:"气中有血,血中有气,气与血不可须臾相离,乃阴阳互根,自然之理也。"气与血之间的这种关系可以概括为"气为血之帅,血为气之母"。气属于阳,血属于阴,气和血在功能上存在着差别,但气和血之间又存在气能生血、行血、摄血、血为气母、血能载气五个方面的关系。

(1) **气能生血** 气能生血是指血液的组成及其生成过程中均离不开气和气的气化功能。营气和津液是血液的主要组成部分,它们来自脾胃所运化的水谷精气。从摄入的饮食物,转化成为水谷精气,从水谷精气转化成营气和津液,再从营气和津液化赤为血,均离不开气的运动变化。正如《灵枢·决气》所云:"何谓血?岐伯曰:中焦受气取汁,变化而赤,是谓血。"因此说气能生血。气旺,则化生血液的功能亦强;气虚,则化生血的功能亦弱,甚则可导致血虚。临床治疗血虚病证时,常配合补气药物,即气能生血理论的实际应用。

(2) **气能行血** 气能行血,血属阴而主静,血不能自行,血在脉中循行,内至脏腑,外达皮肉筋骨,全赖于气的推动。如血液循行,有赖于心气的推动,肺气的宣发布散,肝气的疏泄条达,概括为气行则血行。如气虚或气滞,推动血行的力量减弱,则血行迟缓,流行不畅,称之为"气虚血瘀""气滞血瘀"。如气机逆乱,血亦随气的升降出入逆乱而异常,血随气升则面红、目赤、头痛,甚则出血;血随气陷则脘腹坠胀,或下血崩漏。因此,临床治疗血行失常的病证时,常分别配合补气、行气、降气的药物,才能获得较好的效果。

(3) **气能摄血** 摄血,是气的固摄功能的具体体现。血在脉中循行而不逸出脉外,主要依赖于气对血的固摄作用,如果气虚则固摄作用减弱,血不循经而逸出脉外,则可导致各种出血病证,即"气不摄血"。临床治疗此类出血病证时，常用补气摄血的方法，引血归经，达到止血的目的。气能生血、气能行血、气能摄血这三方面气对血的作用，概括称为"气为血帅"。

（4）**血为气母**　血为气母是指血是气的载体，并给气以充分濡养。血能养气，是指血液可以充养人体之气，使气保持旺盛。一方面气依附于血而存在，而血液循环流布周身，能够不断地为气的生成和功能活动提供营养，以维持气的正常生理功能。另一方面，与气生成有关的肺、脾、肾等脏，也需要得到血液的濡养，才能不断地化生人体之气。因此，血足则气旺，血虚则气衰。临床常见久病血虚的患者，也伴有气虚的表现，其原理即在于此。

（5）**血能载气**　血能载气是指气依附于血中，依赖血之运载而布达全身。又称"血能藏气""血能寓气"。气属阳，主动；血属阴，主静。由于气的活力很强，运行疾速，极易行而不止，散而不聚，所以必须依附于有形之血，才能正常的流通。"气之性情慓悍滑疾，行而不止，散而不聚者也。若无以藏之，不竟行而竟散乎？惟血之质为气所恋，因以血为气之室，而相裹结不散矣。"因此，临床上大出血的患者，往往气亦随之脱失，形成气随血脱的危症；或血行瘀阻不畅，而引起气机郁滞不通。由于气的活力很强，易于逸脱，所以必须依附于血和津液而存在于体内。如果血虚，或大出血时，气失去依附，则可浮散无根而发生脱失。故在治疗大出血时，往往多用益气固脱之法，其机理亦在于此。

2. 气与血的病理关系

气对于血，具有推动、温煦、化生、统摄的作用，故气的虚衰和升降出入异常，必然影响及血。例如，气虚则血无以生化，血必因之而虚少；气虚则推动、温煦血液的功能减弱，血必因之而凝滞；气虚则统摄功能减弱，则血必因之外溢而出血。气滞则血必因之而瘀阻；气机逆乱血必随气上逆或下陷，甚则上为吐衄，下为便血、崩漏。另一方面，血对于气，则具有濡养和运载作用，在血液虚亏和血行失常时，也必然影响及气。例如，血虚则气亦随之而衰；血瘀则气亦随之而郁滞；血脱则气无所依而脱逸。气血关系失调，主要有气滞血瘀、气不摄血、气随血脱、气血两虚和气血不荣经脉等几方面。

（1）**气滞血瘀**　气滞血瘀是指气机郁滞、血行不畅而气滞与血瘀并存的一种病理变化。气滞和血瘀常同时存在。由于气的运行不畅，导致血运的障碍，而形成气滞血瘀，也可因闪挫外伤等因素，而致气滞和血瘀同时形成。气滞是指以气机升降出入障碍为主的病机，可涉及多个脏腑，也是由多种原因所引起，以致脏腑生理功能低下、紊乱，气血津液运行失常并形成一系列相关病证，是中医学十分重要的理论之一。在《黄帝内经》中已体现出重视调理气机的思想，它认为"百病生于气也"，并指出五气之郁"郁极乃发，待时而作"。此理论引起历代诸多医家的重视，提出了对气滞认识的多种见解。《素问》有五郁之说。朱丹溪首创气、湿、痰、热、血、食六郁之名。《丹溪心法》云："郁者，结聚而不得发越也。当升者不得升，当降者不得降，当变化者不得变化，此为传化失常，六郁之病见矣。"《古今医统》仁习说："郁为七情不舒，遂成郁结，即郁之久，变病多端。"《临证指南医案》进一步指出"郁则气滞，其滞或在形躯，或在脏腑，必有不舒之现症。盖气本无形，郁则气聚，聚则似有形而实无质，如胸膈似阻，心下虚痞，肋胀背胀，脘闷不食，气癥攻冲，筋脉不舒……"《类证治裁·郁证》说："七情内起之郁，始而伤气，继必及血。"气滞常可影响及血，以致血行不畅，脉络阻滞，则成血瘀。表现为胸胁刺痛，痛有定处，舌有瘀点或瘀斑等。气郁、气滞一般多指肝气郁滞或是与肝疏泄失调有关。早在《黄帝内经》已提及血瘀，如《素问·六元正纪大论》的"大怒则形气绝而血苑于上，使人薄厥"和《素问·至真要大论》的"疏其血气，令其调达"等，初步论述了血瘀之病机、病症及治疗总则。张仲景对"血痹"的认识，创立了黄芪桂枝五物汤。此后，朱丹溪提出"血郁"的证治，创立"和血解郁"的法则。张介宾从理法方药等方面充实了血瘀的病机证治，至近代张锡纯等从中西医结合观点出发，对《内经》"血苑于上"的理论加以发挥，认为"脑充血"是血郁生风所致。

瘀血是指血液留积于人体某一部位，未能及时消散，丧失生理作用的病理产物，瘀血所在的部位，多与气机有关。气滞血瘀的病理变化，在临床上往往同时存在，正如《格致余论》云"血为气之配……气凝血凝"。《薛氏医案》云："血之所统者，气也，故曰气主煦之，血主濡之。是以气行则血行，气止则血止……"这些均说明气血是相互作用的。由此可知，瘀血的形成，无论何种病因，其均与气机失调密切相关，或因气滞，或因气逆，或因气虚，从而导致了瘀血的形成。气滞与血瘀，不论其病位、病症或病程都有明显的不同。初病在气分，可为气滞，病变日久，则可延至血分，瘀血形成，气滞多属功能性病变，是相对可逆的；血瘀多为器质性病变，在临床所见为"久病入血""久病必瘀"的结果。气滞血瘀证不等于气滞证加血瘀证的特点，气滞与血瘀既有因果关系，亦有权重之不同。中医学认为：气为血帅，气行则血行。气滞则不能有效地推动血的运行而致血瘀。在一般情况下，肝主疏泄而藏血，肝的疏泄在气机调畅中起着关键性的作用。因此，气滞血瘀多与肝的生理功能异常密切相关；其次，由于心主血脉而行血，故在心的生理功能失调时，则多先发生血瘀而后导致气滞。气滞血瘀，在临床上多见胀满疼痛、瘀斑、瘿瘤、积聚、癥瘕等证。

（2）气虚血瘀　气虚血瘀是一种气虚为本，血瘀为标，本虚标实的病机、证候与病证的概括。气为血之帅，血为气之母。气虚可致血瘀，血瘀日久，络脉不通，血亏气耗，也可致气的亏虚，气的机能与血瘀存在必然联系，有因气虚失运，郁滞血瘀，久瘀致虚；有因气虚失权，卫外不固，失摄致瘀；有因气虚乏源，血脉空虚，血虚致瘀；有因气虚失煦，温阳失用，寒凝血瘀；气虚血瘀证既有气虚证的疲倦乏力、少气懒言、声低息微等表现，又有血瘀证的疼痛、肿块、唇爪青紫、舌紫等症状和体征。瘀血形成源于气滞不通，而气滞不通多与气虚相关。王清任在气虚、气滞、血瘀的立法治则上，以立论重在气血，以辨证重在气血，故说："审气血之荣枯，辨经络之通滞，周身之血通而不滞，活而不瘀，气通血活，何患疾病不除。"《血证论》曰："气血循行全身，气非血不行，血非气不运。"气虚可致血瘀，然血瘀日久亦可耗伤正气，即久瘀致虚。病延日久，血对气之载运、调节发生障碍，而终致正气耗损。血瘀日久，阻碍气血的化生，血少气散而为痿。正如《血证论》所云"瘀血停留，新血不生"，《医门法律》言"血不生则阴不足以配阳，势必五脏齐损"。气虚失摄，统固失权，亦可引起血瘀。气为阳，血为阴。然人体阴阳关系中，阳为主而阴从之，强调以阳为本，阳气既固，阴必从之。气血之间，相互资生，气统血在脉络内运行，血在气的统摄下正常循行于脉管中而不溢出脉外。如果元气亏虚，气虚固摄无力，或气机逆乱，固摄失职，血液不循常道而溢出脉外。气的固摄作用与肝脾关系密切，故有"盖脾统血，脾气虚则不能收摄，脾化血，脾气虚则不能运化，皆是血无所主，因而脱陷妄行。""若素多劳倦……而忽致吐血下血者，此脾虚不能摄血。""忧思过度，损伤心脾，以致吐血咯血者，其证多非火证……是皆中气亏损，不能收摄所致。"气不摄血总以气虚为本，出血血瘀为标，气虚固摄无权而为血瘀。气虚血瘀是气虚与血瘀并存的一种病理变化。气能行血，气虚则推动无力而致血瘀。轻者，气虚无力，但尚能推动，仅血行迟缓，运行无力；重者，在人体某些部位，因气虚较甚，无力行血，血失濡养，则可见瘫软不用，甚至痿痹，肌肤干燥、瘙痒、欠温，甚则出现肌肤甲错等气血不荣经脉等表现。

（3）**气不摄血**　气不摄血，是指因气的不足，固摄血液的生理功能减弱，血不循经，溢出脉外，而导致咯血、吐血、衄血、发斑、便血，尿血、崩漏等各种出血的病理变化。其中因中气不足，气虚下陷而导致血从下溢，则可见崩漏、便血、尿血等病症。

（4）**气随血脱**　气随血脱，是指在大量出血的同时，气也随着血液的流失而散脱，从而形成气血两虚或气血并脱的病理变化。常由外伤失血或妇女崩漏、产后大出血等因素所致。血为气之载体，血脱则气失去依附，故气亦随之散脱而亡失。

（5）**气血两虚**　气血两虚，即气虚和血虚同时存在的病理变化，多因久病消耗、气血两伤所致，或先有失血，气随血耗；或先因气虚，血的生化乏源而日渐衰少，从而形成肌肤干燥、肢体麻木等气血不足之证。气虚血虚临床多兼夹出现，虽侧重不同，治疗时可益气补血之药兼顾使用，而起到气足血生，补血益气之效。

3. 气和痰的关系

气是生命的动力，气的升降出入是生命活动的基本形式，也是生命存在的标志。痰的生成与气化密不可分，痰是人体气化的产物。气化异常生痰可有以下情形：正气亏虚，气化乏力，饮食水谷不能正常化生气血津液，而变化为痰；气机郁滞，津液输布不畅，结聚成痰；气机逆乱，不循常道，血、津液离经叛道，停滞成痰。人体六气气化失衡，或寒化，或热化，或水湿停聚，皆可生痰。

（1）**正气亏虚，痰湿内生**　脾胃虚弱，元气不足，水谷不化，水液代谢失常，变生痰涎，所以虚劳之人多痰，病至垂危，痰涎益甚，多由脾虚不运所致。正气衰弱，营卫气血运转不畅，或流布不周，血行瘀滞，风寒暑湿等外邪乘机侵袭，津液停滞成痰，皆因虚生痰，虚实夹杂。

（2）**气机壅滞，痰湿停聚**　气机不畅，津液输布失司，结聚生痰。人之气道贵在顺畅，顺畅则津液流通，而无痰饮之患；平素调摄失宜，气道闭塞，水饮停于胸膈，结聚而成痰；气机调达，经络通畅，则湿化痰消。

（3）**气机逆乱，痰邪滋生**　气机逆乱亦会使津液结聚为痰涎。朱震亨在《金匮钩玄》一书中指出"痰之为物，随气升降，无处不到"。津液源于脾胃运化之功，由水谷所化生，稠浊则为痰。或因外感风寒湿热，或因内伤七情饮食，致气逆液浊，化为痰饮。气血浊逆，津液不清，熏蒸成聚而变为痰。水谷精微之气，变化血液，滋养周身。调摄不慎，脏腑不和，阴阳失衡，气机逆乱，致精微之气为成积、化痰、聚饮、留瘀，诸病丛生，气血亦为之损耗。故《韩氏医通》云："气乱血余化为痰，故治痰以行气杀血为要。"

（4）**六气气化失衡，痰邪化生**　人体六气气化失常，容易产生痰涎。自然界六气可从寒化、热化、湿化，皆能成为生痰的缘由。风痰、冷痰、湿痰、热痰、寒痰、燥痰、火痰、暑痰等命名方式，即体现了六气气化对痰涎生成的影响。津液得温则行，得寒则凝。体内气化不及，则津液因寒积滞，渐致凝结，痰因此而成。临床上外感寒邪，或过食生冷，肺卫郁闭，气机宣降失常，则津停为痰。《难经·四十九难》中指出"形寒饮冷则伤肺"，这里的"寒"不单指"外寒"，也包括阳气不足、温煦不及所致的"内寒"。若中气虚寒，则水液亦停留不行，随不运之处停留发病。水液停留则为饮，久则结聚成痰。清薄则为饮，浊厚则成痰；寒多则为饮，热多则成痰。人体内气化过热，则津液受火煎熬，转为稠浊之痰。如熬汁收膏，煮水结盐之意。外感热邪或过食辛热，则肺胃之阴津被伤，津液黏稠不布而成痰。此处之"热"，也不纯指"外热"，尚包括阴虚火旺的虚火及湿热。脾之湿热，胃之壮火，交煽互蒸，容易结为浊痰。若以自然现象比类以火炼金，热极而反化为水。人身体内热盛极则汗出，故痰、涎、涕、唾稠浊者，可因火热极甚，销烁而然。《明医指掌》指出："盖痰即有形之火，火即无形之痰。未有有痰而无火，未有有火而无痰者也。痰少则能养胃，火少则能健脾。痰胜，则泛滥洋溢，以生诸病。火胜，则煎熬攻击，以生诸病。痰随火而升降，火领痰而横行。火者，助痰为虐之贼也。然亦各有所借，火借气于五脏，而势始盛；痰借液于五味，而形乃成。气有余，则化为火；液有余，则化为痰。气能发火，火能役痰，故治痰者必降其火，治火者必顺其气也。"痰由湿生，湿为六气之一，主要是脾弱生湿，湿气生痰。脾为太阴湿土，得温则健，一被寒湿所侵，遂困顿而失掌运之权，致水谷之精微悉变为痰。痰由湿生包括了内、外湿的共同气化作用。可见，气的变化对痰之生成影响很大，无论气虚、气滞、气逆、六气气化太过或不及，均能干扰饮食水谷的运化和精、血、津、液的流布，而产生痰涎。

气的变化和精血津液转化也是相互关联，密不可分的。津液变化成痰，是脏腑功能失衡和气化失常的结果，同时作为病理产物，痰湿形成后可阻滞经络气机之升降出入，滞气奔溃四逸，则可随其所寓发为诸病。因而痰病证候具有表现形式多样、分布部位广泛、证候复杂，遍涉内、外、妇、儿、眼科等多种病症。这与痰在形成过程受中津液气血影响，又反过来影响津液气血运行的特点紧密相关。

4. 血与痰的关系

痰血同源 精、血、津、液由饮食水谷所化生。津血同源而致痰瘀同源，这是痰瘀互结的基础，从而形成了痰瘀共存、同治的理论。若饮食水谷运化失常，可以直接生成痰涎，而不化生气血，这与脾胃运化能力有关。另一方面，已经形成的精、血、津、液在一定条件下也能转变成痰，这种痰的产生与脾胃没有直接关系。精、血、津、液与痰来源相同，而且都可以转化为痰，因而精、血、津、液中任何一者过多堆积，就容易转化成痰；反之，凡是使用攻痰破痰的药物，也容易损耗精、血、津、液。古代医家对此多有论述。《褚氏遗书·津润》指出"天地定位，而水位乎中，天地通气，而水气蒸达，土润膏滋，云兴雨降，而百物生化。人肖天地，亦有水焉，在上为痰，伏皮为血，在下为精，从毛窍出为汗，从腹肠出为泻，从疮口出为水。痰尽死，精竟死，汗枯死，泻极死，水从疮口出不止，干即死。"这段论述反映出痰、血、精、津同源于水的思想，同时攻痰、发汗等疗法皆不可太过。元代王珪指出"髓、脑、涕、唾、演、精、津、气、血、液，同出一源，而随机感应，凝滞则为败痰"。至清代陈念祖又言"元阳无主，一身之津血俱化为痰，欲攻尽其痰，是欲攻尽其津血也"。元代朱震亨在《格致余论》指出："痰之产生，或因忧郁，或因厚味，或因无汗，或因补剂，使气腾血沸，清化为浊，而形成老痰宿饮，胶固杂揉，使脉道阻塞，不能自行，因此脉象常见涩状。停痰瘀血，互相纠缠，日积月深，郁结成聚，甚者如核桃之穰、诸般奇形之虫，令中宫胃肠不清，土德不和。痰瘀阻滞于中则必形之于外，发为瘫痪、劳瘵、臌胀、癫疾等无名奇病。"情志异常之病亦多由血气亏虚、痰瘀阻滞而然。明代韩懋认为"气乱血余化而为痰"。若妇人形肥，血化为痰，可致血闭。就脉象而言，则脉滑在血分，而有余为痰，凡有形者从之涩在气分，而有余为火，凡无形者从之。明代赵献可讲痰血之作与真阴真阳相干。他认为血属于水，类人身之涕、唾、津、液、痰、汗、便、溺，皆属水，唯独血中之水，随火而行，故其色独红。又因肾主水，水化液而为痰、为唾、为血。肾中之真水干，则真火炎，血亦随火而沸腾，肾中之真火衰，则真水盛，血亦无附而泛上。总之，是由于肾水随相火炎上而为痰血。

5. 血与痰的病理关系

体内痰浊过盛必然妨碍气血运行，即使少量痰浊停留于气血运行的枢机关窍之处，也会表现出疾病状态。一方面，气血运行不畅，容易生痰；另一方面，已生之痰又会滞气凝血，形成恶性循环。痰涎发病表现出喘、咳、呕、泄、眩晕、怔忡、寒热、疼痛、肿满挛癖、痞隔、瘿瘤等证，无不伴有气机失常。痰浊凝涩血脉的特点在妇科病症中体现最突出，如肥人闭经、经水不及日数而多、经水过期血少、经水过期色淡、血崩、鬼胎、癥瘕、不孕、产后血晕、产后类中风等证皆可能因痰阻血运而成。另外，内科常见的胸痹、瘿瘤、癥瘕等也与痰凝血涩相关。

（1）**痰瘀互结的物质基础**　"痰瘀相关"论述最早见于《黄帝内经》，《内经》中记载四乌贼骨一芦茹丸即为痰瘀同治方。张仲景在《伤寒论》及《金匮要略》中即创立了许多痰瘀同治的名方，如治疗痰瘀互结于肺的苇茎汤、痰瘀阻滞肠道的大黄牡丹皮汤、痰瘀阻滞心脉之瓜蒌薤白白酒汤、痰瘀阻滞肝肾之鳖甲煎丸等等，由此可见，"痰瘀相关"的理论自《内经》《伤寒杂病论》而延续至今，"痰瘀互结"的病因基础是痰瘀同源，而痰瘀同源的物质基础是津血同源，这就是痰生于津，瘀生于血，如《灵枢·决气》曰："余闻人有精、气、津、液、血、脉，余意以为一气耳，今乃辨为六名……"二者都是人体内正常的液体，同属阴，共具营养和滋润作用。血行脉内，津行脉外，但同源于水谷。《灵枢·邪客篇》云"五谷入于胃也，其糟粕、津液、宗气分为三隧。"而宗气中的营养直接"注之于脉，化以为血"。《灵枢·痈疽》曰："中焦出气入如露，上注溪谷，而渗孙脉，津液和调，变化而赤为血。"《灵枢·营卫生会》云："中焦亦并胃中，出上焦之后，此所受气者，泌糟粕，蒸津液，化生精微，上注于肺脉，乃化而为血。"可见，津和血都是脾胃消化吸收的饮食精微所化，两者同出一源。另一方面，津血除同生于水谷之外，又自中焦脾胃"分流"于脉之内、外，还始终进行着互相渗注、互相转化调节。脉外之津在散布过程中要不断地渗注于脉内以补充血液，成为血的重要化源和补充途径，脉内的血也有一部分要不断地渗出脉外以补偿消耗的津液，两者协同作用，保持着动态平衡。《灵枢·痈疽篇》曰："血和则孙脉满溢，乃注于络脉，皆盈，乃注于经脉……"这段原文生动地阐述了脉外津液转化补充脉内之血的过程。可见津可转化为血。而脉内的血可同时渗布脉外，转化为津液。《伤寒论》"夺汗者无血、夺血者无汗""亡血家，不可汗"及"汗出溱溱是谓津",由此可见,血也能转化为津。所以,正常情况下,津血对脏腑、组织、器官起着营养和滋润作用。在异常情况下,如先天禀赋不足或内伤饮食、七情过极,或大病久病之后,导致气血运行不畅,脏腑功能失调,日久湿聚生痰,痰瘀互结既是病理产物又成为新的致病因素。

（2）**瘀血与痰浊协同致病**　瘀血、痰浊阻于肺,可致喘咳、咳吐痰血,肺气不利;瘀阻于心,可致心血不畅,胸闷心悸,神昏癫狂;瘀阻胃肠,升降失常,可致呕吐,脘腹痞满;瘀阻胸胁,肝气郁滞,可致胁痛、痞块;瘀阻胞宫,冲任损伤,可致痛经、经闭、不孕、月经不调;瘀阻肢体经络,经脉不利,可致肢体麻木、疼痛等;痰瘀互结项部可见瘿瘤、瘰疬。瘀血、痰浊可以相互转化,痰浊瘀阻日久可以影响血流而致瘀血,瘀血日久亦可影响津液输布而酿成痰浊,瘀血痰浊相兼致病,临床多见于病程较长的慢性病。

6. 气、血、痰之间的关系

气、血、痰的关系极为密切。气为血帅,血为气母,气行则血行,气滞则血瘀,气推血行,血载气运。气虚,水液不化,聚湿生痰;气虚,血行不畅可成瘀;瘀血阻络,津液停聚,则痰凝、痰聚。痰凝、痰聚又阻碍了气血运行。三者相互作用,互为因果,共同为患。

痰、瘀是中医学非常重要的病理产物和新的致病因素。痰瘀常夹杂为病,"痰瘀互结"的病机基础仍以气机升降出入失常为其核心。痰和瘀都是脏腑功能失调、气机升降紊乱的病理产物。津血运行输布全赖气的推动,古云"气能行津、气能化水"即指此。若气机调畅则津液输布正常,反之可致津液聚而为痰。气的运行失常是痰瘀互结的关键环节,从理论来讲,气能生津,气能行津,津能载气,同样,气能生血,气能行血,血能载气。

所谓"痰瘀并存,痰瘀同治",当以治气为中心,"痰瘀互结"的病机基础主要包括三个方面,其一,气血津液布达生化紊乱导致痰瘀互结。痰瘀为津血之变,津血运行输布调达,才能维持其正常功能。其生化布达是依靠气来完成,气之所至,津之所至,血之所至;气之所滞,津之所聚,血之所瘀,则痰瘀互结。津血又可直接影响气的生化运行,于是气血津液生则同生,行则同行,病则同病。正如李梴在《医学入门》一书中指出"痰乃津血所成,随气升降,气血调和则流行不聚,内外感伤则壅逆为患"。故自古有气为血帅,血为气母之说。其二,气的虚实导致痰瘀互结。气滞使津聚生痰,血积生瘀,致痰瘀互结,气虚水湿不化,津聚为痰,血运无力,停而为瘀,致痰瘀互见,气寒失温,津液不得温化成痰,血脉不通,凝而为瘀,致痰瘀同患,气热熏灼,熬津炼液成痰,煎血成块为瘀,使痰瘀互结。其三,痰瘀互为因果。《素问·调经论》曰:"孙络水溢,则经有留血。"《灵枢·刺节真邪》云:"津液内溢,乃下流于睾,血道不通,日大不休,俯仰不便,趋翔不能。此病荥然有水。"痰之为患,阻滞气机,壅塞脉络，使血运不畅，津液不得流通即生痰；反之，瘀血积久，亦能化为痰水，而为痰瘀相兼。如唐容川所说"血积即久，化为痰水"。《丹溪心法》云："痰挟瘀血，遂成窠囊。"痰瘀互结，聚而不行，则必生热，热又耗伤精津而加重痰瘀瘀之证，所谓汁沫与血相搏，凝聚不得散而积成。故痰滞碍血可致血瘀，血瘀湿滞则致痰凝。临床上可见先有痰而后有瘀者，也有先有瘀而后有痰者，或同时痰瘀互结者。所以临床上治疗杂病多气血痰同治。

气、血、痰同治是行气活血化瘀、祛痰的综合疗法，是根据气血痰三者之关系及其病机而确立，具有祛痰生新，"去菀陈莝"之功。朱震亨云："自气成积，自积成痰，痰挟瘀血，遂成窠囊。"气血痰同治也就是理气活血，益气活血，血活则痰化，气血流畅则津液并行，无痰以生，气滞则血瘀痰结，气虚则血涩少而痰凝，血瘀气滞则络阻，津液不能行，血少脉道不通，津液不能布化畅通，从而瘀积。所以说善治痰者，必先治气，同时也要治血。临床上应用气、血、痰同治的方法治疗一些内科杂病，可取得较好疗效。

气、血、痰的多元关系，构成了内科杂病的辨证论治体系。如：理气活血化痰法：适用于气滞所致痰浊中阻，瘀血内停的证候。临床可见头痛昏蒙，经久不愈，固定不移，或眩晕欲呕，胸膈满闷，舌紫暗、舌边尖有瘀点、瘀斑或舌暗红，苔薄白，脉弦涩，方用血府逐瘀汤合二陈汤加减。血府逐瘀汤理气活血，二陈汤和胃化痰，共成理气活血化痰之方。温阳活血化痰法：适用于阳虚阴寒，血瘀痰停的证候。临证可见顽痹不灵，肌肤麻木不仁或冷痛游走不定，或皮肤瘀斑，关节肿大，屈伸不利，舌淡暗、苔白，脉细涩等。方用黄芪桂枝五物汤酌加活血祛痰之品。黄芪桂枝五物汤为温阳散寒之平剂，再加活血之品以温阳活血，佐化痰之药以温化痰浊，共为温阳活血化痰之剂。补气活血化痰法：适用于气虚血滞痰阻的证候。临床可见面色㿠白，神疲乏力，食少胸闷，头痛眩晕，恶心呕吐，或局部汗出，肌肤烘热，舌紫暗，脉细涩等。方可用六君子汤、温胆汤合桃红四物汤加减，共奏补气活血化痰之功。其中黄芪、川芎、半夏为首选之药，党参、桃仁、红花、枳实为常用之品。通络活血化痰法：适用于痹证日久不愈，痰血阻络的证候。临床可见肌肉关节疼痛麻木，时轻时重，关节肿大，屈伸不利，舌暗紫、苔白腻、脉细涩等。久病入络，可用桃红四物汤加地龙、全蝎、白附子、半夏、胆星等，组成通络活血化痰之方，瘀血得祛，痰浊得消，络脉畅通，顽痹可除。

米烈汉教授对气、血、痰的认识

米烈汉教授于临证中非常重视气、血、痰之间的辩证关系。运用气、血、痰之间的辩证关系，指导临床病因病机分析、治则治法制定。临诊时重视舌苔、舌质的变化，辨别。特别是在乳腺增生症、子宫肌瘤病、瘿病、肺纤维化、消渴病肾病、消渴病、痹证、心悸等的辨证论治中，灵活运用气、血、痰之间的辨证关系，形成了一整套特色鲜明、疗效明显的辨证论治体系。

1. 重视扶正，顾护脾气

中医理论认为，发病离不开邪侵和正虚相结合，但二者在发病中的地位和作用不是对等的，在绝大多数情况下，正气的强弱是发病的决定因素，起着主导作用。正气是中医学中最重要、最基本的概念之一。正气是指人体抗邪的能力。《素问·刺法论》："正气存内，邪不可干。"《素问·上古天真论》："精神内守，病安从来。"正气泛指一切生命机能的总称，但通常与病邪相对来说，指人体的抗病能力。它是指人体的机能活动（包括脏腑、经络、气血等功能）和抗病，康复能力而言，通常简称为"正"。主要体现在自我调节、适应环境、抗邪防病、康复自愈等各种维护健康的能力。米烈汉教授认为，正气在疾病发生发展过程中起着至关重要的作用。正气不足或失调是邪气侵入或内生的前提条件。正气不虚便能与邪气抗争，抑制、驱逐乃至消灭邪气，从而使邪不胜正，不能发病。即使邪正相搏导致发病，正气较强则发病缓和而轻，正气较弱则发病必急而重。在疾病发生发展过程中，正邪斗争贯穿始终，正邪盛衰决定了疾病的发生、发展、转归和预后。正邪抗争则发病，邪盛正病进，正胜邪病退，正邪势均则病持，正虚邪恋则病延，邪去正复则病愈，邪亢正竭则病死。《素问·通评虚实论》云："邪气盛则实，精气夺则虚。"虚实是一对相对的病机概念，实主要指邪气亢盛，虚为正气不足；实以邪气盛为主要矛盾，虚以正气虚损为主要矛盾，一虚一实构成了中医病机理论的两个主要方面，也是中医鉴别疾病盛衰的两个纲领。《伤寒质难·退行及恢复期》云："所谓虚、实者，指正邪消长之形式而言。机能有亢盛、有虚弱，物质有缺乏、有过剩，此正气有虚实也。病毒袭人，有良性者，有恶性者，有限制于一部者，有蔓延于遍体者，邪伏有深浅，邪发有迟速，此邪毒之虚也实。"

人体之气，源于先天之精气和后天之水谷精气与自然界的清气，通过肺、脾、肾等脏腑的生理作用而成。《素问·经脉别论》云："饮入于胃，游溢精气，上输于脾，脾气散精，上归于肺，通条水道，下输膀胱，水精四布，五经并行。"脾胃为后天之本，脾胃在气的生成，运行，转化方面起着至关重要的作用。《景岳全书·诸气》云："夫百病皆生于气，正以气之为用无所不至，一有不调则无所不病。故其在外有六气之侵，在内则有九气之乱，而凡病之为虚为实，为寒为热，至其变态，莫可名状，欲求其本，则只一气字足以尽之。盖气有不调之处，即病本之所在处也。"《金匮要略·脏腑经络先后病脉证》云："四季脾旺不受邪。"《脾胃论·脾胃虚实传变论》云："脾胃之气既伤，而元气亦不能充，而诸病之所由生也。"以上这些论述说明了人体正气不足是疾病发生的内部因素。

米烈汉教授在个治疗疾病的同时非常注意顾护脾胃，扶助正气，尤其在针对小儿和老年人患者。老年患者普遍存在着精血亏虚、脾胃虚弱及肺气不足等特点，在治疗时，应当充分地考虑，若治疗中考虑不到正气亏虚的一面，则会失治误治、变证百出。在治疗小儿疾病时，如小儿感冒咽痛，西医诊断为扁桃体发炎，一些医家一看西医诊断炎症，即用大剂量苦寒之品组方，丝毫不考虑小儿"五脏六腑，成而未全，全而未壮……易虚易实，易寒易热"的生理、病理特点，药后不但病不除，反而苦寒中伤脾胃，则可生腹痛、纳呆拒食等症。殊不知其咽痛，多由感受寒邪，入里化热而致咽痛，病之本还是寒邪未发散透彻而致，只要解表散寒酌情佐以清热利咽之品，病即愈。切不可看见"炎"，就全当是火。在祛邪过程中要结合患者病情、年龄、体质因素，辨证施治，特别要注意顾护脾胃，以防伤及正气、变证丛生。

2. 重视肝气调达

肝主疏泄，是指肝有疏通、调畅全身的气机，使之通而不滞，散而不郁的作用。肝主疏泄可以调畅气机，疏通气血津液，气行则血行，气滞则血瘀。肝气郁滞可表现为胸胁、乳房、少腹胀满不适，还可表现为妇女月经不调、痛经或形成症瘕肿块等。肝郁日久，郁而化火，肝阳上亢，肝火上炎，则出现诸衄、吐血、女子月经先期或崩漏等症。肝气调畅可调节人的精神情志，肝气郁结则情志抑郁，胸闷、喜叹息，多疑善虑；气郁化火，常表现为易于激动，急躁易怒等。

《杂病源流犀烛·肝病源流》说："其性调达而不可郁，其气偏于急而激暴易怒，故其为病也多逆，逆则头痛耳聋，颊肿目瞑，两胁下痛引少腹，善怒善瘈，四肢满闷，虚则目无见，耳不聪，善怒，如人将捕之。"肝的疏泄功能正常能够促进脾气上升，脾气升则健运正常，水谷精微得以输布全身。

米烈汉教授认为治疗妇人病当重视肝的生理功能和病理变化，重视脾肝肾三脏的功能调和，将妇人一生分为三个不同阶段。青春期，肾气旺盛，任脉通，太冲脉盛，天癸至，月事以时下，治疗关键在肾。中年时期，由于人事环境复杂，情志不畅，则肝气郁结，气盛暴厉，为之肝阳上亢，七情所伤，均关乎肝木，以调肝为其中心环节。对于肝木之病，则有疏肝、泻肝、抑肝、柔肝、缓肝、疏木培土、泻木和胃等。暮年则肾气衰竭，天癸竭，地道不通，气血虚弱，脾乃藏营统血之官，故治疗关键在脾。故在诊治妇人病如子宫肌瘤、痛经、闭经、月经不调等时，多应用疏肝理气之逍遥散加减，并根据患者体质情况，酌情加入补肾、健脾、活血药物。

现代研究表明，肝主疏泄对全身气血的调畅是通过神经、内分泌系统的整体调控作用实现的。肝脏接受神经、内分泌系统的双重调控，交感、副交感神经分布于肝内小血管及细胞上，调节着血管的舒缩和肝细胞的活动，同时肝脏也是激素作用的靶器官，激素的转运、代谢和排泄也由肝脏执行。

3. 肝、脾、肾三脏

肝、脾、肾三脏同属于中医学五脏的范畴，五脏主要生理功能为化生和贮藏精气，藏而不泻，满而不实。肝属阴中之阳，为刚脏，主升主动，体阴而用阳，主藏血，主疏泄。《素问·六节藏象论》云："肝者，罢极之本，魂之居也。其华在爪，在志为怒，其充在筋，以生气血。"肝体阴而用阳，肝主藏血，血属阴，故其体为阴，肝性调达，主动主升，故其功为阳。肝之病理常为肝阴、肝血常为不足，肝气肝阳常为有余。肝内寄相火，其性刚烈，肝气易郁，易逆，肝阳易亢，易化火生风。肝喜调达而恶抑郁，肝调畅气机，通利气血。肝脏病机有虚实之分，肝实病机可见肝气郁结、肝气横逆、肝火上炎、肝经湿热、寒凝肝脉、肝血瘀滞等。

肝气郁结为肝之疏泄失职，气机不畅，主要表现为精神抑郁、胸脘满闷、善太息、食少纳呆、胁肋或少腹胀痛不舒，女子可见经前乳房胀痛、痛经、月经不调、闭经甚至不孕，还可出现咽中如有物梗阻、颈部瘿瘤等症。肝气横逆为肝的疏泄太过或气机逆乱的病理表现。临床表现为胸胁、脘腹胀痛，或攻窜作痛，或牵引作痛，情志上多表现为烦躁、易怒、激动不安。肝气乘脾可出现腹痛、泄泻；肝气犯胃可出现嗳气、恶心、呕吐；肝气犯肺可形成咳喘之证。肝火上炎是指肝经有火热之邪或肝的阳气亢逆而出现的病理表现。肝火依其侵犯的部位及脏腑的不同表现出不同的症候。肝火上炎清窍，可见头痛、面红目赤、心烦、急躁易怒、口苦或耳中作痛；肝火犯肺可出现干咳少痰、咯血、面红易怒、胸胁灼痛、烦热口苦等；肝火犯胃可见脘胁胀痛、吞酸嘈杂、烦躁易怒、嗳气呃逆；肝火扰心则见心烦不寐，口苦舌糜、小便色赤、胁痛、急躁易怒；肝火动血可出现咯血、衄血、呕血、吐血等表现。肝经湿热是湿热下注肝经所致的病理表现。肝经湿热是指外感湿热之邪或内生湿热，湿热随经下注肝经导致络脉气血壅滞或熏蒸内蕴而成。主要表现为胁痛、黄疸、阴痒、睾丸肿痛，女子带下量多秽浊等。寒凝肝脉是指寒邪或寒湿之邪侵犯肝经，导致寒凝气滞血瘀，表现为寒象及肝经循行部位冷痛，或少腹牵引睾丸坠胀冷痛，或阴囊收缩引痛，畏寒肢冷，面色㿠白，小便清长，或胁肋疼痛，舌苔白滑，脉沉迟。肝血瘀滞是由于肝气郁滞，引起血络瘀阻的病理表现。肝血瘀滞的发生可能与情志抑郁，肝气不舒，久则气病及血，肝络瘀阻；或外伤跌仆导致肝络受损、气血瘀滞；或病久迁延不愈，肝阳肝气耗损，疏泄不及，血滞不行，脉络瘀阻；或疫毒虫积，耗伤阴血，脉络不荣，营血不畅，久滞成瘀。肝血瘀滞或因虚致瘀，或由气滞致瘀，瘀血形成又可成为继发病因，阻碍气血运行，表现为面色晦暗，胁肋刺痛，女子月经不调，痛经或经闭，舌暗红，有瘀斑，脉弦涩，甚者可见腹大坚满，青筋暴起，喘息不得卧。

肝虚病机包括气、血、阴、阳四个方面。肝血虚是肝藏血不足，机体失于荣养而功能减退，形成的因素可能包括脾胃虚弱、化源不足；久病耗损或失血过多；情志不畅，久则郁而化火，耗伤阴血。临床表现可见面色淡白，头晕目眩，夜寐多梦，舌淡、脉细等。

肝阴虚指肝的阴血不足，筋脉失养，虚热内生。肝阴虚可由外邪伤阴所致，也可由内伤暗耗阴血导致。外邪伤阴多见温热病后期，温邪久羁，耗损肝阴；内伤暗耗可由肝血虚累及肝阴。也可由肝郁化火，灼伤肝阴及肾阴亏损，水不涵木所致。肝阴虚证见：视物昏花、双目干涩、胁肋隐痛、肢体麻木、头晕、失眠、情绪易于激动、口干咽燥、手足心热或五心烦热、潮热盗汗、舌红少苔、脉弦细。肝肾同源，肝肾阴液之间关系密切，肝肾之阴相互滋生，相互影响。肾阴不足导致肝阴不足，阴不制阳而肝阳上亢，成为"水不涵木"；肝阴不足导致肾阴不足，相火亢盛。因此肝肾阴虚常同时兼见，症见头晕或痛、烦躁、盗汗、失眠、腰膝酸软或梦遗滑精等。

肝气虚由肝气不足，肝的升发、疏泄功能减退所致的病理改变。肝气虚发病原因可能与素体不足，肝气虚弱或年老体衰或忧思恼怒伤肝；他病及肝，久病不愈，元气亏损，致肝气匮乏；失治误治，攻伐过度，损伤肝气，日久则肝气虚损。临床可见神疲乏力、气短懒言、情志抑郁、惊恐胆怯、思维呆钝、手足麻木、视物模糊、胸胁满闷、腹部坠胀、善太息、脘痞纳呆，妇女可见月经不调、痛经、闭经等。

肝阳虚证又称为肝虚寒、肝虚冷，是肝气升发、温煦之功能下降的病理状态。肝阳虚可由肝气虚日久发展而来，也可以因寒邪直中所致，或肾阳衰惫，肝阳失于温煦导致。临床表现为精神萎靡，胆怯善恐，视物模糊，神疲乏力，不耐劳作，胁痛悠悠，爪甲不荣，四肢不温，畏寒喜暖，少腹及大腿内侧冷痛，阴冷，阴囊收缩，得温则减，舌淡苔白滑，脉沉迟无力。

肝阳上亢乃是肝肾虚，阴不制阳，肝阳独亢，或肝郁化火，肝之阴血亏耗，日久阴不敛阳。肝为风木之脏，体阴而用阳，易升易动，各种原因导致的阴血不足，均可发生肝阳上亢，形成本虚标实或上实下虚之证。

肝风内动，即内风，是机体阳气亢逆而形成的病理表现，因其临床表现以肢体震颤动摇为特点，与肝主筋，肝藏血等功能失调相关，故称为"肝风"。

脾属阴中之至阴，脾主运化水谷、水湿，主生血统血，主升清、升举内脏。脾为仓廪之官，运化水谷精微，化生营卫气血，执中央以溉四旁，充养五脏六腑、肌肉、筋膜、五官九窍、四肢百骸。脾主升清，上滋心肺头目，脾主升举内脏，保持内脏位置恒定，主统血以防止血溢脉外，脾为气机升降的枢纽，血液运行的辅佐，水液代谢的保证，气血生化之本源。脾的生理功能异常，易引起消化功能障碍，水液代谢失常，气机运行紊乱，血液运行不畅，肌表卫外不固，机体营养缺乏。脾主运化，能够消化、吸收水谷精微，并将水谷精微输布全身，为生命活动提供营养物质。若脾失健运，消化功能紊乱，饮食不化，水谷精微失于输布，则见食少纳呆，脘腹满痛，肠鸣下利，便溏或便秘，尿少或尿频等表现。脾的水液代谢功能正常则能够吸收、输布水液，水津四布，五经并行，水道通调，水液代谢平衡。若脾失健运，土不制水，津液失布，水液停滞，水湿泛滥，化饮生痰，痰湿积聚，则见湿浊、痰饮、水肿、臌胀、肥胖、咳喘、带下等病理表现。脾主升清，带动气机上行，胃主降浊，一升一降相互为用，调节全身气机的升降运动。脾气受损，不主升清，反而下降，使全身气机升降失调而紊乱。脾气不升，水谷精微不能上输心肺头面耳目，清窍失养，而见眩晕、面色淡白、口咽不利；胃气不降，气滞中焦，则见脘腹胀满，饮食不化，食少纳呆；脾气下陷，升举乏力，则见脘腹坠胀，久泻久利，便意频频，脱肛或内脏下垂等。

脾主升清，化生水谷精微，化生营血；脾主统血，脾气健运，气旺统摄血液，循于脉内，运行不息。脾气虚弱，统摄无权，血不归经，血脱妄行；血从上溢可见衄血、咯血、吐血；血向下流，可见尿血、便血、月经过多、崩漏等；血溢肌肤，则见肌衄；血溢脉外，停留脏腑组织，可成瘀血，变生他证。

脾气旺盛，化生宗气，滋生卫气，护卫机表，抵御外邪，脾气虚弱，卫阳不足，腠理不固，外邪侵袭，则发为感冒，临床表现自汗、恶风、鼻塞流涕、神疲乏力、反复发作，缠绵不愈。

脾胃乃后天之本，气血生化之源，脾气受损，生化之源匮乏，机体气血津液不足，脏腑功能活动衰退，全身营养不足导致神疲乏力、气短懒言、形体消瘦、倦怠嗜卧、心悸失眠、面色淡白无华等。

脾脏的病机可以分虚实两方面，《丹溪手镜·五脏虚实》："脾虚，四肢不举，饮食不化，吞酸或不下食，食则呕吐，腹痛肠鸣，溏泄，脉沉细软弱。脾实，心胸烦闷，口干身热，颊肿，体重，腹胀寒饥，舌根肿，四肢怠堕，泄下利，脉紧急实。"然而脾之虚实不能截然分开，因为"邪之所凑，其气必虚"，邪气困脾，必然导致脾气受损；脾虚运化乏力，皆可助长邪气和病理产物的停留。

脾实多由脾运受困，脾气壅滞，邪正相争，亢盛有余所致。忧愁思虑、寒湿病邪、痰饮水气、饮食瘀血等最易郁滞脾气，导致脾的运化功能失常，引起脾气郁滞的病理变化，但病情日久，亦可损伤脾气，引起脾气、脾阳虚的病机变化。寒湿困脾、痰浊阻脾、瘀血积脾、土壅木郁均可使肝失疏泄，肝气郁结；反之，情志不遂，肝气郁结，肝气犯脾，均可形成肝脾失调。若阳气亢盛，火热有余，则发展为脾火亢盛的病机。常见原因有感受六淫，郁于脾经而化火，如湿邪中阻，郁而化热，感受湿热，湿热煎熬，痰火内生，饮食不节，之滞内停，或长期饮酒，嗜食肥甘，或过食辛辣，致脾经蕴热，郁而化火。《笔花医镜·脾部》云："脾热之症，右关必数，舌苦薄而黄，唇赤，其症为热吐，为流涎，为洞泻，为泻渤，为赤痢，为腹痛，为目胞肿痛，为酒疸，为眩晕，为阳黄疸。"《幼科发挥·原病论》："脾胃虚弱，百病蜂起。"

4. 痰饮、瘀血致病

米烈汉教授认为痰饮是由于肺、脾、肾三脏及三焦气化功能障碍，水液停滞而导致。痰饮是一个病因概念，同时也是一种病理产物，有广义和狭义之分。狭义的痰饮是指痰饮、悬饮、溢饮、支饮。广义的痰饮包括各种原因使体内津液代谢障碍，积聚停留，蕴结而成的病理产物。痰饮的形成有外感六淫、疠气、内伤七情、饮食、劳逸所伤等，使五脏及三焦气化失常，气脉痹阻，津液不通，荣卫不清，气血败浊，凝结而成。《类证制裁·卷·痰饮论治》云："夫清澈者为饮，稠浊为痰。饮唯停蓄肠胃，而痰则随气升降，遍身皆到；在肺则咳，在胃则呕，在心则悸，在头则眩，在背则冷，在胸则痞，在胁则胀，在肠则泻，在经络则肿，在四肢则痹，变幻百端，昔人所谓怪证多属痰，暴病多属火也。"米烈汉教授认为现代社会疾病谱较之前发生了较大变化，特别是改革开放后，随着生活条件的改善、生活方式的变化，瘿病、消渴病、呆病、月经病、肥胖等慢性疾病逐渐成为患者就诊的主要诉求。这些慢性病的发病、转归、预后等方面，痰瘀因素均参与其中。痰瘀致病较好地解释了这些慢性病的内伤致病、症状繁杂、病势缠绵等特征。同时，经过继承中医先贤相关气、血、痰理论，结合多年师承及临床实践，运用调气和血、化痰之法辨证论治多种内科常见疾病，取得了较好的临床疗效，提炼出若干经验方，进一步完善了相关气血痰理论。

行气化瘿汤治疗散发性甲状腺肿 40 例

路　波　沈　璐　指导：米烈汉

笔者 2003 年 6 月至 2005 年 2 月，观察米烈汉老师用验方"行气化瘿汤"治疗散发性甲状腺肿 40 例，同时与笔者用海藻玉壶汤治疗的患者进行比较研究，现总结如下。

1　临床资料

1.1　一般资料　本组 66 例均为我院门诊和住院患者。求治于老师的患者均用行气化瘿汤，共 40 例（治疗组）；学生独立诊治的患者用海藻玉壶汤，共 26 例（对照组）。治疗组女性 35 例，男性 5 例；年龄 24～52 岁，平均 34.2（±9.7）岁；平均病程 3.5（±5.6）年；甲状腺肿大Ⅲ度 28 例，Ⅳ度 10 例，Ⅴ度 2 例，有结节者 21 例，B 超测量甲状腺直径平均值 5.35（±2.82）cm。对照组女性 23 例，男性 3 例；年龄 24～53 岁，平均 34.5（±9.8）岁；平均病程 3.4（±5.5）年；甲状腺肿大Ⅲ度 18 例，Ⅳ度 6 例，Ⅴ度 2 例，有结节者 13 例，甲状腺平均直径 5.31（±2.91）cm。两组患者性别、年龄、病程、病情经统计学处理无显著性差异，具有可比性（$P > 0.05$）。

1.2　诊断标准　甲状腺肿大，甲功正常，细针穿刺细胞病理特征符合单纯性甲状腺肿。用 B 超测量甲状腺直径，并参考地方性甲状腺肿肿大程度标准分为 5 度。中医诊断标准参考《中医症状鉴别诊断学·颈粗》制定，证属气滞痰结。

1.3　治疗方法　治疗组给予行气化瘿汤：柴胡、枳壳、川芎、陈皮、广木香、青皮、夏枯草各 14g，白芍 18g，浙贝母、全瓜蒌、煅龙牡各 20g，炙甘草 6g。对照组给予海藻玉壶汤（《外科正宗》）：海藻、昆布、海带各 10g，陈皮、青皮、当归、半夏、独活各14g，连翘、浙贝母各20g，炙甘草6g。两组处方均固定，并用中药煎煮机，煎煮为每袋200ml，每次1袋，早晚餐后服用。每周服药6d，连用12周。

1.4 疗效标准 临床痊愈：甲状腺不可扪及，并发症候消失；显效：甲状腺直径减少4cm以上，并发症候明显减轻；有效：甲状腺直径减少2～4cm，并发症候有改善；无效：甲状腺直径减少2cm以下，症候无变化。

2 治疗结果

治疗组临床痊愈8例，显效20例，有7例，无效5例；对照组临床痊愈0例，显效11例，有效12例，无效3例。治疗组治愈率、显效率明现高于对照组（P<0.05）。治疗后甲状腺直径在治疗组为3.19（±2.23）cm，对照组为4.81（±2.43）cm，两组对照有显著性差异（P<0.05）。

3 讨 论

本病属中医"瘿瘤"范畴。以往治疗多用海藻、昆布、海带等富含碘类的化痰散结之品。老师发现该病多见于性格内向或情绪波动较大的女性。认为城市中食用加碘盐的人，患瘿瘤与水土多无关，而与情志有密切关系。老师积多年治疗瘿瘤的经验，立行气活血、润化痰结之法，总结出"行气化瘿汤"，治疗散发性甲状腺肿。方中柴胡、枳壳、陈皮、制香附、广木香、青皮疏肝行气、调理气机；川芎、白芍药性轻灵活在上瘀血；瓜蒌、浙贝母为化痰润药，润化痰结；牡蛎软坚消瘿；夏枯草清肝火，并佐制全方以防药性香燥；炙甘草调和诸药。全方用药强调润化，尤其讲究化痰药宜润不宜燥。

通过对比研究发现，本方较海藻玉壶汤行气活血力强，而含碘的软坚消瘿药少，但疗效优于后者说明散发性甲状腺肿与缺碘关系不大，通过行气活血、润化痰结可取得更好的疗效。

行气化瘿汤治疗瘿瘤34例临床疗效观察

杨明丽 路 波 呼兴华 谢晓丽 沈 璐 毛家荣

甲状腺肿归属于中医"瘿瘤"范畴，一般认为多由情志内伤、饮食及水土失宜等因素引起，以气滞、痰凝、血瘀壅结颈前为基本病机的一类疾病。鉴于西医治疗以手术、甲状腺激素治疗为主，复发率高，多数患者选择中医保守治疗。我院国家级名老中医米烈汉教授临床善于治疗此病，经多年实践创制行气化瘿汤一方，收效显著。笔者等3年来在临床应用此方化裁治疗瘿瘤34例，取得较好的疗效，现报告如下。

1 临床资料

1.1 一般资料 病例来源于 2011 年 6 月至 2013 年 6 月到陕西省中医医院内分泌科门诊，年龄 18~65 岁经检查确诊为结节性甲状腺肿或弥漫性甲状腺肿并符合中医辨证为气血不足、气机郁滞、痰瘀互结的患者。随机分为治疗组与对照组，治疗组 36 例，男性 3 例，女性 33 例；年龄 19~63 岁，平均年龄 39.0（±12.6）岁；病程 2 个月至 8 年，平均 3.0（±2.1）年；局部肿块 120（±68）mm。对照组 36 例，男性 2 例，女性 34 例；年龄 20~65 岁，平均年龄 40.1（±13.1）岁；病程 2 个月至 7 年，平均为 3.0（±1.5）年；局部肿块 118（±57）mm，两组肿块大小、伴随症状、病程、年龄均无显著性差异（$P > 0.05$）。

1.2 诊断标准 中医诊断标准根据中华人民共和国原卫生部药政局关于《中药新药临床研究指导原则》（2002 版）和《中医病证诊断疗效标准》制定。主症：颈前肿大，可扪及肿块，按之较韧或较硬，活动度大；局部肿胀，或有压迫感；或伴有局部压痛；或胀痛不适，胸闷不适。次症一：失眠，手足麻木，月经延期，量少色淡或闭经，脉细，舌淡。次症二：气短，乏力，神疲，脉虚，自汗，懒言，舌淡。具备主症 2 项，次症一 1 项或次症二 1 项即可诊断为血虚气弱、痰气交结证。

西医诊断标准参考单纯性甲状腺肿：①甲状腺呈弥漫性肿大，腺体表面较平坦，质软不痛，皮色如常，腺体随吞咽动作而上下移动，部分伴有压气感及吞咽不适感；②超声检测可显示甲状腺对称、均匀性肿大、规则或有囊肿；③甲状腺功能检查正常。结节性甲状腺肿是指可以触及界限分明的甲状腺汇肿块，常不对称，可以是单个或多个结节。同时结合甲状腺肿大分度标准。

1.3 纳入标准 符合上述中、西医诊断标准，病情稳定者；年龄在 18~65 岁；接受临床医学伦理学原则，知情同意合作，配合服药。

1.4 排除标准 不符合以上中西医诊断标准和纳入标准的条件；不配合治疗者；同时患有其他疾病或严重并发症者；有心肝肾功能明显损害者应予排除。

1.5 治疗方法 治疗组予行气化瘿汤（米烈汉教授验方）：黄芪 30g，白芍 15g，柴胡 9g，枳壳 15g，川芎 10g，陈皮 10g，广木香 9g，青皮 9g，夏枯草 15g，浙贝母 12g，全瓜蒌 15g，煅牡蛎 30g，炙甘草 6g。对照组予海藻玉壶汤（《外科正宗》）。两组处方均固定，中药统一由陕西省中医医院药剂科提供，每剂加水 500ml 连续煎煮两次，取汁 200ml，统一装袋，每袋 100ml，每次 1 袋，每日 2 次，温服。两组均以 3 个月为一疗程，共观察两个疗程。各组治疗前后均按要求详细填写临床观察表。服药期间，忌食辛辣及各种刺激性食物。疗程 6 个月，疗程进行中定期复查，并进行证候记录，加强电话随访。疗程结束后进行疗效及中医证候评定，观察有关指标。

1.6 观察指标 安全性指标：一般体检，血、尿、粪常规，肝功能（ALT），肾功能（Cr、BUN）和心电图检查。于试验前后各检查一次，观察有无不良反应或事件。疗效性指标：甲状腺B超、甲状腺功能指标、甲状腺细胞病理检查，治疗前后中医证候积分。

1.7 统计学方法 等级资料用 Wilcoxon 秩和检验，计量资料用 t 检验，计数资料用卡方检验，证候与甲状腺体积等疗效观测指标之间进行相关性分析，统计处理用 SPSS 13.0 统计软件完成。

2 治疗结果

2.1 两组治疗前后中医证候积分及疗效比较 治疗组对于改善患者症状方面的疗效明显优于对照组，两者之间具有统计学差异（$P < 0.05$），结果见表 1 和表 2。

表 1 两组患者中医症候积分比较

	例数	治疗前	治疗后	P
治疗组	34	12.18 ± 3.64	8.26 ± 2.62*	< 0.05
对照组	31	12.06 ± 3.41	10.02 ± 3.16	< 0.05

*与对照组治疗后比较 $P < 0.05$

表 2 两组患者中医证候疗效比较

	例数	显效	有效	无效	总有效
治疗组	34	12	20	2	32（94.1%）*
对照组	31	6	18	7	24（77.4%）

*与对照组治疗后比较 $P < 0.05$

2.2 两组患者治疗前后甲状腺体积比较 经过治疗发现治疗组对于减小甲状腺体积疗效明显优于对照组，两者之间具有统计学差异（$P < 0.05$），结果见表 3。

表 3 两组患者甲状腺体积疗效比较

	例数	显效	有效	无效	总有效
治疗组	34	10	18	6	28（82.3%）*
对照组	31	6	15	11	21（67.7%）

*与对照组治疗后比较 $P < 0.05$

2.3 两组患者治疗前后总体疗效比较 治疗后比较两组患者在中医证候积分、甲状腺体积方面的总体疗效，治疗组总体治疗效果优于对照组，两者之间具有统计学差异（$P < 0.05$），结果见表 4。

表4 两组治疗前后总体疗效评价

	例数	显效	有效	无效	总有效
治疗组	34	12*	19	3	31（91.2%）*
对照组	31	5	16	10	21（64.5%）

*与对照组治疗后比较 $P < 0.05$

结果发现对于甲状腺功能改变，两组治疗前后甲状腺功能均无明显差异，治疗组与对照组两者之间甲状腺功能改变也无统计学差异。两组均入组36例患者，治疗结束时治疗失访2例，对照组失访5例。

3 讨 论

甲状腺肿是临床常见的内分泌系统疾病，全球约有4% ~10%的人口受到影响。中医治疗本病多以气、痰、瘀为基本病机，因气生痰，因痰致瘀，痰贯穿于始终，历代医家推崇《外科正宗》所载海藻玉壶汤为基础方治疗此病。随着目前对甲状腺肿的认识逐步进展和不断提高，对于本病的辨证分型，不同学者意见不一。米烈汉教授认为瘿瘤一病于中青年女子发病率较高，女子以血为用、血为本，其生理功能均需血的濡养，故《临证指南医案》提出"女子以肝为先天"，另一方面，女子本性又善疑多郁，郁久则肝失条达、失疏泄，致脏腑功能失调、气血失和，加之经、带、胎、产期间养护不慎，易造成血虚气弱，痰气交结为病，所以本病气血虚为本，气滞痰瘀内阻为标。在治疗上米烈汉教授重视在益气养血扶正的基础上采用行气化痰散结之品，祛邪而不伤正。米烈汉教授所拟行气化瘿汤，方中君药黄芪益气扶正，白芍养血活血，两药合用，达到调养气血的目的，气血充足，水液血液运行通畅，痰瘀得消。夏枯草、浙贝母散结消肿，枳壳、青皮疏肝理气散结，此四种药共为臣药，加强行气消瘿之功。陈皮、木香、川芎、全瓜蒌、牡蛎为佐药，与君臣药一起共奏行气消瘿之功。炙甘草为使药，减少行气散结之品的峻猛之性。诸药合用，共达补虚消瘿之目的。本次研究结果显示，治疗后两组中医证候积分比较，治疗组优于对照组（$P < 0.05$）；两组中医证候疗效比较，治疗组总有效率94.1%，对照组总有效率77.4%；两组甲状腺体积及治疗前后总体疗效评价，差异显著。笔者分析认为，海藻玉壶汤虽功能化痰行气，活血软坚，但对于血虚气弱、痰气交结证型而言，方证是否对应，尚待商榷。总之，行气化瘿汤为中医治疗甲状腺结节提供了诊疗思路与方法，值得推广。

疏肝消瘿饮治疗结节性甲状腺肿 37 例

田　萌　米烈汉

甲状腺结节是指甲状腺内的单发或多发结节性病变，有多种甲状腺疾病都可以表现为甲状腺结节，是临床最常见的一种甲状腺病变。依据结节的病因性质可将甲状腺结节分为：结节性甲状腺肿、炎性结节、毒性结节性甲状腺肿、甲状腺囊肿、甲状腺肿瘤。其中结节性甲状腺肿的发病率很高。近年来，本病的发病率有明显增高的趋势。有作者报道患病率达人群中的 15.7%。本病治疗主要采用甲状腺激素抑制疗法和手术治疗，其中手术是治疗结节性甲状腺肿的重要手段之一，但术后复发率较高，国内有作者报道为 10% ～ 30%，国外有作者报道为 10.7%。笔者采用导师米烈汉主任医师经验方"疏肝消瘿饮"治疗结节性甲状腺肿 37 例，同时与采用传统治疗瘿病方海藻玉壶汤治疗的患者进行比较研究，现报道如下。

1　临床资料

1.1　一般资料　本组共 71 例患者均来自本院门诊及住院病例。治疗组 37 例，男 11 例，女 26 例；年龄 24 ～ 66 岁，平均年龄 44.52 （±9.25）岁；平均病程 4.84 （±2.17）年；甲状腺平均直径 6.27 （±2.16）cm；甲状腺内最大肿物直径 2.9 （±0.83）cm。对照组 34 例，男 9 例，女 25 例；年龄 25 ～ 68 岁，平均年龄 45.53 （±9.07）岁；平均病程 5.03 （±2.32）年；甲状腺平均直径 6.03 （±2.41）cm；甲状腺内最大肿物直径平均 2.75 （±0.81）cm。两组患者性别、年龄、病程、病情经统计学处理无显著性差异 （$P > 0.05$），具有可比性。

1.2　诊断标准　甲状腺肿大并经有结节，甲功正常，B 超引导下细针穿刺细胞病理特征符合结节性甲状腺肿。用 B 超测量甲状腺直径及最大肿物直径，并参考地方性甲状腺肿肿大程度标准分为 5 度。中医诊断标准参考《中医症状鉴别诊断学·颈粗》《中医内科学·瘿病》制定，证属气郁痰阴、痰瘀互结。

1.3　治疗方法　治疗组给予疏肝消瘿饮（柴胡、制香附、陈皮各 14g，枳实、煅牡蛎、枳壳各 15g，白芍、川芎、三棱、莪术、青皮、夏枯草、浙贝母各 10g，炙甘草 6g 等组成）用中药煎煮机，煎煮为每袋 200ml，每次 1 袋，早晚餐后服用。每周服药 6d，连用 12 周。对照组给予海藻玉壶汤《外科正宗》（由青皮、陈皮、浙贝母各 14g，当归、半夏、独活、连翘、海带、海藻、昆布各 10g，炙甘草 6g 组成）用中药煎煮机，煎煮为每袋 200ml，每次 1 袋，早晚餐后服用。每周服药 6d，连用 12 周。

1.4　疗效标准　痊愈：甲状腺不可扪及，B超测量最大肿物直径 <0.3cm，临床症状、体征消失或基本消失；显效：B超测量甲状腺直径减少4cm以上，最大肿物直径缩小60%以上（包括60%），临床症状、体征明显改善；有效：B超测量甲状腺直径减少2~4cm，最大肿物直径缩小30%以上（包括30%），临床症状、体征均有好转；无效：B超测量甲状腺直径减少2cm以下，最大肿物直径无明显缩小，临床症状、体征均无改善。

2　治疗结果

治疗组痊愈4例，显效20例，有效11例，无效2例，总有效率为94.6%；对照组痊愈0例，显效8例，有效11例，无效15例，总有效率为55.88%。两组比较，治疗组疗效优于对照组，差异有统计学意义（P<0.05）。

3　讨　论

结节性甲状腺肿应属祖国医学"瘿病"范畴，瘿病是以颈前喉结两旁结块肿大为主要临床特征的一类疾病。导师米烈汉教授以中医辨证为基础，以西医客观指标为依据，认为结节性甲状腺肿的发生主要责于"肝郁"，即肝失疏泄、肝气郁结。肝失疏泄，气机升降失常，气机阻滞，日久则积聚成形。肝失疏泄，气机升降出入障碍，导致水液输布排泄障碍，水湿内停则成痰核；又肝气郁滞，横逆犯脾，脾失健运，痰湿内生，津液积聚成痰，痰凝成核则发为瘿。气为血之帅，气行则血行，气滞则血凝。肝失疏泄，气机阻滞，血液运行不畅则致血瘀。由于忧患、情志内伤等诸多原因而致"肝郁"即肝失疏泄、肝气郁结，日久不除，又加足厥阴肝经上行入颈，循喉咙之后，上入颃颡，则气滞、痰凝、血瘀壅结于颈前发为瘿肿。治气血之郁，"顺气为先"，但疏肝又必基于养血，故治疗上应以疏肝理气、化痰祛瘀、消瘿散结为法。经长期临床总结出"疏肝消瘿饮"，方中柴胡苦辛、微寒，归肝、胆经，功善条达肝气，为治肝气郁结之要药；青皮苦、辛，入肝胆经，有疏肝破气、化滞散结之功，最善疏理肝胆之滞气，二药相合为君，共对"肝郁"这一主要病机进行治疗；枳壳理气宽胸、行气消滞，陈皮理气化痰，为治痰之要药，二药共同加强舒畅气机之功，并兼消积除痰之效；制香附乃气病之总司，善散肝气之郁，又气为血之帅，肝气调和则血行通畅，故又有行气调血之效；川芎为血中之气药，功善行气活血，用治血瘀气滞证，二药共同加强疏肝散郁之功，又兼行气活血之效。此四药相合助君药解肝经之郁滞，并增理气活血、化痰破瘀之效，共为臣药。枳实理气解郁，化痰破结，与柴胡相伍，一升一降，条达气机。与枳壳相配，一上行理气，一下行破气，加强调畅全身气机之功效；浙贝母苦寒开泄，消炎散结、化痰软坚；三棱、莪术破血行气，消积散结，为破血逐瘀的常用组合，佐助臣药制香附、川芎行气活血，破瘀消瘿。夏枯草消肿散结为瘿病之常用药，煅牡蛎软坚散结，共为佐药。白芍、甘草柔肝和药为使。诸药合用，共奏疏肝理气、化痰活血、消瘿散结之效，使气行郁解，气血调畅，血行痰化，结散瘿消。

结节性甲状腺肿多发于女性，米老师认为肝为藏血之乡，其性疏泄，妇女以血为本，性又善郁；又肝与冲任二脉密切相关，冲为血海，任主胞胎，冲任二脉皆起于胞中，妇女经、带、胎、产皆赖于任通冲盛，故"女子以肝为先天"。若肝病则肝气独亢，"亢则害"而诸恙丛生。又妇女有"善怀多郁"之心理特点，易于怫郁，易致肝郁气滞，气滞则津停血凝，而发为瘿肿。故临床中应注重对于女性患者结节性甲状腺肿的预防。

消瘿汤治疗甲亢 30 例

杨 华

甲状腺功能亢进症简称"甲亢"，属中医的"瘿病"范畴，以喉结两旁结节肿大，伴有性情急躁、心悸、消瘦等一组临床表现的疾病。本病多见于女性，20~40 岁发病较多。临床上可见颈前喉结两旁有结块或漫肿（但也有无明显甲状腺肿大者），常伴有性情急躁、烦热、汗出、胸胁胀痛、身倦乏力、手颤、易激动、眼球突出、体重下降等。现代医学认为，本病的发生是由于甲状腺激素分泌过多引起，其特征有甲状腺肿大、基础代谢增加和自主神经系统的失常。自 2007 年以来，笔者随米烈汉教授运用消瘿汤治疗甲亢患者 30 例，疗效显著，现报道如下：

1 临床资料

1.1 一般资料 30 例系我院门诊患者。30 例均为女性；年龄 8~46 岁，平均 27 岁；病程最长 8 年，最短 7 天；单纯性甲状腺肿 21 例，甲状腺腺瘤 9 例。

1.2 治疗方法 自拟消瘿汤：柴胡 14g，白芍 14g，制香附 14g，白芍 15g，枳壳 30g，陈皮 30g，甘草 10g，夏枯草 14g，瓜蒌 30g，煅牡蛎 30g，浙贝母 14g。每剂加水 500ml，大火煎煮 10min，文火煎 30min，取汁 200ml。二煎加水 400ml，用文火煎 30min，取汁 200ml，两煎混合，分早晚两次温服，每日 1 剂，3 个月为一疗程。心悸者加龙齿 30g，胁胀者加青皮 10g，内热明显者加胡黄连 6g。

1.3 疗效标准 治愈：症状消失，体重增加，脉率正常，甲状腺区震颤及血管杂音消失，甲状腺肿及突眼症减轻；血清 T3、T4、FT4 水平正常，甲状腺片或 T3 抑制试验阳性（可抑制），甲状腺免疫学检查正常。经两年随访观察无复发者；好转：症状好转，脉率减慢，甲状腺肿缩小，血管杂音减轻；血清 T4、T3、FT4 水平基本正常，甲状腺片或 T3 抑制试验阴性（不能抑制），仍需继续治；无效：临床症状未减轻，血清指标未改善。

2 治疗结果

治愈4例，好转20例，无效6例，症状体征及各项检查均无改善。总有效率80%。疗程最长2年，最短4个月。

3 典型病例

李彩云，女，38岁，长安县人，患甲亢3年，就诊时面容憔悴，手颤抖，心烦急躁、月经失调、眼突严重、视力下降，患病初期服用他巴唑（甲巯咪唑）后症状好转，T3、T4正常而停药，但并没有巩固好，故半年后又有症状，后服用他巴唑，效果不理想，增加用量后，患者白细胞下降太快，身体较虚。服中药"消瘿汤"2个月后，精神佳，面色可，腿软、心烦急躁等症状全部消失，视力提高，后再巩固一疗程而痊愈。

4 讨 论

甲亢属于祖国医学"瘿病"之范畴，瘿病一名，首见于《诸病源候论·瘿候》。早在公元前3世纪，我国已有关于瘿病的记载。《吕氏春秋·尽数篇》所说的"轻水者，多秃与瘿人"不仅记载了瘿病的存在，而且观察到瘿病的发病与地理环境密切有关。患病的病因主要是情志内伤、饮食及水土失宜，但也与体质有密切关系。由于长期恼怒及思虑劳累，肝失条达，气机郁滞，影响津液的正常运行及输布，则津液易于凝聚成痰，气滞痰凝，壅结颈前，则形成瘿病。另外妇女经、孕、产、乳，其生理特点与肝经气血关系密切，遇有情志、饮食等致病因素，常引起气郁痰结，气滞血瘀及肝郁化火等病理变化，故女性易患此病。治疗上，祖国医学早有记载，晋代《肘后方》《千金要方》及《外台秘要》记载了数十个治疗瘿病的方剂。据此米烈汉老师认为本病的发生是：农村与水土及缺碘的外因有关，城市患瘿病与水土无关，但起决定作用是肝郁气滞、肝失疏泄这一根本内因。肝气具有疏通条达的特性。所以，这对于气机的疏通、畅达、升发是一个重要的因素。因此，肝的疏泄功能是否正常，对于气的升降出入之间的平衡协调起着调节的作用。肝的疏泄功能正常，则气机调畅，升降适宜，气血和调，经络通利，脏腑器官功能正常。如果肝的疏泄功能异常，则气机不畅，肝气郁结，出现颈部、胸胁、两乳、少腹等某些局部的胀痛不适。故侧重从肝论治，疏解气机，化痰散结。方以消瘿汤。方中柴胡能条达肝气，疏肝解郁；香附理气疏肝，助柴胡以解肝郁；白芍行气活血而止痛，助柴胡以解肝经之郁滞，二药相合，增其行气止痛之功。陈皮、枳壳理气行滞；芍药、甘草养血柔肝，缓急止痛；夏枯草辛以散结，苦以泄热，主入肝经，有清肝火散郁结之效；浙贝母能苦泄清热毒，开郁散结；瓜蒌清热化痰，宽胸散结煅牡蛎味咸，软坚散结，与浙贝母为消瘿之要药。诸药合用，具有疏肝行气，化痰散结之功效、治疗甲亢之作用。

综上所述，用中药治疗甲亢有明显的疗效，其副作用少，对中医瘿病起到一定的治疗作用。

米烈汉主任医师治疗瘿病处方用药的规律性研究

董 璐 路 波 米烈汉

米烈汉教授，主任医师，系我国著名中医内科专家米伯让教授学术继承人，是陕西省第三、四批全国老中医药专家学术经验继承工作指导老师，陕西省名中医，陕西省有突出贡献专家。从医 40 余载，擅长中医内科、妇科疾病及疑难杂病的诊治。米师精研经典，继承家学，博览群书，医术精湛。余有幸随米师临证，抄方学习，受益匪浅。米师以消瘿汤、柴胡疏肝散及六味地黄丸加减治疗瘿病，临床疗效显著。为总结米师临证经验，指导后学，现将吾跟师学习期间米师治疗瘿病的中药饮片处方 76 张收集整理。按语年龄、性别、药味数、最常用药物用量、用药频数、中药类别等基本情况进行统计分析，以希能探求米师治疗该病的用药及剂量特点和临证的特色经验。

瘿病是内分泌科门诊最常见的一种疾病，主要临床特征为颈前喉结两旁结块肿大，多见于年轻女性。"瘿病"之名首见于《诸病源候论·瘿候》，相当于现代医学以甲状腺肿大为临床表现的疾患，如甲亢、甲减、甲状腺癌、甲状腺结节等。

1 资料与方法

1.1 资料来源 病患来源及中药处方均源于陕西省中医医院 2011 年 10 月至 2012 年 6 月，就诊于陕西省中医院名老中医门诊米烈汉主任医师的瘿病患者，经米师治疗 3 月以上且瘿瘤缩小 30% 以上者入选。

1.2 处理方法 将收集到的单张处方按语日期排序，按语顺序将处方的基本信息如姓名、性别、年龄、诊断、每一味中药及剂量逐条录入计算机，再分析每张处方的基础方剂、药味总数，录入 Excel 表格，对每一味药进行分类、计算应用频次等，运用 Excel 程序进行系统的数据分析。

2 结果与分析

2.1 中药处方基本情况

2.1.1 性别分布 共计 76 人入选，其中男性 9 人，占 11.8%，女性 67 人，占 88.2%，与瘿病好发于女性的流行病学特点相符。

2.1.2 年龄分布 入选患者年龄，最小为 12 岁，最大为 73 岁，平均年龄 44 岁。病患年龄分布：12～29 岁 14 例，占比 18%；30～39 岁 18 例，占比 23.7%；40～49 岁 6 例，占比 7.9%；50～59 岁 26 例，占比 34%；60 岁以上 12 例，占比 15.8%。故本病无论老少，均可发病，且好发于青年或中年人。

2.2 用药统计

2.2.1 中药药味统计 76张处方中共出现120味中药。出现频次前15味中药名称及常用量见表1。

表1 出现频次较高的15味药物及用量表

中药名称	处方数（张）	占处方总数比	剂量（g）	药典用量（g）
柴胡	59	77.6%	6、9、10、14	3～9
三棱	54	71.1%	6、9	3～10
陈皮	53	69.7%	10、14	3～9
香附	50	65.81%	0、14	6～9
黄芪	50	65.8%	15、30	9～30
川芎	49	64.5%	10、14	3～9
白芍	49	64.5%	6、9、10、14	5～15
莪术	49	64.5%	6、9	3～15
枳壳	48	63.2%	14、15、30	3～9
玫瑰花	44	57.9%	6	1.5～6
合欢花	43	56.6%	6	5～10
炙甘草	42	55.3%	6、10	1.5～9
牡蛎	41	53.9%	14、15、30	9～30
青皮	35	46.1%	6、9	3～9
郁金	35	46.1%	10、14	5～12

讨论：总结发现在米师76张处方中出现频率最高的是柴胡，占处方总数比77.6%。出现频率较高的15味药为柴胡、三棱、陈皮、香附、黄芪、川芎、白芍、莪术、枳壳、玫瑰花、合欢花、炙甘草、牡蛎、青皮、郁金，这些药物最常用剂量为14g，次之为10g。其余出现频率较高的15味中药有浙贝母、半夏、黄药子、白花蛇舌草、龙齿、车前子、麦冬、生地黄、黄芩、瓦楞子、浮小麦、当归、党参、熟地黄、苍术。

2.2.2 单张处方 药味统计见表2。

表2 单张处方药味统计表

单处方药味数	处方数（张）	占处方总数比	单处方药味数	处方数（张）	占处方总数比
10	1	1.3%	17	9	11.8%
11	0	0	18	7	9.2%
12	1	1.3%	19	12	15.8%

续表

单处方药味数	处方数（张）	占处方总数比	单处方药味数	处方数（张）	占处方总数比
13	2	2.6%	20	14	18.4%
14	2	2.6%	21	9	11.8%
15	5	6.6%	22	6	7.9%
16	7	9.2%	24	1	1.3%

讨论：单张处方最少用药 10 味，最大用药 24 味，平均每张处方用药 18 味，其中由 20 味中药组成的单张处方最多，共 14 张，占 18.4%。米师门诊治疗瘿病单张处方常用中药 20 味。米师认为瘿病病因繁多，病机复杂，故需在基础方剂基础上根据患者具体病情，具体病证予以药味、药量，甚至剂型的加减化裁，以期达到合理用药，祛病扶正。从单张处方统计情况来看，米师药味用量颇具特色，多至 24 味少至 10 味，警示后学，临证一定要辨证施治，辨病施治。可以方方相套，药药相辅，方药结合，切不可单纯药味堆砌，随意加减。

2.2.3 中药分类 统计情况见表 3。

表3 120 种药物分类表

中药类别	药名及处方数（频数由高至低排列）	总计（种）
理气药	陈皮53、香附50、枳壳48、玫瑰花44、青皮35、佛手9、枳实2、木香2、檀香1、大腹皮1	10
补阴药	麦冬15、黄精11、女贞子11、石斛10、旱莲草9、玉竹9、枸杞子8、鳖甲4、沙参2	9
清热解毒药	白花蛇舌草25、野菊花8、山豆根3、连翘2、金银花2、鱼腥草2、紫花地丁1、蒲公英1	8
清热泻火药	知母4、栀子10、石膏7、天花粉5、夏枯草4、竹叶3	6
清热燥湿药	黄芩13、黄柏10、龙胆草8、黄连3、苦参2、白鲜皮2	6
补气药	黄芪50、炙甘草42、党参12、山药12、炒白术4、太子参	6
补阳药	仙灵脾9、巴戟天7、益智仁4、仙茅3、杜仲2、续断1	6
补血药	白芍49、当归13、熟地黄12、何首乌7、龙眼肉2	5
活血止痛药	川芎49、郁金35、延胡索5、乳香2、没药2	5
清化热痰药	贝母33、黄药子31、瓦楞子13、瓜蒌3	4

讨论：所有 120 味中药按语功效分类，共分为 33 类，其中理气类药频次最高有 10 种，陈皮出现 53 次、香附 50 次、枳壳 48 次、玫瑰花 44 次、青皮 35 次；其次为补阴类药有 9 种，使用频率较高的麦冬 15 次、黄精 11 次、女贞子 11 次、石斛 10 次、旱莲草 9 次、玉竹 9 次、枸杞子 8 次。米师治疗瘿病擅用疏肝理气类中药，说明本病的发生与情志因素有很大关系，中医有云，忧郁伤肝，思虑伤脾，长期忿郁恼怒或忧思哀虑，致肝气失于条达，气机不畅，气滞痰凝而壅结于颈前成瘿，故情志失调乃瘿病之一大成因，疏肝理气类中药可疏肝气，健脾运，使气机调畅而消瘿散结，体现治疗瘿气当"顺气为先"之古训。米师多用补阴药治疗瘿病，因为瘿病多为素体阴虚之人，痰气郁结日久化火，火热之邪耗伤阴精而致阴虚火旺，故用滋阴药以养肝阴抑肝阳、滋肾水济心火，中药多用麦冬、黄精、女贞子、石斛、旱莲草、玉竹、枸杞子、鳖甲、沙参等甘寒类药物以养阴增液。

2.2.4　单处方　基础方剂统计研究处方按语其基础方剂排序统计，前 10 类常用方剂详见表 4。

表 4　单张处方基础方剂统计表

基础方剂	全方组成及剂量	处方数（占处方总数比）
消瘿汤	柴胡 14g，陈皮 10g，川芎 14g，香附 14g，枳壳 14g，白芍 10g，炙甘草 10g，黄芪 15g，三棱 6g，莪术 6g，青皮 6g，半夏 9g，浙贝母 14g，牡蛎 14g，郁金 14g，玫瑰花 6g，合欢花 6g	32（42.1%）
柴胡疏肝散	柴胡 14g，陈皮 10～14g，川芎 10～14g，香附 14g，枳壳 14g，白芍 10～14g，炙甘草 6～10g	17（22.4%）
芪丹地黄汤或杞菊地黄汤	熟地黄 14、山药 14g，茯苓 14g，山茱萸 14g，泽泻 14g，牡丹皮 10，加黄芪 30g，丹参 30g 或枸杞子 10g，野菊花 10g	5（6.6%）
龙胆泻肝汤	龙胆草 10g，车前子 10g，川木通 9～10g，黄芩 10g，栀子 9～10g，当归 9～10g，生地黄 10～14g，泽泻 10g，柴胡 10g，炙甘草 6～10g	5（6.6%）
柴平饮	柴胡 10～14g，黄芩 10g，姜半夏 9～10g，党参 10～15g，炙甘草 10g，炒苍术 10～14g，厚朴 10g，陈皮 10g	5（6.6%）
甘露饮	麦冬 15g，天冬 15g～30g，生地黄 14～30g，熟地黄 10～14g，石斛 15g，枇杷叶 6g，茵陈 6g	4（5.3%）
生脉饮	五味子 6g，党参 15g，麦冬 15g	3（3.9%）
二仙汤	仙灵脾 12g，仙茅 12g，黄柏 12g，巴戟天 9g，知母 14g，当归 14g	2（2.6%）

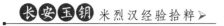

续表

基础方剂	全方组成及剂量	处方数 （占处方总数比）
归脾汤	白术 10g，炙甘草 10g，茯神 14g，党参 10~15g，黄芪 30g，龙眼肉 6~9g，远志 6~9g，当归 10g，酸枣仁 15~ 30g，木香 6g	2（2.6%）
当归六黄汤	当归 10g，黄芪 15g，黄芩 10g，黄连 10g，黄柏 10g，生 地黄 14g，熟地黄 10g	1（1.3%）

讨论：在基础方剂统计中治疗瘿病最常用方剂为消瘿汤，计处方数 32 张，占处方总数比 42.1%，其次为柴胡疏肝散，计 17 张，占处方总数比 22.4%。米师认为痰气郁滞则易于化火，化火则更加伤阴，故瘿病病程缠绵、病机复杂。故以消瘿汤、柴胡疏肝散疏肝行气，化痰散结。以六味地黄汤加味滋阴清热，以龙胆泻肝汤泻肝胆火热。

3 总 结

米烈汉教授突破传统多用海藻等富含碘类的化痰散结之法，另辟养血行气，润化痰瘀之径治疗瘿病取得良效。究其原因，主要是今之瘿病非古之瘿病。古之瘿病多为"轻水所"之地方性甲状腺病；而今之瘿瘤（甲状腺结节）罹患者气结之女性居多。女性之经、孕、产、乳等常致血虚，肝藏血不足则疏泄失常，进而致津液停止蕴结成痰，如加之性格内向或情绪波动等导致气结，则痰气交结阻于肝经。循肝经上行阻于女子包则见子宫肌瘤，阻于乳房则见乳腺增生，阻于颈前则见瘿瘤（甲状腺结节）。故米烈汉教授在该病治疗中侧重从肝论治，疏解气机，化痰散结，治疗以养血行气，润化痰瘀为基本治则，故治瘿补肝养血、疏肝理气类药物居多，最常用白芍、柴胡为伍，擅用方剂为消瘿汤或柴胡疏肝散。瘿病血虚内燥，气结化热者居多，燥热过盛常损阴津；痰气郁结，日久化火，火热耗伤阴精而致阴虚火旺，尤以心、肝两脏为甚，故养肝之体，以助肝之疏泄，使气机条达，遏制诸郁之渐。因该病多阴血不足，故对有形之瘿，米师多选用三棱、莪术、浙贝母、郁金等既达消瘿散结之效，又因药性和润以防燥烈伤阴。

化痰消脂汤配合西药治疗肥胖型 2 型糖尿病 60 例

杨明丽　沈璐　李群　何晶

2007 年 1 月至 2009 年 2 月，笔者运用化痰消脂汤配合西药治疗肥胖型 2 型糖尿病 60 例，并设西药对照组观察，现报道如下。

1 **临床资料**

1.1 一般资料 120 例均为本院门诊患者，随机分为 2 组。治疗组 60 例，男 32 例，女 28 例；年龄 43 ~ 56 岁，平均 50.3 （±3.48）岁；空腹血糖 6.6 ~ 12.3mmol/L，平均 8.65 （±2.18）mmol/L，餐后 2h 血糖 8.6 ~ 13.4mmol/L，平均 10.8 （±2.18）mmol/L；病程最短 6 个月，最长 5 年。对照组 60 例，男 31 例，女 29 例；年龄 44 ~ 56 岁，平均 50.8 （±3.39）岁；空腹血糖 6.5 ~ 12.0mmol/L，平均 8.45 （±2.38）mmol/L，餐后 2h 血糖 8.8 ~ 12.8mmol/L；病程最短 6 个月，最长 6 年。

1.2 诊断标准 诊断符合 1999 年世界卫生组织制定的糖尿病临床诊断标准，并选取体重指数 > 23kg/m^2 者，体重指数 = 体重（kg）/身高（m^2）。

1.3 排除标准 排除其他原因造成的继发性糖尿病，如肢端肥大症、皮质醇增多症、嗜铬细胞瘤等。合并心血管、肾、肝和造血系统等严重原发性疾病及精神病患者。妊娠或哺乳期患者，对本药过敏者。体重指数 < 23kg/m^2。凡不符合纳入标准，未按语规定用药，无法制定疗效或资料不全等。

1.4 治疗方法 对照组采用糖尿病基础治疗。糖尿病饮食控制；合理运动；情绪及心理治疗；口服降糖药，二甲双胍片（国药准字：20023371）0.5，每日 3 次。治疗组在对照组治疗基础上采用化痰消脂汤：葛根 30g，山楂、丹参各 15g，白术、茯苓各 12g，当归、半夏、虎杖、陈皮、枳壳各 10g。多食明显加生地黄 15g；口渴甚，饮无度加石膏（先煎）、知母各 10g；口腻加苍术 15g，大黄（后下）6g；大便干结加生大黄（后下）6g，麻子仁 30g。每日 1 剂，每日 2 次口服。2 组均 6 周为 1 个疗程，1 个疗程后统计疗效。

1.5 疗效标准 根据《中药新药临床研究指导原则》计分方法。症状无定为 0 分，轻度定为 2 分，中度或中定为 4 分，重度或重定为 6 分。显效：治疗后症状消失，或空腹血糖 < 6.1mmol/L，总胆固醇 < 5.2mmol/L，甘油三酯 < 1.7mmol/L；有效：治疗后临床症状计分值下降 1/3 ~ 2/3（不含 2/3 及 1/3），空腹血糖比治疗前下降 2.0 ~ 3.0mmol/L，总胆固醇比前下降 1.0mmol/L，甘油三酯下降 0.5mmol/L；无效：治疗后症状计分值下降 ≤1/3，空腹血糖、甘油三酯、总胆固醇下降不明显。

2 **治疗结果**

两组疗效比较：治疗组 60 例，显效 18 例，有效 29 例，无效 13 例，总有效率 78.3%；对照组 60 例，显效 11 例，有效 24 例，无效 25 例，总有效率 58.3%。两组总有效率比较差异有统计学意义（$P < 0.05$）。

3 **讨 论**

糖尿病是一类与遗传、自身免疫及环境因素有关的以慢性高血糖为特征的糖、蛋白质和脂肪代谢紊乱综合征。2 型糖尿病的发病机制的 2 个基本环节是胰岛素抵抗和胰岛素作用不足。而肥胖易引起胰岛素抵抗和胰岛素相对不足。糖尿病属中医学消渴病范畴。早在《素问·奇病论》就有"此肥美之所发也，此人必数食甘美而多肥也，肥者令人内热，甘者令人中满，故其气上溢，转为消渴"。消渴的主要病机为阴虚为本，燥热为标，且消渴发病和发展常与血瘀有关，即因燥热内灼，煎熬营血而瘀，而肥人常多痰，因此治疗肥人消渴立足健脾化痰，佐以清热活血、生津止渴。化痰消脂汤中陈皮、白术、山楂、枳壳健脾行气化痰浊，虎杖、丹参、当归清热活血祛瘀，玉竹、葛根滋养肾阴，生津止渴。

现代药理研究表明，葛根、虎杖、丹参、枳壳、陈皮均有降糖作用。活血化瘀类药物可提高对糖负荷的反应性或改善胰岛素外周抵抗机制，并且能抑制血小板的聚集，降低血液黏稠度，改善微循环，以及抗凝、促纤溶活性，抑制血栓的形成。山楂可加快对胆固醇的清除，防止动脉粥样硬化。当归可抑制肝合成胆固醇及抗氧化和清除自由基的作用。丹参、白术可降低甘油三酯，葛根、陈皮、虎杖均有降甘油三酯及总胆固醇作用。因此，中西医结合治疗肥胖型2型糖尿病在降糖同时可改善相关的代谢紊乱，并且可减少西药的用量及副作用。这种多重治疗作用正是中医药的独特优势。

开降冲剂治疗代谢综合征临床疗效观察

路 波 杨明丽 沈 路 田文红

笔者根据代谢综合征（MS）的临床表现及其预后，结合中医辨证理论，遴选药物，研制成"开降冲剂"，并于2008年1月至2009年1月对该冲剂进行了临床观察，验证了开降冲剂MS的疗效和安全性。

1 临床资料

1.1 一般资料 共138例患者入选该研究，按语就诊顺序数字随机分为开降冲剂组（治疗组）和二甲双胍组（对照组）。因服药依从性差退出者7例，各种原因（迁出、经费不足等）失访者5例，其中治疗组7例，对照组5例。共有126例患者完成试验。治疗组65例，男39例，女26例；年龄41～59岁，平均45.7（±5.8）岁。对照组61例，男36例，女25例；年龄41～59岁，平均45.6（±5.7）岁。两组病例在年龄、性别、病情程度上差异无统计学意义（$P < 0.05$），具有可比性。

1.2 纳入标准 ①年龄40～60岁，性别不限。②符合中华医学会糖尿病学分会2004年制定的MS诊断标准；非酒精性脂肪肝病（NAFLD）符合中华医学会肝病学分会脂肪肝酒精性肝病学组 2006 年 2 月制定的诊断标准。③胃热脾困证型参照《中药新药临床研究指导原则》胃热证、湿热蕴脾证制定并分级量化症状。胃热脾困证主症：脘腹胀闷，口渴，消谷善饥，肢体困重，舌红，苔黄；次症：身热不扬，头身困重，倦怠乏力，大便黏滞，大便秘结，小便黄赤。主症 3 项（舌象必备），或主症 2 项（舌象必备）加次症 2 项，即可诊断。按语轻、中、重程度，主症计 2、4、6 分，次症计 1、2、3 分。④入选前 2 周未服用过或已停用降糖、减肥、降酶、保肝、降脂药物和具有类似作用的保健品。

1.3 排除标准 ①垂体、甲状腺、肾上腺疾病患者；②已用药物治疗的糖尿病、高血压、高脂血症患者；③除外病毒性肝炎、药物性肝病、全胃肠外营养、肝豆状核变性等可导致脂肪肝的特定疾病；④结缔组织病、抑郁症患者、严重肝、肾功能不全患者、患心脏疾病、癌症及其他严重疾病患者；⑤孕妇、哺乳期妇女或准备受孕的育龄妇女；⑥研究医师认为有任何不适合纳入者。

1.4 治疗方法 两组均给予健康教育、控制饮食、加强运动等生活方式重塑的干预方法。两组均以 90d 为一个疗程。治疗组予开降冲剂（清半夏 6g，薤白 10g，黄连 3g，黄芩 10g，党参 10g，薏苡仁 10g，川芎 10g，三七 3g。各 1 包，为深圳市三九现代中药有限公司提供的中药免煎颗粒），用开水 200mL 调标本采集：所有入选者于入选前及治疗终结时采取血标本，血清丙氨酸氨基转移酶（ALT）升高者行腹部 CT 扫描，专人检测各项观察指标。观察项目：①症状、体征指标。②生化指标：空腹血糖（FBG），餐后 2h 血糖（P2BG），血脂［总胆固醇（TC）、三酰甘油（TG）、高密度脂蛋白胆固醇（HDL-C）、低密度脂蛋白胆固醇（LDL-C）］，ALT，血浆尿素氮（BUN）和血浆肌酐（Cr）。③腹部 CT：肝脏 CT 值，肝/脾 CT，脐水平腹部横断扫描内脏脂肪面积。④不良反应。

1.5 统计学方法 计量资料用 $\bar{x} \pm s$ 表示，组间比较及治疗前后对照用 t 检验，以 $P < 0.05$ 为差异有统计学意义。

2 结 果

2.1 开降冲剂对症状、体征的影响（表 1、表 2）

表 1 MS 患者症状积分治疗前后两组比较（$\bar{x} \pm s$，分）

症状	对照组			治疗组		
	例数	治疗前	治疗后	例数	治疗前	治疗后
脘腹胀闷	42	4.31 ± 1.26	3.71 ± 1.28	46	4.33 ± 1.27	2.51 ± 1.28 * * △△
口渴	31	2.98 ± 1.31	0.91 ± 1.61	33	3.02 ± 1.75	1.29 ± 1.71 *
消谷善饥	25	3.57 ± 1.23	2.76 ± 1.71	24	3.74 ± 1.26	1.99 ± 1.71 * * △
肢体困重	31	3.76 ± 2.32	2.25 ± 1.49	30	3.57 ± 2.23	1.13 ± 1.58 * * △
身热不扬	28	2.23 ± 1.61	2.06 ± 1.92	29	2.17 ± 1.61	0.87 ± 1.43 * * △

症状	对照组			治疗组		
	例数	治疗前	治疗后	例数	治疗前	治疗后
头身困重	15	2.01 ± 1.91	1.54 ± 1.82	17	1.89 ± 1.71	0.87 ± 1.91 * △
倦怠乏力	19	1.75 ± 1.41	0.78 ± 1.39	22	1.78 ± 1.24	0.89 ± 1.42 *
大便黏滞	28	1.91 ± 1.81	0.85 ± 1.55	30	1.85 ± 1.58	0.65 ± 1.57 *
便秘	32	2.52 ± 1.82	1.54 ± 1.64	35	2.35 ± 1.61	0.35 ± 1.72 *
尿赤	39	1.51 ± 1.31	0.82 ± 1.28	41	1.48 ± 1.24	0.42 ± 1.22 *

注：与本组治疗前比较，$^*P < 0.05$，$^{**}P < 0.01$；与对照组治疗后比较，$^{△}P < 0.05$，$^{△△}P < 0.01$（下同）

表2　MS患者血压、体重等指标治疗前后两组比较（$\bar{x} \pm s$）

指标	对照组		治疗组	
	治疗前	治疗后	治疗前	治疗后
收缩压（mmHg）	139.59 ± 20.82	134.18 ± 23.57	138.72 ± 21.24	132.51 ± 22.27
舒张压（mmHg）	88.72 ± 19.83	88.72 ± 19.83	88.72 ± 19.83	88.72 ± 19.83
体重（kg）	75.48 ± 10.75	71.57 ± 12.07	75.98 ± 10.37	69.64 ± 11.35 * △
体重指数（kg/m²）	28.86 ± 6.51	26.45 ± 7.41	28.73 ± 6.23	26.32 ± 6.12 *
腹围（cm）	90.62 ± 19.92	86.65 ± 20.92	89.73 ± 18.92	83.59 ± 19.67 *

2.2　开降冲剂对生化指标的影响（表3）

表3　MS患者生化指标治疗前后两组比较（$\bar{x} \pm s$）

项目	对照组		治疗组	
	治疗前	治疗后	治疗前	治疗后
FBG（mmol/L）	6.42 ± 0.41	6.32 ± 0.31	6.61 ± 0.43	6.50 ± 0.32
P2BG（mmol/L）	9.12 ± 0.31	7.38 ± 0.25	9.26 ± 0.32	8.27 ± 0.31 * △
TC（mmol/L）	6.91 ± 0.55	6.10 ± 0.42	6.79 ± 0.55	5.91 ± 0.48 * △
TG（mmol/L）	2.03 ± 0.29	1.76 ± 0.31	2.07 ± 0.30	1.79 ± 0.32 *
HDL-C（mmol/L）	0.88 ± 0.29	1.18 ± 0.32	0.91 ± 0.32	1.38 ± 0.31 * △
LDL-C（mmol/L）	4.19 ± 0.26	3.92 ± 0.22	4.22 ± 0.25	3.78 ± 0.31 *
ALT（U/L）	59.14 ± 12.01	48.32 ± 11.98	56.79 ± 11.55	38.72 ± 10.23 * * △

2.3　开降冲剂对肝脏CT值、肝/脾CT、经脐水平腹部横断扫描内脏脂肪面积的影响（见表4）

表 4 两组 MS 患者治疗前后肝脏 CT 值、肝/脾 CT、内脏脂肪面积比较（$\bar{x} \pm s$）

	时间	例数	肝脏 CT 值（Hu）	肝/脾 CT	内脏脂肪面积（cm²）
治疗组	治疗前	32	34.75 ± 11.35	0.69 ± 0.27	90.21 ± 3.91
	治疗后	32	48.25 ± 12.34	0.93 ± 0.28	85.37 ± 4.72
对照组	治疗前	28	35.75 ± 10.97	0.69 ± 0.28	90.53 ± 4.03
	治疗后	28	40.31 ± 11.35	0.75 ± 0.26	87.76 ± 4.46

2.4 不良反应 治疗组出现轻度腹泻（未停药，数天后自愈）5 例（7.7%），轻度腹胀 4 例（6.2%）；对照组出现轻度腹泻 3 例（4.9%），轻度腹胀 8 例（13.1%）。均以消化道症状为主，但 2 组间差异无统计学意义。

3 讨 论

MS 是心血管病的多种代谢危险因素在个体内集结的状态。肥胖尤其内脏型肥胖是 MS 的重要组件。内脏型肥胖相关的脂肪细胞因子最终能导致心血管病。NAFLD 是脂肪在内脏器官沉积的标志，与 MS 密切相关，美国临床内分泌医师学会（AACE）将 NAFLD 作为 MS 的主要条件。多项长期临床研究发现动脉粥样硬化是 NAFLD 最重要的转归。中医认为，该病属"肥胖""消渴"等范畴。起病与饮食密切相关。《内经》曰："肥者令人内热，甘者令人中满。"饮食不节，数食肥甘，劳损脾胃；或多静少动，四体不勤，逸滞脾气，均致脾失健运、痰湿内生，蕴成湿热、熏蒸胃胆，热扰气机、肝郁失疏、气滞血瘀，木乘脾土、肝脾失和。终至痰湿瘀结，升降失常，积久成病。积食气滞、化热伤津，血浓生瘀；或安逸过度、气行缓滞、滞血成瘀；或肥甘脾损、生湿成痰，痰留血脉，均能成为脉络瘀阻病因。

MS 主要病机为痰湿瘀结，积滞化热，升降失常，故我们立辛开苦降法，组方制成开降冲剂，以辛开肝脾郁滞，苦降胆胃湿火。方中以半夏、薤白辛散开发、和胃散结；黄芩、黄连苦寒泻降、清热和胃；佐以党参、薏苡仁甘温益气，补脾胃、助运化以复升降之机；川芎、三七活血，调气先安未病之地。诸药相合，寒热并用，辛开苦降，补消兼施，可使寒热得除，升降有序，肝脾调和，痰瘀渐消。现代中药研究表明，黄芩、黄连有抗炎症、稳定内皮功能作用；薤白、半夏可降低血脂、血浆内皮素水平，起到抗心肌缺血的作用；党参多糖能改善小鼠的胰岛素抵抗；薏苡仁提取物有脂肪酸合成酶体外抑制作用。本研究显示，虽然二甲双胍降低血糖效力优于开降冲剂，但对 MS 症状积分、体重、体重指数、腹围、肝脏 CT 值，肝/脾 CT 改善不如开降冲剂，这可能与其作用单一，不具备中药的综合作用有关。开降冲剂有明显改善 MS 的作用，与其改善症状、减轻体重、调节血脂、减轻内脏脂肪积聚有关，且安全、有效，服用方便。

运脾化浊冲剂治疗非酒精性脂肪肝疗效观察

路　波

笔者于 2007 年 7 月至 2008 年 7 月，采用运脾化浊冲剂治疗非酒精性脂肪肝 55 例，设西药对照组，并观察了两组治疗前后症状、体征、血清检测指标变化情况，取得较好疗效，现报道如下。

1　临床资料

1.1　一般资料　共收 115 例患者，因服药依从性差退出者 4 例，其他原因失访者 2 例，入选病例 109 例，均为本院病例，随机分为治疗组（运脾化浊冲剂组）和对照组（二甲双胍组），治疗组 55 例，男 30 例，女 25 例，年龄 40 ~ 58 岁，平均 44.7（±5.9）岁。对照组 54 例，男 29 例，女 25 例，年龄 40 ~ 59 岁，平均 43.9（±5.6）岁。

1.2　纳入标准　年龄 40 ~ 60 岁，性别不限；非酒精性脂肪肝病（NAFLD）符合中华医学会肝病学分会非酒精性脂肪肝酒精性肝病学组 2006 年 2 月制定的诊断标准；胃热脾困证型参照《中药新药临床研究指导原则》胃热证、湿热蕴脾证制定并分级量化症状，胃热脾困证主症：脘腹胀闷，口渴，消谷善饥，肢体困重，舌红，苔黄；次症：身热不扬，头身困重，倦怠乏力，大便黏滞，大便秘结，小便黄赤。主症 3 项（舌象必备），或主症 2 项（舌象必备）加次症 2 项，即可诊断。按语轻、中、重程度，主症计 2、4、6 分，次症计 1、2、3 分；入选前 2 周未服用过或已停用减肥、降酶、保肝、降脂药物和具有类似作用的保健品。

1.3　排除标准　垂体、甲状腺、肾上腺疾病患者；已用药物治疗的糖尿病、高血压、高脂血症患者；除外病毒性肝炎、药物性肝病、全胃肠外营养、肝豆状核变性等可导致非酒精性脂肪肝的特定疾病；结缔组织病、抑郁症患者、严重肝、肾功能不全患者、患心脏疾病、癌症及其他严重疾病患者；孕妇、哺乳期妇女或准备受孕的育龄妇女；研究医师认为有任何不适合纳入者。两组病例在年龄、性别、病情程度上差异无统计学意义（$P > 0.05$），具有可比性。

1.4　治疗方法　两组均给予健康教育、控制饮食、加强运动等生活方式重塑的干预方法。两组均以 90d 为一个疗程。治疗组采用运脾化浊冲剂（免煎颗粒，为深圳市三九现代中药有限公司提供）：薤白、黄芩、党参、薏苡仁、决明子、丹参、郁金、白芍、川芎各 10g，清半夏 6g，黄连、三七各 3g。各 1 包中药颗粒，用开水 200ml 调匀冲服，每天 2 次，早晚餐前服。对照组给盐酸二甲双胍片（诺华制药有限公司产品）250mg，每天 2 次，早晚餐前 200ml 温水送服。观察指标：

所有入选者于入选前及治疗终结时采取血标本，行腹部 CT 扫描，专人检测各项观察指标。

1.5 观察项目 症状、体征指标；生化指标：血脂［总胆固醇（TC）、甘油三酯（TG）、高密度脂蛋白胆固醇（HDL-C）、低密度脂蛋白胆固醇（LDL-C）］，ALT；肝脏 CT 值；不良反应。

1.6 统计学方法 计量资料用 $\bar{x} \pm s$ 表示，组间比较及治疗前后对照用 t 检验，以 $P < 0.05$ 为差异有统计学意。

2 治疗结果

治疗组治疗前后对症状的影响见表1。

表1 两组治疗前后症状积分对比表（$\bar{x} \pm s$, 分）

观察指标	对照组（$n = 54$）			治疗组（$n = 55$）		
	例数	治疗前	治疗后	例数	治疗前	治疗后
脘腹胀闷	41	3.82 ± 1.15	2.24 ± 1.23	39	3.75 ± 1.76	1.78 ± 1.06◇▲
口渴	35	4.39 ± 1.13	2.59 ± 1.51	31	4.11 ± 1.27	2.06 ± 1.13◇
消谷善饥	24	3.14 ± 1.42	2.48 ± 1.67	27	2.95 ± 0.75	1.25 ± 1.75▲
肢体困重	21	2.22 ± 1.21	1.76 ± 1.19	26	2.16 ± 0.11	0.76 ± 1.32◇△
身热不扬	23	3.90 ± 1.11	2.41 ± 1.21	25	3.81 ± 0.12	1.65 ± 1.37▲△
头身困重	33	2.71 ± 1.51	1.99 ± 1.48	38	2.69 ± 0.48	0.79 ± 1.26◇△
倦怠乏力	21	2.59 ± 1.34	2.09 ± 1.37	38	2.51 ± 0.42	1.01 ± 1.25◇
大便黏滞	29	2.11 ± 1.37	1.79 ± 1.42	38	2.17 ± 0.27	0.65 ± 1.53◇
便秘	35	2.66 ± 1.89	2.01 ± 1.12	32	2.72 ± 0.49	0.98 ± 1.45◇
尿赤	31	2.75 ± 1.67	2.06 ± 1.53	38	2.77 ± 0.48	0.67 ± 1.25◇

注：与本组治疗前比较，◇ $P < 0.01$，▲ $P < 0.05$；与对照组治疗后比较，△ $P < 0.05$，▲ $P < 0.01$（下同）

两组治疗前后对各项理化指标的影响见表2。

表2 两组治疗前后理化指标对比表（$\bar{x} \pm s$）

观察指标	对照组（$n = 54$）		治疗组（$n = 55$）	
	治疗前	治疗后	治疗前	治疗后
TC（mmol/L）	6.22 ± 1.06	5.69 ± 1.18	6.16 ± 1.34	4.64 ± 1.22◇△
TG（mmol/L）	2.31 ± 1.07	1.74 ± 1.16	2.79 ± 1.12	1.15 ± 1.02◇
HDL-C（mmol/L）	0.90 ± 0.42	1.18 ± 1.43	0.89 ± 0.38	1.55 ± 1.38◇△
LDL-C（mmol/L）	3.72 ± 0.33	3.36 ± 1.20	3.84 ± 0.51	2.15 ± 1.21◇
ALT（U/L）	55.87 ± 1.71	41.41 ± 1.63	58.87 ± 2.03	35.65 ± 1.88◇△
肝脏 CT 值（Hu）	32.54 ± 7.51	40.99 ± 6.73	33.42 ± 9.11	46.54 ± 7.65◇△
BMI（kg/m²）	28.13 ± 6.32	26.13 ± 5.14	28.33 ± 7.66	26.03 ± 6.76◇

与对照组比较，运脾化浊冲剂可明显改善患者脘腹胀闷、消谷善饥、肢体困重、身热不扬、头身困重等症状，可降低 TC，升高 HDL-C，降低 ALT，升高肝脏 CT 值。不良反应：治疗组出现轻度腹泻（未停药，数天后自愈）4 例（7.2%），轻度腹胀 3 例（5.5%）；对照组出现轻度腹泻 3 例（5.6%），轻度腹胀 6 例（11.1%）。均以消化道症状为主，但两组间差异无统计学意义。

3 讨 论

随着人们生活水平的提高，生活习惯和饮食结构的变化，非酒精性脂肪肝的发病率逐年上升，现已成为仅次于病毒性肝炎的第二大肝病，被公认为隐匿性肝硬化的常见原因；同时非酒精性脂肪肝也是代谢综合征、2 型糖尿病的前驱病变。根据其病因病机及临床表现，非酒精性脂肪肝属中医学中"痰证""湿阻""胀满""积证""胁痛"等范畴。起病与饮食密切相关。《内经》曰："肥者令人内热，甘者令人中满。"饮食不节，数食肥甘，劳损脾胃；或多静少动，四体不勤，逸滞脾气，均致脾失健运，痰湿内生，蕴成湿热，熏蒸胃胆，热扰气机，肝郁失疏，气滞血瘀，木乘脾土，肝脾失和。终至痰湿瘀结，升降失常，积久成病。积食气滞、化热伤津、血浓生瘀；或安逸过度、气行缓滞、滞血成瘀；或肥甘脾损、生湿成痰，痰留血脉，均能成为脉络瘀阻病因。主要病机为痰湿瘀结，积滞化热，升降失常，故立辛开苦降之法，以辛开肝脾郁滞，苦降胆胃湿火，组方制成开降冲剂。方中以半夏、薤白辛散开发、和胃散结；黄芩、黄连苦寒泻降、清热和胃；佐以党参、薏苡仁甘温益气，补脾胃、助运化以复升降之机；川芎、三七活血，调气先安未病之地。诸药相合，寒热并用，辛开苦降，补消兼施，可使寒热得除，升降有序，肝脾调和，痰瘀渐消。现代中药研究表明，黄芩、黄连有抗炎、稳定内皮功能作用；薤白、半夏可降低血脂、血浆内皮素水平，起到抗心肌缺血的作用；党参多糖能改善小鼠的胰岛素抵抗；薏苡仁提取物有脂肪酸合成酶体外抑制作用。本研究显示，运脾化浊冲剂有明显改善非酒精性脂肪肝的作用，与该组方能改善症状、减轻体重、调节血脂的作用，其升高肝脏 CT 值可能与减少肝脏脂肪积聚有关，且安全、有效，服用方便。

抗纤汤治疗特发性肺纤维化 13 例临床观察

米烈汉　孙秀珍

特发性肺纤维化是一种原因不明，以弥漫性肺泡炎和肺泡结构紊乱最终导致肺间质纤维化为特征的疾病。相当于中医"肺痿"。目前尚无特效治疗方法。近年我们采用自拟抗纤汤治疗特发性肺纤维化 13 例，取得了一定的疗效，现总结如下：

1 临床资料

1.1 一般资料 13 例患者中，男性 10 例，女性 3 例，年龄 54～70 岁，病程最短 6 个月，最长 1 年。13 例均符合关于肺纤维化临床诊断标准。

1.2 治疗方法 抗纤汤药物组成：红参 10g，苏子 10g，生甘草 10g，沙参 30g，丹参 30g，黄芪 30g，鸡血藤 30g，当归 15g，川芎 15g，百合 15g，鸡内金 15g，砂仁 6g，冬虫夏草 6g。每日 1 剂，每剂加水 400ml，大火煮沸，温火煎煮 30 分钟，过滤出 200ml，煎 2 次量共 400ml，每次 200ml，早晚温服。30d 为一疗程，连服 3 个疗程。

1.3 疗效观察 显效：症状体征、胸片、CT、肺功能、血气分析均有明显的改善，有效：症状体征、胸片、CT、肺功能、血气分析均有好转；无效：症状体征及以上各项检查均无改善。

2 治疗结果

显效 6 例，有效 5 例，无效 2 例，总有效率为 84.4%，显效率为 44.1%。

3 讨 论

特发性肺纤维化是一种以肺泡炎症和间质纤维化主要病理改变的慢性间质性肺部疾病，临床分为急性、亚急性和慢性 3 种类型。主要症状：①呼吸困难：劳力性呼吸困难并进行性加重，呼吸浅速，可有鼻翼煽动和辅助肌参与呼吸，但大多没有端坐呼吸。②咳嗽、咳痰：早期无咳嗽，以后可有干咳或少量黏液痰。易有继发感染，出现黏液脓性痰或脓痰，偶见血痰。③全身症状：可有消瘦、乏力、食欲不振、关节酸痛等，一般比较少见，急性型可有发热。常见体征：①呼吸困难和发绀；②胸廓扩张和膈肌活动度降低；③两肺中下部 Velcro 音，具有一定特征性；④杵状指趾；⑤终末期呼吸衰竭和右心衰竭相应征象。近年发患者数较前增多，治疗难度较大。

祖国医学文献中虽无肺纤化这一病名记载，但通过自己所治病例，以及参阅古籍，认为该病属于祖国医学"肺痿""肺痹"范畴。关于类似本病临床症状和体征，早在《黄帝内经》中已有记载。根据患者的临床症状及病理改变，此为邪阻于肺，络脉不通，肺失宣降，气虚血瘀，即现呼吸困难，动则气短，喘憋等症状，笔者临床辨证分型认为是邪阻肺络、气虚血瘀。治疗主要为益肺通络、活血化瘀，方予抗纤汤。方选药物以现代药理研究具有逆转肺纤维化的药物和具有调节免疫功能的药物为主要依据。方中红参、沙参、黄芪、百合、甘草、鸡血藤、苏子、冬虫夏草益肺通络，以增强机体免疫力，改善肺纤维化症状；丹参、川芎、当归活血化瘀，以抗肺组织纤维化；鸡内金、砂仁健脾消食，苏子降气祛痰，以增强整体调节功能。诸药合用，具有益肺通络，活血化瘀之功效，治疗肺纤维化之作用。

通过对 13 例特发性肺纤维化患者的疗效观察，说明中医药对特发性肺纤维化有一定临床疗效，今后应对抗纤汤治疗肺纤维化行进一步研究。

抗纤汤治疗肺纤维化疗效观察

杨　华　米烈汉

自 2007 年以来，笔者随米烈汉老师运用抗纤汤加减治疗肺纤维化 19 例，并设对照组观察，疗效显著，现总结如下。

1　临床资料

1.1　一般资料　34 例均为本院门诊病例，随机分为治疗组（抗纤汤配合泼尼松组），对照组（泼尼松组）。治疗组男性 14 例，女 5 例，平均年龄为 52.3 岁，平均病程 2.1 年；对照组男性 12 例，女性 3 例，平均年龄 54 岁，平均病程 1.9 年；治疗组、对照组肺功能均为肺功能 I 级。两组临床资料差异无显著性意义（$P > 0.05$），所有患者入选均为肺纤维化稳定期。34 例均符合特发性肺纤维化临床诊断标准。临床以进行性呼吸困难、咳嗽、气短、乏力、消瘦为主要表现。

1.2　气虚血瘀型诊断标准　主症：干咳、呼吸气短、舌质暗、舌瘀斑或瘀点、脉细或细涩；次症：少气懒言、自汗、唇甲紫暗。凡具备主证 3 项或主证 2 项加次证任何一项，脉象基本符合可定为本证。

1.3　治疗方法　治疗组采用自拟抗纤汤：红参、苏子各 10g，沙参、丹参、黄芪、鸡血藤各 30g，当归、川芎、百合、鸡内金各 15g，冬虫夏草、砂仁各 6g，生甘草 10g。加水 400ml，煮沸后，文火煎煮 30min 取汁 150ml，二煎加水 300ml，文火煎 30min，取汁 150ml，两煎混合，分早晚两次温服，每日 1 剂，配合口服泼尼松，用量为每天 0.5mg/kg（理想体重，以下同），口服 4 周；然后每天 0.25mg/kg，口服 8 周；继之减量至每天 0.125mg/kg 或 0.25mg/kg 隔天 2 次口服。对照组服用泼尼松，用法同上。治疗至少持续 6 个月，临床上连续观察 3 个月，3 个月后观察症状、肺功能等变化。

1.4　加减原则　以抗纤汤为基础方，咳喘痰多，可加旋覆花 12g，降逆化痰；手脚心发热，可加黄精、水牛角各 30g，鳖甲、地骨皮各 15g 清热养阴；口唇发绀，可加地龙 14g 活血。

1.5　观察与检测方法　采取治疗前后治疗组与对照组比较的方法，观察治疗后症状变化，及肺功能、血气分析、胸片、胸部 CT 的改变。患者症状积分评分标准，见表 1。观察血压、心电图、电解质、血常规。对本病的呼吸气短、咳嗽、乏力、自汗等主症，根据轻、中、重 3 级程度分别计 2、4、6 分，症状消失为 0 分。显效：临床症状或体征明显改善，证候积分减少 ≥70%；有效：临床症状或体征均有好转，证候积分减少 <30%；无效：临床症状或体征均无明显改善，甚至加重，证候积分值减少 <30%；辅助检查治疗前后变化。

1.6 统计学方法 等级资料用 Ridit 检验，计量资料用 t 检验。

表1 症状积分标准

症状	2分	4分	6分
呼吸气短	活动后气短	稍定即气短	平素亦气短
干咳或咳嗽	偶有干咳或咳少量白痰	受风、刺激后易咳嗽	久咳痰白
乏力	精神不振，坚持体力劳动	精神疲乏，勉强坚持工作	精神高度疲乏，不能日常活动
自汗	不动皮肤微潮，稍动则甚	不动皮肤潮湿，稍动则汗出	平素即汗出
舌质	色暗红、有瘀点	色紫暗、有瘀斑、瘀点	色紫青
脉	细或涩	细或细涩	细而无力或细涩

注：积分：2～12 为轻症；12～24 为中症；24～36 为重症，临床上主要观察轻中症

2 治疗结果

　　治疗组显效5例，有效10例，无效4例，总有效率78.9%；对照组显效2例，有效5例，无效8例，总有效率46.7%；经 Ridit 检验，治疗组总有效率高于对照组，有显著性差异（$P < 0.05$）。两组治疗前后患者症状积分变化比较，见表2。治疗组治疗后症状积分较治疗前明显降低，差异有显著性意义（$P < 0.05$）。两组治疗后比较，在治疗咳嗽、气短、自汗、乏力方面差异有显著性意义（$P < 0.05$），说明治疗组在改善症状方面明显优于对照组。治疗组19例患者中13例有轻度低氧血症，经2个月治疗，8例改善明显；对照组15例中11例为低氧血症，治疗后2例改善明显；HRCT两组均无进展性变化，胸片多改善不明显。前后肺功能指标比较，见表3。

表2 患者治疗前后症状积分

症　状	治疗组		对照组	
	治疗前	治疗后	治疗前	治疗后
呼吸气短	3.33 ± 1.35	0.54 ± 0.50▲◇	3.13 ± 1.31	1.94 ± 0.49▲◇
干咳或咳嗽	3.41 ± 1.21	0.58 ± 0.54▲◇	3.30 ± 1.58	1.90 ± 0.51▲
乏力	3.48 ± 1.30	0.57 ± 0.43▲◇	3.30 ± 1.64	2.89 ± 0.53△
自汗	3.04 ± 1.27	0.61 ± 0.49▲◇	3.04 ± 1.17	2.92 ± 0.50△
舌质	2.95 ± 0.81	1.36 ± 0.63▲	2.96 ± 0.80	1.99 ± 0.69△
脉象	2.29 ± 0.65	1.26 ± 0.57▲	2.27 ± 0.67	2.05 ± 0.58△

与治疗前相比较，△$P < 0.05$ 或 ▲$P < 0.01$；与对照组治疗前比较，$P < 0.05$

表 3　治疗前后肺功能状况

肺功能	治疗组		对照组	
	治疗前	治疗后	治疗前	治疗后
VC（ml）	2500 ± 350	4000 ± 380	2600 ± 300	320 ± 400
FEV$_1$/FV（%）	92.4 ± 3.3	80.5 ± 2.6	91.5 ± 3.8	85.5 ± 3.0

注：治疗组对照组肺功能变化情况：主要观察肺活量实测值（VC），第 1 秒用力呼气容积占用力肺活量比值（FEV$_1$/FVC）。从治疗组对照组肺功能变化来看，治疗组肺功能改善优于对照组，两组统计学处理差异有显著性（$P < 0.05$）

3　讨　论

肺纤维化是一种原因不明，系复杂的炎性致病因素导致免疫调节紊乱，氧自由基损伤，胶原代谢失衡，病理特征为弥漫性肺泡炎，肺泡单位结构紊乱和肺纤维化，最终形成肺间质纤维化。它多属中医"肺痿"范畴，治疗亦从此病机出发设定。《医门法律》指出："肺痿者，其积渐已非一日，其寒热不止一端，总由肾中津液不输于肺，肺失所养，转枯转燥，然后成之。"米烈汉教授根据中医基础理论，结合自己临床经验，认为本病为邪阻于肺，络脉不通，肺失宣降，气虚血瘀。治疗主要以益肺通络，活血化瘀，方选抗纤汤。方中红参、沙参益气化痰、清肺养阴；黄芪补肺气，益卫气，卫气实，邪不外侵，从而增强机体免疫力；百合养阴润肺止咳，苏子降气化痰，气降痰消则咳喘自平，冬虫夏草益肾壮阳，补肺平喘化痰；甘草益气补中祛痰止咳；四者共奏祛痰止咳平喘之效；上药合用则有益肺通络的功效，以增强机体免疫力，改善肺纤维化症状；鸡血藤行气补血，舒筋活络，丹参、当归、川芎行气活血补血，合用则活血化瘀功效增强，可改善 IPF 之血瘀症状；鸡内金、砂仁健脾消食，以增强整体调节功能。故抗纤汤有抗纤维化、抑制肺泡炎症，改善肺组织微循环、改善临床症状的作用。而现代药理研究黄芪能双向调节 T 细胞及 B 细胞，以增强机体免疫功能，使机体的体液免疫和细胞免疫趋于正常，有类似血管紧张素转换酶抑制剂的作用，抑制纤维增生，促进纤维吸收。冬虫夏草水提液能明显减轻缺氧再给氧时细胞内脂质过氧化作用，且成良好的量效关系。丹参活血化瘀，现代实验研究及临床运用均表明在抗纤维化中作用确切，效果显著。其作用机制与氧自由基清除有关。丹参还可能通过抑制 NFKB 的活化，减少细胞因子、炎症介质的合成与释放，从而抗肺纤维化损伤。当归其活血化瘀作用可改善局部微环境，使胶原沉积速度减慢，并使胶原的降解及转运加快；川芎含川芎嗪，被认为是中药的钙通道阻滞剂，能抑制肺成纤维细胞增殖及 I 型胶原的表达，抗肺间质纤维化可能与抑制氧自由基、抗血小板聚集及降低血液黏稠度有关。通过对 19 例特发性肺纤维化患者的疗效观察，说明了中医药对特发性肺纤维化有一定临床疗效，同时避免了西药的一些副作用。

目前，鉴于本病复杂难治，仍应把阻止和延缓其自然进程、减轻痛苦、延长寿命作为本病目前临床治疗的主要任务。

米烈汉老师治疗肺间质纤维化经验

杨明丽　周育智　指导：米烈汉

肺间质纤维化的治疗一直是医学研究的难点之一，中医药治疗肺间质纤维化有一定疗效，老师米烈汉教授，从事中医内科学的临床、教育、科研工作 40 余载，对呼吸、热病、疑难杂证积验丰富，对中医学术造诣精深。提出反复外感、环境毒邪、肺气亏虚是肺间质纤维化的发病原因，"肺肾亏虚、痰瘀痹阻肺络"是肺间质纤维化的基本病机，内伤基础的外感加重病情进展，急性加重期以痰热阴亏为主，缓解期以肺肾亏虚痰瘀凝结肺络为主，治疗以补益肺肾、活血化痰、通络散结为主，参以病程病期辨证。现将米烈汉老师治疗肺间质纤维化的学术思想与临证经验陈述如下。

1　肺间质纤维化的病名

中医古代文献中无此病的记载，近年来一些研究报道中称此病为"肺痹""肺痿""短气""咳嗽""肺胀""喘证"等。综合近十年来中医药研究肺间质纤维化的文献，对肺间质纤维化的中医病名存在争论，基本上有两种观点，一是把肺间质纤维化称为"肺痿"，其理论源于《金匮要略·肺痿肺痈咳嗽上气病脉证治》；二是把肺间质纤维化称为"肺痹"，其理论源于《素问·玉机真脏论》篇。后世医家认为肺痹的发生与肺肾不足尤其是肺虚之内因密切相关，致病因素还有情志、房劳、饮食、外感风寒暑湿等。邪乘肺虚而入舍于肺，以致肺气痹而不通，以喘息为特点。米烈汉老师认为，肺间质纤维化从病名而言，肺痿肺痹均指出了其不同侧面，肺痿言肺之痿弱不用，从本虚而言；肺痹言肺为邪痹，痹阻不通，气血失于流畅，从邪实而言，肺痿肺痹皆反映了这一疾病病理的主要方面。该病呈慢性进展，临床表现出缓解期和急性发作期；感染常为急性发作的诱因又是病情加重的条件。缓解期症状表现为肺肾亏虚、痰瘀阻络、肺失宣降的特点。急性发作期以痰热瘀阻、气阴亏虚、肺失宣降为特点。由于肺间质纤维化呈慢性进展，痹中有痿，痿中有痹。早期为肺痹，肺为痰浊瘀血阻痹；晚期则发展为肺痿，肺肾亏虚，肺痿弱失用。浊邪闭阻于肺，肺络不通，肺失宣降，失于主气，故而出现呼吸困难、气不得吸、气短动则加重、干咳、喘憋等症状，因此早期肺间质纤维化可为"肺痹"；晚期肺组织纤维化后肺失去弹性，肺叶挛缩成为"皮囊"，如肺之萎缩，呼吸困难加重，出现明显低氧血症甚至呼吸衰竭，肺主气的功能丧失，可以称为肺痿。米烈汉老师认为肺间质纤维化的病名早期可以称为肺痹，晚期则可以称为肺痿，在临床应用中，不妨直接称为肺间质纤维化，对于西医更易于交流，对于患者更为直接明了。

2　肺间质纤维化的病因与发病

导师认为反复感受外邪、环境毒邪、肺气亏虚是导致肺间质纤维化的发病原因。肺间质纤维化多见 50 岁以上患者高发，50 岁以上人体肺肾亏虚较为明显，在肺肾不足等内因基础上，某些致病因素作用于人体，或因肺对某些邪气（风寒湿邪）的特殊易感性，而发为肺间质纤维化。

环境毒为肺间质纤维化发病外因　《素问》"天食人以气，地食人以五昧"描述了环境对人的影响。顺应自然与天人合一的思想都以良好的环境作为前提。环境污染也属于致病外因之一，其不同于六淫、杂气，而是一种新的病邪，不是单纯的环境毒素，是指在环境中对人的健康有危害，甚至能引起多种疾病的各种异常因子的总称。六淫致病多有明显的季节性，而"环境毒"由于其来源广而杂，"环境毒"伤人无论正气之虚无，均感之而损伤正气，包括现代所有的环境污染物，突出了环境的因素。

人体正气亏虚为肺间质纤维化发病内因　人体正气的盛衰是决定发病与否的关键。肺间质纤维化发病时以肺肾亏虚为主。机体不同部位的亏虚，在发生疾病时有所偏重，肺间质纤维化发生与肺肾亏虚密切相关。由于纤维化发生在肺部，故肺气亏虚首当其冲。倘若肺气虚弱，不足以吸，则呼吸必受其影响而出咳喘逆气，胸闷胸憋、气短气促等症状。肺气亏虚。皮毛不固，易于感受外邪；肺气亏虚，易于吸入气毒而致病；肺气亏虚，易生痰浊；肺气亏虚，易致血脉淤滞；故肺气亏虚，易导致肺间质纤维化发生。肺间质纤维化多发生在 50 岁以上，以老年人高发，并认为与老年免疫力低有关。50 岁以上人群，肾气渐衰，肾不纳气常表现为呼吸表浅，动则尤甚。肺间质纤维化常有气短，动则喘甚的表现。肺间质纤维化的发生与肺肾亏虚关系密切，肺肾亏虚，呼吸困难，喘息气短无力，故认为本病内伤因素主要为肺肾之气不足。

肺间质纤维化的病机　瘀血痰浊为基本病理产物。肺纤维化在慢性进展期表现出痰瘀阻络、肺肾亏虚的基本病变特点；肺纤维化在急性感染时表现出内伤基础上的反复外感特点，痰瘀阻络、肺肾亏虚成为肺间质纤维化的内伤基础，反复外感加重了肺间质纤维化的病情发展。缓解期症状主要表现为气短，喘息动则加重，肢倦乏力，气怯声低，汗出恶风，以肺肾亏虚证为主，肺纤维化急性感染时表现出鲜明的内热和阴伤的特点。常伴有痰少质黏，鼻咽干燥口渴等症状。

3　肺纤维化的治则治法

米烈汉老师基于对肺间质纤维化的病程进展和病变分期的认识，痰浊瘀血痹阻凝结、肺肾亏虚是肺纤维化的基本病理,补益肺肾、化痰活血、通络散结应作为总的治疗原则贯穿治疗的全过程之中。由于痰浊瘀血的不特异性,不能仅以化痰活血为治疗方法,要照顾到肺络的特点,经脉之次为络脉,络脉网络在组织器官之上,起到温煦濡养的作用,同时将代谢废物排除,络脉具有功能与结构密不可分的特征。故治疗应宣畅气机、散结。米烈汉老师认为肺间质纤维化的治疗,必须早期诊断、早期治疗,慢性进展期治以补肺益肾、化痰活血、通络散结。早期以补益肺气为主,中期肺肾双补,晚期以补益肾气为主,兼以补肺。由于补肾有较为强大的免疫调节功能,结合现代医学对肺间质纤维化机理的认识,故治疗补益肺肾贯穿始终。补肺益肾时要注重行气,由于肺与气、痰、血的密切联系,因而极易受到因气虚所致的津液匮乏、血行无力的影响产生病理损害。病久不愈,肺虚及肾,血行无力则易致瘀,气虚无力输布津液则易致痰浊内生,痰瘀互阻于肺络,则肺气闭阻,无力宣发肃降。因此要补气兼以行气。治疗痰湿时必兼以行气,有时将理气放在首要位置,所谓"治痰先治气,气行痰自消"。痰湿是肺脏特有的病理产物,痰浊黏滞易阻,可以直接影响肺络中气血的流注运行,致使局部络血瘀滞为瘀;另一方面痰浊停聚于脉络内外,阻滞络中气机正常运行,由气滞导致络中血行滞涩而产生瘀血,病久痰浊导致瘀血产生。治疗肺间质纤维化必须注重化痰浊。在肺间质纤维化的中早期,或在肺间质纤维化的慢性进展期,患者常常咳嗽少痰,有的甚至是刺激性干咳,正是由于痰浊的痹阻深伏凝结肺络,所以才出现咳嗽少痰或刺激性干咳的症状,痰浊痹阻深伏肺络日久则喘息气短。所以肺间质纤维化的治疗要化痰祛湿散结。肺间质纤维化患者,络脉的血行不畅,瘀阻肺络。肺间质纤维化瘀阻肺络与一般意义上的"瘀"并不尽相同,主要表现在其更为深伏。从临床实践来看,络阻的治疗亦较血瘀棘手,这显然与肺络较细较深相关。所以肺间质纤维化的治疗要活血化瘀通络散结。

4 抗纤汤组成与方解

米烈汉老师在多年临床治疗肺间质纤维化的基础上,总结出抗纤方具有补益肺肾、化痰活血、散结通络的作用。方中冬虫夏草补益肺、脾、肾,纳气平喘,生黄芪益卫固表、益气生津,红参具有扶正固本之功效;丹参、当归、川芎、鸡血藤具有活血养血、化瘀通络作用,现代药理研究证明活血化瘀药可改善微循环、促进炎症吸收,减少巨噬细胞释放纤维连接蛋白,缓解呼吸困难症状,延缓或阻断肺纤维化进程。陈祥银等曾使用川芎嗪、丹参做动物实验发现两药有防治肺纤维化的作用,疗效甚至优于皮质激素。丹参、川芎嗪通过抑制 α_1（Ⅰ）前胶原 mRNA 而起到抗肺纤维化作用,当归既能活血,又能补血,有抑制成纤维细胞增殖、分化作用,可减轻纤维化程度。苏子、百合宣肺化痰,降气平喘;鸡内金、砂仁健脾化湿,行气消食,脾气得健,肺肾之气得以充养;沙参养阴清肺。诸药共具有补益肺、脾、肾、化痰活血、散结通络的作用。

5 典型病例

王某，男，72岁。主诉：咳嗽气喘8年，加重1年。患者8年前出现咳嗽、咳痰，活动后气喘，查肺部CT示：肺间质纤维化。后每因天气变化，感冒后出现咳嗽，咳痰量多，以晨起痰多，活动后气喘气短。曾服"泼尼松"治疗1年后症状缓解不明显停药，间断服中药治疗。近1年咳嗽、气喘气短加重。现症见：咳嗽，咳白黏痰，量多，气喘气短，稍活动后气喘气短加重，大便偏干，2～4d一次，纳可，眠差，小便调。舌淡暗，苔白厚，脉弦。既往有"高血压病史"，现血压130/70mmHg。诊断：中医—肺痿；证型—痰浊壅肺，气虚血瘀。西医—肺间质纤维化。治则：补益肺肾、化痰活血、散结通络。选方化纤汤化裁：生黄芪、丹参各30g，红参、沙参、款冬花、鸡血藤、鸡内金、当归各15g，川芎、苏子、陈皮、百合、葶苈子各10g，杏仁、茯苓各12g，半夏、大黄各9g，砂仁6g。7剂，每天1剂，加水500ml，煎至200ml，再加水500ml，煎至200ml，两次兑匀，分早晚服，同时服用至灵胶囊（冬虫夏草制剂）5粒，每天3次。服药14剂后咳嗽咳痰，气喘气短症状明显减轻，可在家活动无明显气喘气短。继续服药21剂，咳嗽咳痰基本消失，活动后略有气喘。随访2年，病情稳定。

路波主任医师运用柴胡疏肝散异病同治医案撷英

刘皎皎　指导：路波

路波主任医师认为甲状腺肿大、乳腺增生、子宫肌瘤虽临床表现各异，但它们都有肝经气血瘀滞的发病机制。足厥阴肝经起于足大趾，沿足背、内踝、大腿内侧环绕阴器到达少腹，与胃经并行入属肝胆，上贯横膈，分布于胁肋，沿喉咙上行，与督脉会合于颠顶。子宫、乳腺、甲状腺均在足厥阴肝经循行路线上。以上三病多见于女性，与其情志不畅、胎产损伤有很大关系。情志不畅，忧思气结，则肝经气滞，胎产损伤，气血虚损，则肝血亏虚，两者合而为病，则致肝经气血瘀滞，结于颈部则表现为甲状腺肿大，结于乳腺则表现为乳腺增生，结于子宫，则形成子宫肌瘤等疾患。柴胡疏肝散出自《医学统旨》，组成：柴胡、枳壳、陈皮、川芎、白芍、香附、炙甘草等，具有疏肝解郁，行气止痛之效，主治肝气郁滞证，主要表现：胁肋疼痛，或寒热往来，嗳气太息，脘腹胀满，脉弦。路波主任医师谨守病机，将该方用于肝经气血瘀滞之甲状腺肿大、乳腺增生、子宫肌瘤等疾患颇为有效。

1 甲状腺疾病

张某，女，45岁。初诊是甲亢1年余。查甲状腺功能明显异常。西医给予他巴唑（甲巯咪唑）治疗后白细胞明显降低，现未服任何西药，证见：心慌心悸、手抖、烦躁易怒，怕热，易汗出，舌红苔薄黄，脉弦数。查体：双眼突出，甲状腺Ⅱ度肿大，情绪不佳时加重。药用：柴胡、枳壳、香附、白芍、夏枯草各14g，川芎、陈皮、甘草、郁金、浙贝母各10g，玫瑰花、合欢花、青皮、三棱、莪术各6g，龙齿、浮小麦、麻黄根、煅龙牡各30g，白花蛇舌草15g，6剂，水煎服，每日1剂。

二诊：经服上方后诸证减轻，尤其心慌、手抖、汗出改善明显。前方有效，在续进原方加减。此患者服用上方6个月后诸症消失。

按语 路老师认为该病应属中医"瘿病"范畴，证属肝气郁结、痰气热结型。正如《诸病源候论》所云"瘿病由忧恚气结所生""动气增患"，故瘿病的发生与情志密切相关。本病病变脏腑在肝脾，肝郁则气滞，脾伤则气结，气滞则湿阻，脾虚则生痰，痰气交阻，血行不畅，而成瘿病。久病阴精亏耗，阴虚火旺，累及于心，则心慌、心悸烦躁易怒，易汗出，舌红苔薄黄，脉弦数均为肝郁痰气热结之征。治法疏肝解郁，理气化痰散结。方以柴胡疏肝散疏肝解郁，加青皮、郁金、玫瑰花、合欢花增强行气解郁之功；浙贝母、龙齿、煅龙牡以镇心安神、散结消瘿；三棱、莪术破气消瘿；夏枯草、白花蛇舌草以清热，佐治过于温燥；麻黄根、浮小麦敛阴止汗。诸药合用，共奏疏肝解郁，理气化痰散结之效。

2 乳腺增生症

黄某，女，20岁。初诊发现乳腺增生1月余。西医建议手术治疗。现症：情绪不佳，右胁隐痛，月经量少，色黑，夹血块，舌淡苔白，脉弦。B超：右侧乳房外上象限可探及一直径约2cm肿块，边界清楚。药用：柴胡、枳壳、香附、白芍各14g，川芎、陈皮、甘草各10g，玫瑰花、合欢花、乳香、没药、黄药子各6g，川楝子、延胡索各12g，6剂，水煎服，水煎服，每日1剂。

二诊：3月后患者复诊，自述上方连服3月，B超提示肿块缩小至1.5cm，上方益母草30g，14剂，水煎服，每日1剂。

三诊：服上方月经规律，无特殊不适，嘱患者调畅情志，初诊方14剂。3个月后患者电话联系，述乳房肿块消失，精神舒畅，无特殊不适。

按语 路老师认为本病属中医内科"乳癖"范畴，证属肝郁气滞，痰气凝结型。本病是由于情志不遂，忧郁不解，久郁伤肝，导致肝气郁结，气机阻滞，蕴结于乳房胃络，乳络经脉阻塞不通，日久化热，炼液为痰，形成乳房肿块。正如《外科正宗》中所述"忧郁伤肝，思虑伤脾，积想在心，所愿不得志者，致经络痞涩，聚结成核"。肝主情志，主疏泄，肝郁则情绪不佳；肝脉布于胁下，肝气郁结，故右胁隐痛；另有气滞则血瘀，故表现为月经量少，色黑，夹血块，舌淡苔白，脉弦均为肝郁气滞，痰气凝结之征象。治以疏肝解郁，理气消痰，方用柴胡疏肝散疏肝解郁，加玫瑰花、合欢花加强疏肝解郁之功；乳香、没药二药并用宣通脏腑、流通经络；川楝子、延胡索行气止痛；黄药子化痰软坚，散结，此药有小毒，故用量不宜过大，6g 为宜。上药合用共奏疏肝解郁，理气消痰之功。

3 子宫肌瘤

成某，女，38 岁。子宫肌瘤 3 年。于多家医院及私人诊所就诊均未效。初诊见情绪抑郁，急躁易怒，小腹隐痛，月经淋漓不尽，色红，夹大量血块，失眠多梦，纳少，舌暗红，苔白，脉弦细。B 超：子宫肌瘤（多发），最大直径约 5cm。药用：柴胡、枳壳、香附、白芍、郁金各 14g，川芎、陈皮、苍术、甘草各 10g，玫瑰花、三棱、莪术各 6g，蒲黄、五灵脂各 12g，鸡内金 30g，党参 15g，丹参 20g，6 剂，水煎服，每日 1 剂。

二诊：患者情绪好转，小腹疼痛消失，纳食增加，月经停止，原方减蒲黄、五灵脂，加酸仁、煅龙牡各 30g，14 剂，水煎服，每日 1 剂。前方有效，在续进原方加减。此患者服用上方 6 个月后，B 超示子宫肌瘤（单发），直径约 2cm。

按语 路老师认为本例应属中医内科"癥瘕"范畴，证属肝气郁结，兼血瘀。《医宗金鉴》中说此病"夫病皆起于气，必气聚而后血凝"。肝喜条达，而恶抑郁，情志不畅导致肝气郁结，气机郁滞则血行不畅，而成血瘀，致血不循经，故月经淋漓不尽，有血块；肝病日久，肝木乘脾，故纳食少；情绪抑郁，急躁易怒，失眠多梦，舌暗红，苔白，脉弦细皆为肝气郁结，兼血瘀表现。中医治法为疏肝行气活血，化瘀消癥。方选柴胡疏肝散疏肝行气，加郁金、丹参以活血调经，清心安神；三棱功善破气，莪术功善破血，二药为化瘀血之要药，治女子癥瘕，性非猛烈而建功甚速；党参甘、平，善补中益气，生津，养血，以防上药过于猛烈；方中加入失笑散以活血化瘀，理气止痛；方中精妙之处在于鸡内金的应用，其归脾、胃经，为消化郁积之要药，更为健补脾胃之妙品，脾胃健壮，更能运化药力以消郁积也，《医学衷中参西录》中还提出"是以男子泫癖、女子癥瘕，久久服之皆能愈"。柴胡舒肝散方中药物配伍精妙，是疏肝理气之基础方，上诉病例，均以肝经气血瘀滞为其病机，均选用柴胡舒肝加味，通过疏肝解郁，理气活血，养血止痛之功使诸症解除，体现了中医学中"异病同治"的辨证特点。

米烈汉擅用柴胡疏肝散的经验

田 萌

米烈汉主任医师，业医 40 年，精于医理，勤于临床，立法熨帖，遣药精专，我有幸师从于门下，受益匪浅。现就老师运用柴胡疏肝散经验撷取一二，以飨读者。柴胡疏肝散出自《证治准绳》引《医学统旨》方文曰："治怒火伤肝，左胁作痛，血菀于上。"原方主治"胁肋疼痛，寒热往来"。在《景岳全书·杂证谟》"胁痛"论治中说："若外邪未解而兼气逆胁痛者宜柴胡疏肝散主之。"其组成为柴胡、白芍、枳壳、陈皮、香附、川芎、甘草。具有疏肝理气、活血止痛等功效。米烈汉教授在临床应用中，根据谨守病机、异病同治之原则，使用柴胡疏肝散加减应用于脂肪肝、乳腺增生症、甲亢、糖尿病等有肝失条达、肝气郁结之病机者。

1 脂肪肝

吕某，男，43 岁。右上腹部肝区疼痛 1 年余，半年前体检诊断为中度脂肪肝，疼痛以胀痛为主，时发时止，近来饮酒后疼痛加重 1 周，伴汗多，胸闷太息，心烦易怒，纳眠可，小便黄热，大便黏，便后肛门有灼热感。舌红、苔黄厚腻，脉弦滑。药用：麻黄根、白茅根、浮小麦各 30g，柴胡、陈皮各 14g，川楝子、延胡索、制香附、枳壳各 12g，甘草、青皮、虎杖各 10g，白芍、川芎各 9g，6 剂，水煎服，每天 1 剂。

二诊：右上腹疼痛减轻，汗出减轻，腹胀，舌淡、苔黄厚而腻，脉弦滑。前方去麻黄根、浮小麦加炒苍术 6g，厚朴 12g，继服 6 剂后右上腹疼痛消失。

按语 米烈汉教授认为本例应属"胁痛"病范围，证属肝气郁结、湿热中阻，本病因肝气失于疏泄，气机滞阻不畅，饮食不调，湿热内蕴，湿蕴生痰，痰湿瘀滞。《金匮翼·胁痛统论·肝郁胁痛》云："肝郁胁痛者，悲哀恼怒，郁伤肝气……若气郁日久，血行不畅，瘀血渐生，阻于胁络，不通则痛，亦致瘀血胁痛。"故胁部肝区疼痛，胸闷太息，心烦易怒，小便黄热，舌红、舌苔黄厚而腻，脉弦滑均为肝气郁结，湿热中阻之象。应以疏肝理气，清利湿热为法。以柴胡疏肝散疏肝理气、活血止痛，加青皮破气化滞，川楝子行气泄热，延胡索活血行气止痛。以增强行气活血之功，又加麻黄根、浮小麦止汗，白茅根、虎杖清利湿热。后用炒苍术、厚朴与方中陈皮相伍取平胃散之行气化湿运脾之功。诸药合用，共奏疏肝理气，活血止痛，清利湿热之效。使气机畅，湿热除，疼痛消。

2 乳腺增生症

杨某，女，37岁。胸胁胀痛，心烦易怒两年余，左侧乳房外上象限触之有一约1.5cm肿块，表面光滑触之移动，月经不调，一月未尽，色暗，少有血块，纳可，失眠多梦，二便调，舌暗、苔白、舌尖红，脉弦细。药用：益母草30g，女贞子、旱莲草各15g，枳壳、陈皮、柴胡各14g，制香附、甘草、川楝子、延胡索、莪术、瓜蒌各10g，川芎、浙贝母、青皮、白芍各9g，6剂，水煎服，每天1剂。

二诊：服6剂后，诸症略减，原方加夜交藤、合欢花各30g。10剂，水煎服，每天1剂。

三诊：诸症减轻，睡眠好转，月经停止，乳房肿块缩小如豆状。嘱其保持情绪舒畅、避免劳累，如二诊方继服10剂，水煎服，每天1剂。

四诊：乳房肿块消失，精神畅快，其他无明显不适。

按语 米烈汉教授认为本例应属"乳癖"之肝郁气滞，气结痰凝；经期延长之虚热内扰，经血失约范围。《外科正宗》云："忧郁伤肝，思虑伤脾，积想在心，所愿不得志者，致经络痞涩，聚结成核。"因肝气失于疏泄，气机滞阻不畅，郁久化热，炼津成痰而成乳癖，故胸胁胀痛，心烦易怒，乳房触之有肿块。又因虚热内扰，冲任不固，经血失约，故月经不调，数日不尽。《女科证治约旨·经候门》认为本病乃因"气虚血热妄行不摄"所至。肝郁化火，内扰心神，故失眠多梦。舌暗苔白舌尖红，脉弦细。均为肝郁气滞，气结痰凝，虚火内扰之象。应以疏肝理气散结，养阴清热祛瘀为法。以柴胡疏肝散疏肝解郁、理气活血止痛，加青皮、川楝子、莪术、延胡索以增强行气活血止痛之功，栝楼、浙贝母消痰散结，又加女贞子、旱莲草取二至丸之养肝止血、平调冲任之意，益母草活血调经；后加夜交藤、合欢花以安神解郁。诸药合用，共奏疏肝理气散结，养阴清热祛瘀之效；使气机畅，肿块消。

3 甲亢

李某，女，29岁。心悸汗出，手指颤抖10d余，3月前因体重下降，心悸汗出，手抖入院检查。在一附院确诊为"甲亢"，现服他巴唑10mg/d。现：心悸汗出，手指颤抖，颈前略肿胀，心烦易怒，乏力，无突眼，大便干，纳眠可，小便调，舌红、苔薄白，脉弦细。药用：珍珠母、龙齿、枳壳、麻黄根、浮小麦、玄参、麦冬、枳实、炒大黄、煅龙骨、煅牡蛎各30g，浙贝母15g，陈皮、制香附、柴胡各14g，白芍、甘草、青皮各10g，川芎9g，6剂，水煎服，每天1剂。

二诊：服6剂后诸症减轻，现：晨起手胀，余如前，舌红、苔薄白，脉弦细。如上方加鸡血藤15g，继服6剂。

三诊：服药后大便调，手抖消失，无心悸，现：心烦易怒，眠差多梦，余无不适。药用：酸枣仁、夜交藤、合欢皮各30g，川楝子、柴胡、制香附、玄胡、陈皮、枳壳各14g，白芍、甘草、青皮各10g，川芎9g，6剂，水煎服，每天1剂。

四诊：诸症减轻，无其他明显不适，如上方加郁金10g，继服6剂后诸症消失。

按语 米烈汉教授认为本例应属"瘿病"范围，证属肝郁气滞、痰气热结，《外科正宗·瘿瘤论》认为"夫人生瘿瘤之症，非阴阳正气结肿，乃五脏瘀血、浊气、痰滞而成"。指出瘿瘤主要由气、痰、瘀壅结而成。本病因肝气失于疏泄，气机滞阻不畅，气滞则津停，久之凝聚成痰，痰气阻结则颈前肿胀，痰气热结，内扰于心神则心悸、失眠、心烦易怒、汗出、大便干、舌质红、脉弦细均为肝郁痰结化热之征。应以疏肝解郁，化痰散结为法。以柴胡疏肝散疏肝解郁，加青皮增强行气之力，珍珠母、龙齿、煅龙牡、浙贝母、镇心安神，消瘿散结；又加麻黄根、浮小麦止汗，枳实下行破气，与枳壳上行理气相配，共奏调整全身气机之功效。诸药合用，共奏疏肝解郁，化痰散结之效。

4 糖尿病

李某，男，36岁。发现血糖升高2月余，空腹血糖6.3～7.4mmol/L，餐后血糖12.6mmol/L，服"二甲双胍"2片，每天3次。B超示脂肪肝。现胸胁胀满，烦躁易怒，口干，全身乏力，嗜睡，口中异味，纳眠可，小便黄，大便调，舌淡、苔黄腻，脉弦。药用：黄芪、金钱草、花粉、决明子各30g，苍术15g，枳壳、陈皮、柴胡、制香附各14g，白芍12g，川芎、甘草、青皮各10g，6剂，水煎服，每天1剂。

二诊：口干，乏力较前减轻，体重下降2kg，余症如前。如上方继服10剂。

三诊：现：小便黄，余无不适。如上方继服1个月。

四诊：患者无不适，多次查血糖6±0.5mmol/L。

按语 米烈汉教授认为本例应属"消渴"病范围，而肝郁气滞也是其基本病机之一，《内经》云："木郁达之。"治疗上应顺其条达之性，开其郁遏之气。《证治准绳》中云："然消渴之病……使道路散而不结，当津液生而不枯，气血和而不涩，则病自已矣。"通过调畅气机，疏通血脉来治疗消渴。肝失疏泄，郁而化热，生燥伤阴，耗伤正气，可致口干、多饮、消瘦等消渴病症状。同时气机紊乱，气血津液代谢失调也是消渴原因之一。故用柴胡疏肝散诸药疏肝解郁，理气活血。加青皮加强疏肝理气之功，花粉生津止渴，黄芪以补肺、肝、脾、肾之气，金钱草、苍术、决明子化湿消脂。诸药合用，共奏疏肝解郁，理气活血之效。肝脏体阴还用阳，喜条达而恶抑郁，主疏泄及藏血。木失条达，肝失疏泄而致肝气郁结。予柴胡疏肝散。该方药物平淡，配伍精细，是疏肝理气之良方。上述病症，病虽异殊，但其根本病机均为肝气郁结，以柴胡疏肝散加减治疗，通过疏肝理气，活血止痛的办法，而使肝气条达，血脉通畅，痛止而寒热亦除。从而达到了治疗诸多病证的目的，体现了中医学辨证论治"异病同治"的特色。

米烈汉教授临证验案选粹

谢晓丽　米烈汉

米烈汉教授，系第三、四批全国名老中医师带徒学术经验指导老师，业医40余载，临诊辨治疑难顽症效如桴鼓，笔者幸然侍诊于师侧，所见所闻，受益颇多。今撷取3例，以飨同道。

1　发　热

男，82岁。初诊时间：2010年8月23日。主诉：发热1月余。1个月前以"胆管炎"在西安铁路中心医院肝胆科住院治疗，经手术行T形管引流后，体温38.5℃～39℃，伤口无红肿，静滴头孢类抗生素体温仍38℃左右。滴注地塞米松10mg后体温下降，但停用激素后体温复回升至38.5℃以上。化验血常规：白细胞10.4×10^9/L，中性粒细胞0.50。该院肝胆科经多次请西医专家会诊治疗但患者仍发热不退，主管医生及患者家属心急如焚，遂邀请米烈汉教授会诊，满腹希望寄托于中医学。诊见患者年老体衰，卧病在床，形瘦面黄，精神萎弱，双目巩膜未见黄染。舌质红、干，苔黄腻，边有齿痕。腹部T形管引流通畅，伤口无红肿热痛。自诉多汗，口干喜热饮，食纳差，四肢发凉，大便干，小便黄，脉象弦滑数。诊断为内伤发热；辨证为肝胆湿热内滞；治以疏肝清热，利胆祛湿；方选柴胡疏肝散加减。银柴胡24g，川芎10g，白芍14g，陈皮30g，枳壳30g，制香附14g，炙甘草10g，麦冬30g，五味子6g，太子参30g，茵陈30g，金钱草30g，鸡骨草14g，枳实15g，厚朴14g，生石膏50g，羚羊角粉15g（冲服）。3剂，水煎，每日1剂，分早晚服。

二诊（8月27日）：诉上方服尽后热退，测体温36.5℃。精神好转，食纳增，二便调。查：舌质淡红，略润，苔薄略黄，脉弦滑。化验血常规正常。上方减去石膏，银柴胡减量至12g，继服6剂，水煎，每日1剂，分早晚服。之后随访，患者体温正常，未再复发。

按语　本例患者发热日久，缠绵不退，导致湿热内滞，加之年老体弱，可谓"邪之所凑，其气必虚"。老师四诊合参之后，辨为肝胆湿热内阻之内伤发热，治以疏肝清热，利胆祛湿。方选柴胡疏肝散加味。药用甘寒之银柴胡24g，益阴清热凉血，退热而不苦泄，理阴而不升腾；甘寒之生石膏50g直入胃经，使其敷布于十二经以退其热，配以咸寒之羚羊角粉15g共奏清热养阴、凉血平肝之功效。此三味药可谓本方取效之契机！因其发热日久，内灼津液，气阴不足，故而多汗，四肢发凉，尿黄大便干，舌红而干，脉弦滑数。老师以麦冬30g，五味子6g，太子参30g滋其阴津以充养血脉，使气旺阴复。肝藏血，主疏泄，患者气机不畅，湿热内停，故纳差，舌苔腻，老师则配以大剂金钱草、茵陈、厚朴、鸡骨草清热利湿，疏肝解郁；陈皮、枳壳、枳实、制香附理气行滞，疏肝健脾，故3剂后食纳增；肝血不足，故形瘦面黄，精神萎弱，老师则以白芍敛阴养血，"血中之气药"川芎，通达肝胆气血，行气活血，甘草调和诸药。综观全方，辨证准确，紧扣病机，切中时弊，药量、药味加减灵活，故药到病除。

2 郁 证

孙某，女，46岁。初诊时间：2011年2月11日。主诉：气短2年，呻吟不止半年。患者神志恍惚，呼吸急促，上气不接下气，呻吟不止，痛苦异常，由父母扶至诊室。其母代诉患者2年前始出现气短，近半年来加重，呻吟不止，曾于西京医院住院治疗无效出院。住院期间拍胸片、测肺功能、心电图皆正常。患者十余年来久病缠身，情绪焦虑抑郁，时觉胃痛，纳少眠差，二便尚调。查：面白形瘦，舌质红，苔薄白，脉象弦细。既往患类风湿关节炎、胃溃疡。诊断：①郁证；②痹证。辨证为肝气郁结，忧郁伤神；治以疏肝理气解郁，补血养心安神；方选甘麦大枣汤合酸枣仁汤加减。淮小麦30g，大枣2枚，甘草12g，酸枣仁30g，知母10g，川芎10g，茯苓10g，当归10g，制香附10g，黄芪15g，百合10g，龙齿30g，郁金10g，乌贼骨30g，瓜蒌10g，玫瑰花6g。3剂，水煎，每日1剂，分早晚服。

二诊（2月15日）：服上方后自觉气短明显缓解，呻吟声止，精神好转，胃脘时觉疼痛，舌淡红，苔薄白，脉沉细。继上方加荜澄茄10g，延胡索10g。继服3剂。

三诊（2月20日）：服上方后患者情绪转佳，活动后略觉气短，食纳可，胃脘偶觉隐痛，舌淡红苔薄白，脉沉细。继上方加川楝子5g，继服4剂。

四诊（2月27日）：患者神情喜悦，气短消失，胃脘无痛感，舌质红，苔薄白，脉沉细。上方去川楝子，加合欢花6g，继服6剂，以资巩固疗效。

按语 郁证多由情志不舒，气机郁滞所致。情志不舒，气机郁滞进而可致脏腑失调，血瘀、痰结、食积、火郁诸证随之而见。老师分析：本例患者系中年女性，久病缠身致情志抑郁，肝郁抑脾，耗伤心气，营血渐耗，心失所养，神失所藏，以致忧郁伤神。正如《灵枢·本神篇》云："心怵惕思虑则伤神。"《灵枢·口问篇》云："悲哀愁忧则心动，心动则五脏六腑皆摇。"心主神，故方选甘麦大枣汤养心安神，和中缓急，配以酸枣仁汤养血安神，清热除烦。方中小麦甘凉，养心缓急，除烦安神；酸枣仁、茯苓养血补肝，宁心安神；龙齿镇惊安神；合欢花解郁安神；百合清心安神；制香附、郁金、玫瑰花、川芎、川楝子疏肝解郁，调畅气机；知母滋阴润燥，清热除烦；甘草补养心气，和中缓急，佐以大枣甘温质润，益气和中。黄芪、当归益气健脾补血养血，瓜蒌利气宽胸开郁，乌贼骨、延胡索敛酸止痛。综观全方，诸药合用共奏疏肝解郁、补血养心安神、调畅气机、和中缓急之功，收效满意。

3 闭 经

患者，吴某，女，23岁，未婚。初诊时间：2011年2月11日。主诉：闭经4月余。患者12岁月经初潮，周期不规律，量少色淡。4个月前至今无明显诱因月经未至，忧愁郁闷，情绪低颜面及下肢肿胀，纳少。曾在西京医院查女性激素示：FSH 12.09mU/ml；LH 13.55mU/ml；E_2 42.989pg/ml；Prog<0.03ng/ml。曾用西药作人工周期治疗数次，未能奏效。查：舌质暗红，苔薄白，脉沉弦细。诊断为闭经；辨证为肝郁血瘀；治以疏肝理气，活血化瘀；方选柴胡疏肝散加减。柴胡14g，白芍14g，川芎10g，陈皮10g，枳壳14g，炙甘草10g，制香附14g，桃仁12g，红花12g，熟地黄14g，当归10g，益母草15g，黄芩10g，黄柏10g，车前子30g，女贞子10g。6剂，水煎，每日1剂，分早晚服。

二诊（2月18日）：月经未至，无明显不适。查：舌质略暗红，苔薄白，脉弦细。柴胡14g，白芍10g，川芎10g，陈皮10g，枳壳14g，炙甘草10g，制香附14g，桃仁14g，红花14g，熟地黄20g，当归14g，益母草15g，黄芩10g，黄柏10g，车前子30g，女贞子10g，鬼箭羽10g，泽兰10g。6剂，水煎，每日1剂，分早晚服。

三诊（2月25日）：诉上方服至第3剂时月经来潮，量多，色鲜红伴痛经。查：舌质红，苔白略厚，脉沉细。柴胡10g，白芍14g，川芎10g，陈皮10g，枳壳14g，炙甘草10g，制香附14g，当归10g，熟地黄20g，黄芩10g，黄柏10g，车前子30g，女贞子10g，巴戟天10g，淫羊藿10g，益母草10g。继服12剂，水煎，每日1剂，分早晚服。

四诊（4月1日）：患者复诊，诉3月18日月经复潮，无痛经，经期1周。查：舌质红，苔薄白，脉弦细。方用二仙汤加味调理冲任。仙茅12g，淫羊藿15g，知母12g，黄柏12g，当归10g，巴戟天10g，玫瑰花9g，合欢花9g，益母草15g，黄连6g，黄芩9g，车前子30g，白茅根30g，桃仁14g，红花14g。继服12剂，水煎，每日1剂，分早晚服。

按语 闭经属临床疑难病，病因病机复杂。《陈素庵妇科补解》云："妇人月水不通，属瘀血凝滞者，十之八九……"《万氏女科》曰："忧愁思虑，恼怒怨恨，气郁血滞而经不行。"老师谨遵"肝藏血，主疏泄""女子以肝为先天"之医理，临诊施治首重疏肝理气，调畅气机。该患者平素性格内向，情绪抑郁，气机郁滞，而致血行不畅，瘀阻冲任，胞脉阻隔，血不得下，血海不能满溢，故月经停闭不行，乃为实性闭经。治宜疏肝理气，活血化瘀。方选柴胡郁肝散疏肝理气行滞，初诊时伍入桃仁、红花、益母草活血祛瘀，当归、女贞子养血调经，车前子利水，熟地黄滋补肝肾，黄芩、黄柏清利郁热。唐容川云："气为水化，水行则气行而血亦行矣。"但因血瘀既久，药力不逮，故二诊加重其剂，并加用苦辛行散之力强者的鬼箭羽 10g 以破血通经，泽兰 10g 以活血调经而使瘀散经通。《女科经纶》曰："故滞者不宜过于宣通，通后又须养血益阴，以使津液流通。"《景岳全书》谓："命门为精血之海。"故三诊于经转后，即以滋补肝肾，养血益阴，祛瘀而不伤血之二仙汤加味而愈。

4 小 结

综观以上三案例中，发热案与闭经案虽病因不同，然病机相近，均方选柴胡疏肝散为主方加减治疗而愈。一方治多病，异病同治或同病异治是老师临诊施治的一大特色及亮点，作为学生，我们侍诊师侧耳濡目染感受良深。借此，希对同道亦有一定的启发和借鉴。而郁证一案，患者之前曾多处辗转治疗未愈，复而求治于老师。老师临诊切中病机要点，辨证准确，遣方用药精当，故收效尤佳。由此不难看出，欲求妙手回春之效，辨证、选方准确，药量及药味的灵活加减缺一不可。

米烈汉老师异病同治验案举隅

何 晶 米烈汉

米烈汉主任医师系国务院特殊津贴专家，陕西省有突出贡献专家；研究生导师，国家级名老中医师带徒导师；从事中医医疗工作 30 余年。擅长中医内科疾病的诊治。现将老师运用芪丹四物汤的临床验案举例 3 则，以资读者研习。

1 眩晕病

张某，男，46 岁。2006 年 1 月 20 日初诊。主诉：眩晕 1 年，伴乏力 4 个月。患者 1 年前不明诱因头晕目眩，全身乏力，眠差，查颈部 X 线片诊断为"颈椎病"。现症：头晕目眩，乏力，眠差，头闷痛，颈肩酸痛，颈肩压痛（＋），血压：130/85mmHg，舌暗苔白，脉细弦。诊断：眩晕，证属气虚血瘀，治则：益气活血，养血安神。方用芪丹四物汤加味，处方：黄芪、丹参、熟地黄、川芎、葛根、酸枣仁各30g，当归、白芍各15g，甘草10g，每日1剂，加水煎两次，早晚温服，连服7剂。

二诊：头痛消失，头晕改善，睡眠好转，时有呃逆，舌暗苔白，脉细弦。守方加制香附14g，广木香6g，旋覆花9g，连服7剂。

三诊：头晕明显减轻，眠差消失，仍乏力，继服上方14剂，诸症消失，再服上方7剂，以固疗效。

按语 此病中医诊断为眩晕病。西医诊断：颈椎病。《景岳全书·眩晕》云："眩晕一证，虚者居其八九，无虚不能作眩。"《灵枢·海论》篇云："脑为髓之海，髓海不足则脑转耳鸣，胫酸眩冒，目无所见，懈怠安卧。"患者因长期高强度工作，精血暗耗，气血双虚，气虚则清阳不升，血虚则脑失所养，清空失养，发为眩晕。方用芪丹四物汤加味，四物汤补血和血；黄芪、当归合为当归补血汤以补气生血；丹参活血祛瘀，使补而不滞；葛根升发清阳，止项背疼痛，与川芎、丹参合用以增强活血化瘀之功；酸枣仁养心安神；甘草补气健脾，调和诸药。二诊胃胀呃逆，系气机不畅，胃气上逆，加制香附、广木香、旋覆花行气和胃，降逆止呃。服上方诸症基本消失。再服7剂，以固疗效。

2 消渴病

王某，女，49岁。2007年1月27日初诊。主诉：间断性头闷痛反复发作3年，伴乏力1年。患者3年来因过度劳累出现头痛，失眠，未予重视，近1年来，渐觉精神欠佳，易乏困疲劳，口干，纳差，大便偏干，3日前热水洗脚后发现左脚拇趾红肿，诊见左脚拇趾红肿，疼痛明显，皮色暗红，舌质暗苔薄腻，脉细涩。血糖：空腹7.5mmol/L，餐后2h：10.7mmol/L。诊断：消渴病。证属气阴两虚，瘀血阻络，治则：益气活血，通络安神。方用芪丹四物汤加味，处方：黄芪、丹参、生地黄、川芎、葛根、珍珠母、鸡内金、黄精各30g，桂枝10g，乳香、没药各9g，当归、赤芍、玉竹各15g。每日1剂，加水煎两次，早晚温服，连服7剂，嘱患者糖尿病饮食。

二诊：头痛、口干明显改善，乏力、眠差、大便干，足趾红肿有所减轻，舌暗苔薄腻，脉细涩。空腹血糖7.1mmol/L。守方加白术10g，酸枣仁30g，肉苁蓉15g以益气安神，温阳通便，连服7剂。

三诊：头痛消失，偶觉乏力，夜休明显改善，食纳可，二便调，足趾红肿基本消失，皮色明显改善，舌暗苔薄腻，脉细涩。空腹血糖6.8mmol/L。前方连服1个月，患者未诉明显不适，足趾红肿消失，皮色如常，空腹血糖6.2mmol/L。

按语 此病中医诊断为消渴。西医诊断：2型糖尿病。此患者无明显三多症状，表现为一派虚损征象，气阴两虚则倦怠、口干并见；中医学认为糖尿病足属于消渴病范畴。《圣济总录·消渴门》指出"消渴者……久不治，则经络壅涩"，气能行血，气虚则无以鼓动血行，出现糖尿病足。辨证本病系气虚血瘀，瘀血阻络，方用芪丹四物汤加乳香、没药祛瘀行气，消肿止痛；葛根生津止渴、发表解肌；桂枝调和营卫、温通经脉、散寒止痛；珍珠母平肝潜阳、镇心安神；鸡内金消食健胃；黄精、玉竹养阴益胃、生津止渴，且黄精补脾益气，既补脾阴，又益脾气。服上方后诸症基本消失，血糖正常。

3 胸痹

张某，女，57 岁。2007 年 10 月 23 日初诊。主诉：间断性心前区闷痛 3 年，加重 2 个月。3 年来每因劳累而诱发胸痛发作，休息或含服速效救心丸可缓解，经外院检查心电图示：心肌供血不足，诊断为冠心病心绞痛。常服复方丹参片、肠溶阿司匹林片、硝酸异山梨酯片等治疗，近两月来胸痛发作频繁，西药疗效不佳故求治于中医。诊见：面色萎黄，口唇发绀，胸前区发作性闷痛，持续 10 ~ 20min，每日发作 2 ~ 4 次，活动后心慌气短，汗出，头晕，夜休差，舌质暗红，舌下脉络迂曲，苔白腻，脉细涩。证属气虚血瘀，心血瘀阻，治则：益气活血，通络止痛。方选芪丹四物汤加味，处方：黄芪、丹参、瓜蒌、川芎、党参各30g，熟地黄 20g，当归、赤芍、桃仁、红花、薤白各15g，延胡索 14g，三七 3g（冲），甘草 10g，每日 1 剂，加水煎两次，早晚温服，连服 7 剂。

二诊：胸痛发作次数明显减少，守方加养心安神之酸枣仁30g，服 14 剂。

三诊：胸痛两周内仅发作两次，无明显心慌气短，头晕消失，无异常汗出，睡眠改善。继服前方 14 剂，患者基本痊愈，无明显不适。

按语 冠心病心绞痛属中医"胸痹"范畴，中医认为本病为本虚标实之证，多因年老体虚，心气心阳不足，鼓动无力，痰血内阻，痹阻心脉，"不通则痛"。中医治疗重在益气温阳、活血通络。使瘀去新生、血脉通畅、气血运行顺利，"通则不痛"。当归活血补血，配伍黄芪补气生血；川芎为血中之气药，与当归配伍可增强活血散瘀，行气止痛之功；丹参活血化瘀；熟地黄补血填精益髓；三七、延胡索活血化瘀止痛；赤芍活血通经、散瘀止痛；桃仁、红花入血分活血化瘀，通调血脉；党参、赤芍、甘草益气养血、缓急止痛。服上方诸症基本消失。

4 讨 论

《中医证候鉴别诊断学》提出："证候的内容常由一种或多种病机要素所构成，这是一切证候赖以存在的基础。临床所见的具体证候，多半以复合的形式出现。"由于证候是在致病因素作用下，机体内外环境各系统之间相互关系发生紊乱所产生的综合反应，是反映疾病处于某一阶段病因、病性、病位、病势等病理要素的综合性诊断概念。在中医辨证论治过程中，某一最基本的证型中包含着若干可分辨的有意义的不同病理状态，而引起这种现象的主要因素是导致这类证候的疾病不同。也就是说，不同的疾病可能出现中医理论所阐述的相同的证候，即异病同证，它是不同疾病在其自身发展过程中出现了病位相同、病性相近、病因同源、病势吻合的状态。"异病同证"中的"证"，是指反映许多常见疾病辨证的基本规律，有着最基本的病机的"基础证候"（或中心证、核心证）。它提供了人们认识疾病的共同规律，为临床从宏观的角度辨识治疗疾病提供极大的方便，也是辨证治病根本所在。例1 眩晕病（颈椎病）；例2 消渴病（糖尿病）；例3 胸痹（冠心病心绞痛）。虽说患病不相同，但在疾病发展过程中均以气虚血瘀证为主要表现，以益气活血为基本治法，方选芪丹四物汤加味，均取得了良好的疗效。芪丹四物汤中包含当归补血汤气血双补，配以丹参、川芎，使"补中有通"；四物汤中当归补血活血，熟地黄补血，川芎入血分理血中之气，以建活血行气之功，与当归、熟地黄合用则补血而不滞血，与白芍合用则辛散伍酸收，使行血而不耗血动血，另赤芍敛阴养血。四药合用，补血而不滞血，行血而不破血。合黄芪、丹参共奏益气养血、活血化瘀之功，凡气虚血瘀证为主之病患，以此方位基础方化裁运用，可收佳效。需要指出的是，老师在应用"异病同治"法时，始终紧扣"异""同"二字。"异"，是指用芪丹四物汤治疗不同病因，不同致病因素所导致的不同疾病。"同"是指不同疾病在发展传变过程中出现相同或相类似的症状及共同病机，采用同一方剂进行治疗而起同一功效。另外，一方之功效，用量是关键。本方所治之证多为久病虚损过度，气血俱虚，无以化生，故重用黄芪、熟地黄各30g，气血并补，以固根本；丹参、川芎"补中有活"，以防过补而致滋腻凝滞之弊，可用至30g。气血充盈且运行流利，则病患自除。所以，临证中只有牢把"异""同"二字的内在含义，并灵活掌握药物用量，才能达到"异病同治"的理想疗效。

米烈汉主任医师运用补气活血法临床经验

沈璐 路波

米烈汉老师应用补气活血法在临床上治疗多种疾病，均取得了满意效果，现将其临床经验及病案介绍如下，以飨同道。

1 消渴病

李某，男，54岁，干部。以"血糖升高2年，双足趾麻木1个月"为主诉就诊。患者2年前体检时发现空腹血糖升高为7.9mmol/L，之后在省医院作葡萄糖耐量试验后确诊为2型糖尿病。曾服用消渴丸、达美康（格列齐特）、二甲双胍等降糖药，血糖空腹波动在 6.9～8.3mmol/L，餐后 2h 在 9～12mmol/L，近来乏力明显，大便溏薄，舌暗苔白，脉细涩。现服用诺和龙 1mg 三餐前，二甲双胍 0.5g 三餐后，今晨空腹血糖 7.6mmol/L，早餐后 2h 血糖 10.3mmol/L，诊为消渴，证属气虚血瘀，予以芪丹四物汤加鬼箭羽 30g，路路通 15g，红花 12g，6 剂，水煎服，并配合稀莶草 12g，伸筋草 12g，透骨草 12g，海风藤 12g，鸡血藤 12g，络石藤 12g，6 剂，外洗双足。二诊时患者乏力减轻，测空腹血糖 6.8mmol/L，早餐后 2h 血糖 8.6mmol/L，双足趾麻木减轻，继用上方 10 剂，患者精神状态明显好转，双足趾麻木缓解，空腹血糖 5.9mmol/L，早餐后 2h 血糖 7.8mmol/L。

按语 此消渴患者三多症状不明显，以乏力为主要表现，为脾气虚的表现，祖国医学中脾的功能包括现代医学胰腺的功能，其运化水谷化生为人体精微物质的过程，相当于胰腺分泌各种消化酶将食物中的碳水化合物、蛋白质、脂肪转化成葡萄糖，葡萄糖再利用胰岛素为人体提供能量的过程，脾气虚，胰岛素分泌相对或绝对不足，葡萄糖没有足够的胰岛素来帮助其从血液中进入细胞内，转化为人体可利用的能量，葡萄糖堆积在血液中，而使血糖升高，但人体细胞却没有足够的葡萄糖来供给能量，表现出疲乏无力。脾气虚，运化水谷利升清降浊能力下降，水谷不化，清浊不分，直趋于下，则大便溏薄；气虚无力推动血行，血瘀于内，表现为舌质紫暗，肢体末梢缺乏血液供给，表现在此患者为足趾的麻木。其病机总则为气虚血瘀，投以补气活血之芪丹四物汤，加以降糖、活血之鬼箭羽，其降糖、活血之功更强。在内服补气活血的同时，局部配合活血通络之外洗药，内外兼顾，达到了降血糖、改善临床症状的效果。

2 胸痹

高某，男，76 岁，离休干部。以"反复发作胸闷气短 10 年，加重 1 周"为主诉就诊。患者有冠心病史 10 年，每因劳累、情绪激动出现上症，食纳差，大便干，双下肢水肿，自汗，夜寐差。舌质紫暗，苔白厚，舌边有齿痕，脉沉弱。心电图提示：V_4～V_5 导联 T 波低平，ST 段水平下移 0.1mV，V_1～V_3 T 波倒置。诊为胸痹，证属气虚血瘀，痰浊内阻，投以芪丹四物汤加瓜蒌 12g，薤白 12g，炒枣仁 30g，柏子仁 15g，火麻仁 30g，车前子（包）15g，茯苓 12g，泽泻 12g，7 剂，水煎服。服药后胸闷气短及双下肢水肿减轻，大便通畅。二诊：去茯苓、泽泻，加煅龙骨、牡蛎各 30g，7 剂，水煎服。三诊时仍夜寐差，胸闷气短不明显，双下肢水肿消退，夜寐较前改善，守方 10 剂。

按语 气为血帅，心气不足，则运血无力，血滞心脉，即《灵枢·经脉》篇谓"手少阴气绝则脉不通，脉不通则血不流"，故发生胸闷、气喘，心气鼓动无力则脉沉弱；汗为心之液，气虚不摄，故易自汗；动则耗气，故心气不足诸症，易由动而诱发。气虚水液运化无力，则水停于体内，水性重浊趋于下则双下肢水肿。其病机关键在于气虚血瘀，在使用益气活血之芪丹四物汤的同时，加用行气宽胸之瓜蒌、薤白；利水除湿之车前子、茯苓、泽泻，养心安神之炒枣仁、柏子仁以缓解气虚血瘀之胸痹临床疗效满意。

3 头 痛

贾某，女，31 岁，工人。以"头痛 3 年"为主诉就诊。患者 3 年前因交通事故致头部外伤，当时伴有恶心、呕吐，作头颅 CT 未见异常，但患者从此出现头痛，以右侧为著，每遇情绪激动或休息欠佳时头痛发作剧烈，部位固定不移，患者情绪较烦躁，精神差，舌质黯苔薄白，脉沉涩。诊为头痛，证属气虚血瘀，予以芪丹四物汤加天麻、僵蚕各 10g，炒枣仁、夜交藤各 30g，合欢皮 12g。7 剂，水煎服。

二诊：服药后头痛稍有减轻，以夜间疼痛明显，夜寐不安，加煅龙骨、煅牡蛎各 30g，葛根 12g。

三诊：夜间疼痛减轻，能较平稳睡眠，上方继用 7 剂。

四诊：头痛基本缓解，为巩固疗效，续服上方 5 剂。随访半年，头痛已痊愈。

按语 头痛起于外伤，外伤后瘀血停留，久之阻滞气血运行，使得人体正气虚弱，正虚运血无力，加重瘀血。治疗时要补气活血并用。夜间人体血流缓慢，脑供血与白天相比要差，故夜间疼痛明显，加用天麻、葛根改善脑供血，加用夜交藤、炒枣仁养血安神，合欢皮开郁安神，以上诸药共奏活血止痛之效。结语：米烈汉教授灵活应用补气活血之法治疗多种疾病，都取得了满意的临床效果，学生认为慢性病之血瘀证的产生从根本上来说是因为久病多虚，气虚推动血行无力，而致血液停留成瘀血。诚如祖国医学中所述之久病入络理论，久病气虚，气虚无力推动人体最远端、最细小的络脉中的血液通畅流动，从而造成局部瘀阻，正如王清任在《医林改错》中提到的"元气既虚，必不能达于血管，血管无气，必停留而瘀"，在应用活血药时，一定要同时应用补气药，元气充盛才能有力推动血液运行，如果只单纯活血，血液缺乏元气的推动，是无法通畅流动的。补气活血同时应用，周身之气畅通无处不致，血活而不瘀，气通血活，何疾患不除。由此，创立了补气活血之芪丹四物汤，方中黄芪、丹参共为君药，其中黄芪用量在 30~60g，丹参 30g，当归、生地黄、川芎、赤芍各用 12g。黄芪大补元气，在《本经》中列为上品，早在《别录》即有"补丈夫虚损，五劳羸瘦"，

《日华子本草》更明言"黄芪助气壮筋骨";丹参为活血养血之经典药,《本经》中记载为"主心腹邪气……寒热积聚,破癥除瘕,止烦满,益气";四物汤乃活血养血之常用方,以上诸药合用,补气活血之功效如桴鼓,此不仅为临证提供了很好的借鉴,而且反映出老师异病同治思想之一斑。

参芪地黄汤合桃红四物汤加减治疗气阴两虚兼血瘀型糖尿病 32 例

刘　莹　米烈汉

　　消渴临床上极为常见,笔者应用参芪地黄汤合桃红四物汤加减对气阴两虚兼血瘀型糖尿病进行治疗,获效满意,现总结如下。

1　临床资料

1.1　诊断标准　参照《中国 2 型糖尿病防治指南》。中医诊断标准参照 1993 年卫生部颁发的《中药新药临床研究指导原则》及《消渴病（糖尿病）中医分期辨证与疗效评定标准》,选取气阴两虚血瘀证。气阴两虚证:咽干口燥、倦怠乏力、自汗盗汗、气短懒言、口渴喜饮、五心烦热、心悸失眠、溲赤便秘、舌红少津、舌体胖大、苔薄或花剥、脉弦细或细数。血瘀证:①定位刺疼、夜间加重。②口唇舌暗、紫暗、瘀斑,舌下静脉怒张。③肌肤甲错。具备 1 项即可。

1.2　一般资料　共收集同期符合以上标准的住院患者 32 例,男 18 例,女 14 例,年龄 30～78 岁,平均 61.18 岁。病程 1 个月至 23 年,平均 7.925 年,约 8 年。体重指数（BMI）20.2～35.55kg/m^2,体重指数 ≥25kg/m^2 的占 62.5%;血压 110～200/70～90mmHg（1mmHg ≈ 0.133kPa）,血压高于 130/80mmHg 的占 78.1%;糖化血红蛋白 4.8%～10.9%。血脂异常的主要是甘油三酯增高,高密度脂蛋白胆固醇降低。

1.3　治疗方法　参芪地黄汤合桃红四物汤加减:每日 1 剂,水煎服,早晚两次分服。1 周后统计疗效。

1.4　疗效标准　良好:空腹血糖 4.4～6.1mmol/L,随机血糖 4.4～8.0mmol/L,糖化血红蛋白 <6.5%,血压 130/80mmHg,TC <4.5mmol/L,HDL-C >1.0mmol/L,TG <1.5mmol/L,LDL-C <2.5mmol/L。一般:空腹血糖 ≤7.0mmol/L,随机血糖 ≤10.0mmol/L,糖化血红蛋白 6.5%～7.5%。差:空腹血糖 >7.0mmol/L,随机血糖 >10.0mmol/L,糖化血红蛋白 >7.5mmol/L。

2 治疗结果

显效 13 例，有效 16 例，无效 3 例，总有效率为 90.625%。

3 讨 论

糖尿病属中医消渴范畴。消渴之名首见于《素问·奇病论》。《素问·奇病论》谓："此人必数食甘美而多肥也，肥者令人内热，甘者令人中满，故其气上溢，转为消渴。"患者饮食不节，情志失调，静而少动，日久则脾胃受损，可致气阴耗伤，清阳不实四肢故见全身乏困无力。气阴两虚，津液耗竭，则脉络失于所养，瘀血内阻，加之痰湿阻滞，双下肢沉重。瘀血内阻，水道不畅，加之久病及肾，故见双下肢水肿；瘀血阻滞，心脉不通，故心慌气短。舌暗，为瘀血内阻，脉细滑，均为气阴两虚兼血瘀之证。本病病位在肾、脾等脏腑，以气阴亏虚为本，瘀血内阻，水湿内停为标，病性属本虚标实。益气养阴活血是其大的治病法则，笔者通过临床观察发现患者表现为气阴两虚兼血瘀者比较常见。桃红四物汤见于《玉机微义》。原方是四物汤加桃仁 9g、红花 6g，用以养血活血。太子参、黄芪益气；佐以丹参、川芎活血化瘀，配黄芪是补而不滞，攻而不伤，攻补兼施之法诸药合用，益气养阴兼活血化瘀，标本兼治，对降低血糖以及预防并发症，尤其是微小血管病变大有益处。嘱患者低盐、低脂、优质低蛋白饮食，血压尽量控制在 125/75mmHg 以下。定期监测血糖，保持糖化血红蛋白在 6.5% 以内，严格限制蛋白摄入，优质蛋白饮食 0.6g/kg。治疗以降糖、降脂、降压为主。

米烈汉主任医师治疗胰岛素抵抗综合征的临床经验

沈 璐 路 波

米烈汉，中医主任医师、国务院特殊津贴专家、陕西省有突出贡献专家，师从著名中医学家米伯让研究员，从事中医医、教、研及业务管理工作年，擅长内分泌、呼吸及内科杂病的诊治。积累了丰富的临床经验，笔者有幸得到老师的教诲，现对其治疗糖尿病的经验总结如下。

1 衷中医，鉴西医，相得益彰

胰岛素抵抗综合征（IR），又称 X 综合征，代谢综合征，是近年来新提出的一组临床综合征，现代医学认为其病变关键是胰岛素抵抗，是由于胰岛素作用的靶器官、组织对胰岛素生物学效应的反应性降低或丧失而产生的一系列病理和临床表现。其经典的描述为：高胰岛素血症、糖耐量异常和 2 型糖尿、高血压、甘油三酯升高、高密度脂蛋白降低，之后国内外很多学者又将其扩充，扩充部分的描述为：向心性肥胖、小而密 LDL 升高、餐后脂血症、内皮功能障碍、纤溶系统异常、多囊卵巢综合征。祖国医学目前尚未有一个确定的病名与之相对应，一般认为其属于"消渴"之范畴。米烈汉教授临证依据其证候特点，结合现代医学，认为其病机为：气阴双虚，阴阳失衡，瘀血阻滞。由于阴虚热盛，燥热消烁津液，耗伤阴血，阴血亏虚则脉道不充，血行不畅，致瘀血内停。阴虚日久，可伤及阳气，阳气虚衰，鼓动无力也可致瘀血内停。瘀血内停，阻滞气机正常运行，则津液输布亦失于正常，而使消渴加重。诚如唐容川《血证论·卷五》中所言："瘀血在里，则口渴，所以然者，血与气本不相离，内有瘀血，故气不得通，不能载水津上升，是以发渴，名曰血渴，瘀血去则不渴矣。"临证可见肢体麻木疼痛，舌质紫黯，有瘀点，舌底脉络迂曲。现代医学有甲皱微循环障碍、血液流变学异常等血瘀征象。老师认为其病性虚实夹杂，如现代医学所认识的是一组综合证候群，错综复杂。虽然其表现复杂，但阴虚热盛是其病变基础，如现代医学所认为的是由胰岛素抵抗所引起的一系列相关症候群是一致的。由此提出在治疗上要抓住根本，针对不同患者，不同病变阶段，灵活辨证用药的治疗原则。

2 分主次，观变化，随证论治

米烈汉教授认为，IR 的发生最初是由于阴虚热盛，继而气阴两虚，最终阴阳双虚，是一个变化的动态过程，在此过程中瘀血贯穿始终，有些患者夹有痰湿。在治疗时，要抓住不同阶段的主要特点，灵活化裁用药。我在随老师学习过程中，体会老师针对 IR 的基础分型、用药如下：阴虚热盛型：口干喜饮，五心烦热，疖肿频生，大便干，舌红苔薄黄，脉数或细数。其下细分肺胃热盛、心火热盛、肝阳偏亢：肺胃热盛：消谷善饥明显，方以白虎汤化裁；心火热盛：心悸失眠，舌易生疮，方以黄连泻心汤化裁；肝阳偏亢：急躁易怒，头晕目眩，方以滋肾清肝饮加天麻、勾藤、杭菊；气阴两虚型：神疲乏力，舌淡红苔薄白，或少苔，脉细。其下细分心肺两虚、心脾两虚、心肾两虚；心肺两虚：自汗，心悸失眠，气短，面色苍白，咳嗽声低，以生脉饮合沙参麦冬汤化裁；心脾两虚：心悸失眠，少食倦怠，面色萎黄，腹胀便溏，以归脾汤化裁；心肾两虚：心悸失眠，头晕耳鸣，腰膝酸软，盗汗，以六味地黄汤合生脉饮化裁；阴阳两虚型：形寒肢冷，心悸怔忡，面色㿠白，尿少浮肿，腰膝酸软，舌淡胖苔白腻，脉沉弱，以济生肾气汤化裁。对于瘀血，根据病情轻重，轻者选用丹参、赤芍、桃仁、红花、鸡血藤、益母草，重者选用全蝎、水蛭等虫类药。有湿邪夹杂者选平胃散、三仁汤及菖蒲、佩兰等。值得一提的是，老师除了辨证运用口服中药，针对 IR 是一虚实夹杂的复杂病变，根据中医理论并结合现代药理研究，精心组建了一帖足疗外洗方，经临床实际运用，疗效显著。

3 医理明，用药精，疗效显著

老师针对 IR 的病机基础是气阴两虚，进而是阴阳双虚，其中瘀血阻滞贯穿始终的特点，治疗上予以补气养阴，调整阴阳，并给以行气活血，组方：生黄芪、鬼箭羽各 30g，当归 20g，肉桂、生附子、川芎、路路通、鸡血藤各 10g。外洗双足及双下肢，每日 2 次。祖国医学认为双足部位有诸多经脉会聚，足太阴脾、足少阴肾、足厥阴肝、足阳明胃、足太阳膀胱、足少阴胆经均会集于此，并且足底是整个人体的一个全息缩影，有各个脏腑部位的对应反映穴点。通过改善足部的循环，可达到改善全身血液循环的目的。足部为人体心脏供血的最远端部位，相对供血较差，加之 IR 患者本身循环欠佳，使得足部的血循更差。用上方加温水浸泡双足，通过皮肤的吸收，直接改善足部循环，使 IR 患者行走起来感觉轻松，愿意多活动，活动量增加，可帮助降低血糖、减轻体重、降低血脂，从而减轻胰岛素抵抗，长期坚持下来，形成良性循环。现代医学改善微循环有胰激肽原酶（怡开）、羟苯磺酸钙（多贝斯），老师的外洗方就是祖国医学改善微循环的良方妙药。之所以这么说，一是其组方考究，更关键的是其用之临床，疗效显著。在这 8 味药中，用量轻重分明，选药精当，纲举目张，乃老师明辨 IR 病机眼目所出之精良组方。黄芪用量 30g，当归用量 20g，首重补气养血，是针对 IR 之病理基础为气血双虚而设，补气之黄芪药量大于补血之当归用量，是恐补血药滋腻，有碍血循畅通，而补气可推动血行而考虑的。老师认为补气养阴是治本之法，如同建造摩天高楼，深打地基，选好基石是保证宏伟大厦坚不可摧的根基，如赵养葵之言："人其水火得平，气血得其养，何消之有。"老师之所以选用黄芪，一是其为中医补气药之良将，价廉效优，二是根据现代药理研究证明，黄芪对外源性肿瘤坏死因子所致胰岛素抵抗有明显预防作用，其机理可能与降低血中拮抗激素水平和增加组织糖原合成有关。IR 发展至最后，出现阳气亦虚，本着祖国医学治未病的观点，老师组方中选用了温阳之肉桂、附子，用量不大，只用 10g，一方面温阳，另一方面壮元阳而消阴翳，使静止的一河之水活泛流动起来，如张景岳在《景岳全书》中明训："若阳虚而阴无以生，气虚而精无以化者，使非水火并济，何益之有？"借助桂附实现灵动之势。在 IR 的各个阶段，都有瘀血阻滞，老师在组方中尤其重视活血化瘀，且活血药选择各具特色。川芎为血中之气药，行气活血，路路通活血通络，鸡血藤养血活血，鬼箭羽活血又能降血糖，现代药理研究表明，鬼箭羽中的草酰乙酸钠成分能调整不正常的代谢过程，加强胰岛素分泌。这 4 味活血药共伍，逐疏垢以清水源，达到祛瘀生新之目的。由此分析可知明医理者方可精方药。

4 典型病例

张某，男性，45 岁。以"血糖升高 5 年，双下肢水肿反复发作 1 年"为主诉来米烈汉教授处就诊。就诊前一直口服二甲双胍 0.25g，每天 3 次，卡搏平

50mg，三餐时嚼服，已用上述西药3月余。就诊时症见：神疲乏力，头晕目眩，活动后胸闷气短，腰膝冷痛，畏寒怕冷，口干，口黏腻，小便清长，双下肢水肿，双足时有针刺样疼痛，大便溏薄。舌质淡舌面散在瘀点多处，苔白腻，舌底脉络迂曲，脉沉弱无力。体重指数27kg/m²，血压21.3/12.7kPa，空腹血糖8.2mmol/L，餐后2h血糖10.8mmol/L，空腹胰岛素12.6mU/L，餐后2h胰岛素90.3mU/L，甘油三酯1.98mmol/L，高密度脂蛋白胆固醇0.83mmol/L，低密度脂蛋白：3.47mmol/L。西医诊断：胰岛素抵抗综合征。中医诊断：消渴，证属阴阳两虚，痰瘀互阻。治以调和阴阳，活血祛湿，处方用药：生黄芪、薏苡仁、苍术、鸡血藤各30g，生地黄、车前子各20g，陈皮、茯苓各15g，泽泻、山茱萸、菖蒲、仙茅、仙灵脾各12g，厚朴、牡丹皮各10g，水蛭粉（冲）1g。6剂，水煎服。配合八味降糖方6剂外洗双足，双下肢。

二诊：患者精神状态较前好转，双下肢水肿减轻，但活动后仍有胸闷、气短、头晕，腰膝酸困冷痛，大便溏薄，小便清长。舌淡苔白腻，舌面散在瘀点多处，舌底脉络迂曲，脉沉弱。血压20/12kPa，空腹血糖7.8mmol/L，餐后2h血糖10.1mmol/L。上方生地黄量减至10g，加瓜蒌、薤白各15g，温阳行气宽胸，6剂，水煎服，继用八味降糖方外洗。

三诊：活动后胸闷气短及头晕减轻，双下肢轻度水肿，大便溏薄较前改善，腰膝冷痛减轻。舌淡苔薄白，后部稍腻，舌底脉络迂曲，脉沉弱。血压145/85mmHg，空腹血糖7.5mmol/L，餐后2h血糖9.3mmol/L。守方14剂，口服加外洗配合。

四诊：患者精神状态明显改善，双下肢水肿消退，活动量大时偶有双下肢水肿，舌淡苔薄白，舌底脉络迂曲，脉沉弱。血压18.7/11.3kPa，空腹血糖6.7mmol/L，餐后2h血糖8.7mmol/L，予济生肾气丸6丸，每天3次，同时口服水蛭胶囊1g，每天2次，继用外洗方，共1个月。1个月后查空腹血糖6.3mmol/L，空腹胰岛素14.2mU/L，血压降至18/10.7kPa，患者感觉良好，复查甘油三酯1.52mmol/L，高密度脂蛋白胆固醇1.94mmol/L，低密度脂蛋白1.72mmol/L。

按语　对于IR治疗的评价，采用胰岛素敏感指数、血脂、血压来衡量，其中胰岛素敏感指数（IAI）=LN［I/（空腹血糖×空腹血浆胰岛素）］，此例患者服中药前IAI为-2.134，服药后IAI为-1.952，提示胰岛素敏感性增加，血脂中甘油三酯降低，高密度脂蛋白胆固醇升高，低密度脂蛋白胆固醇降低，血压下降。从中医临床症状及舌象表现，亦提示病情好转，与实验室化验指标的好转是一致的。通过观察，中医在治疗IR方面的疗效是较为显著的，值得进一步研究。

米烈汉教授治疗糖尿病肾病经验

杨明丽　肖　洋　呼兴华　路　波

米烈汉教授出身中医世家，系全国医界泰斗米伯让先生学术经验继承人，是第三、四、五批全国名老中医药师带徒导师，从事临床、教学、科研工作已有四十余载，并以治疗疑难杂病及慢性疾病为著。鉴于现代医学尚缺乏对糖尿病肾病的特效疗法，米烈汉教授临床对于糖尿病肾病尤为关注。笔者有幸在旁侍诊，聆听言教，受益匪浅，兹将其治疗糖尿病肾病的临床经验介绍如下。

1 "久病入络"为理，"益肾活血"为法

米师于临床带教过程中反复强调，对于消渴病病因病机的解释，不能囿于经典病因、病机模式及古典哲学思考方式去推导，否则对于消渴病病久及肾的发病原理仅能停留在三消证之称谓上。此外，由于古代先贤对糖尿病肾病病机认识的阙如，历代文献中所载诸家治疗消渴病肾病的理法方药却并非尽同，现代中医若"顺理成章"的靠现代学者所谓"降糖""消肿""降蛋白"之流的方药功效来反推糖尿病肾病的病证核心，而没有前期理论上的创新或发展，这就导致了治则治法上发展的困境。米师提出，脾肾二天亏虚应是糖尿病肾病发病的基础。一则"土生万物"，脾为后天之本，气血生化之源，脾主运化、主升清，将食入的水谷化为精微物质并传输全身。若脾虚不能运化，津液不能上承，故出现口渴多饮；二则"土不治水"，脾虚不能升清，脾虚不能化生精血滋补肝肾，导致肝肾阴虚，肾气虚，肾气不固，则水谷精微（蛋白）随小便排出体外；最终，久病及肾，下元虚疲，"火不生土"，脾虚不能运化水湿，则水湿内停，泛溢肌肤则水肿。临床带教时多引《临证指南医案·三消》所载："三消之证，不越阴亏阳亢，津枯血竭……而成血瘀，阴虚日久，阴虚则阳无以化，故阴损及阳而致阳虚，阳气不足，无力鼓动血液运行及水液输布，湿浊内滞，血行迟缓，瘀于脉络"。并补充认为，此段论说首次提到了消渴病肾病病机及演变规律的关键－"瘀于脉络"。按语照传统三消理论，消渴日久，阴损耗气。消渴病肾病初期，由于肾络具有渗濡灌注功能及血气运行缓慢的生理特点，但因其形态细小，若阳气亏虚鼓动无力则易滞易瘀，加之气虚失于统摄，血溢络外，压迫肾脏，则易致肾络瘀滞，固摄无权，开阖失司，水湿潴留，泛溢肌肤，故临床常见面足水肿，甚则胸水腹水等症状。另外，乙癸同源，精血互化，精血不能上承于目而致两目干涩，或因阴虚火旺，灼伤目之血络，则眼底出血，视物模糊，或因阴虚阳亢，头晕、耳鸣，血压偏高，或因肝肾阴虚，络脉瘀阻，筋脉失养，则肢体麻痛等不

适。随着病程迁延，阴损及阳，阳虚生寒，寒则血凝，加之阴虚津亏液少，血液枯涩，脉道不畅，络脉功能失常，气血输布环流障碍导致气滞、血瘀、水停为病，易致肾络涩涩，临床表现为畏寒肢冷、腰膝酸软，或因脾失健运，而症见纳呆，腹胀，便溏等不适；病变后期，肾用失司，气血阴阳衰败，肾络瘀结，阻塞肾关，肾关开阖启闭失司，水湿泛滥，浊毒内停，小便混浊，精微失摄而漏出，成为氮质血症、蛋白尿发生。另外，此期肾元衰竭，三焦浊邪壅塞，或因浊毒上泛，胃失和降，则恶心呕吐，或因浊毒中停，血液化生无源，则见面色萎黄，唇甲舌淡等不适。米师进一步指出，中医理论的创新必须注重效验性。自清代叶天士提出的"久病入络"理论以来，历代医学家在实践的基础上不断实践，近代学者结合现代医学的发展观念提出"络病学"的概念，受到普遍认可。另一方面，大量的临床及实验研究证实了活血化瘀法是治疗糖尿病肾病的有效方法之一，而这种方法仅是络病治法中"通络"的内涵之一，实质就是"疏其气血，令其条达"。如，研究发现，活血化瘀中药丹参、川芎嗪、三七、水蛭等药能扩张肾血管、改善肾脏微循环、抗凝血、抑制血小板聚集等作用，并有抗氧化作用，能纠正自由基代谢紊乱，抑制组织蛋白质糖基化反应的作用，能够减少尿蛋白，减缓肾衰的进程。至于与糖尿病肾病对应的"通肾络"的方法，有学者称之"通络益肾"，或称之"补肾化瘀"等，米师将此法概称之"益肾活血"。

2 "兼顾脾肾"选方，"内外合治"组药

米师指出，糖尿病肾病本质上属于传统消渴病变之"下消"，系因消渴日久迁延不愈所致，病机特点虽以脾肾两虚为本，但在消渴病框架内不同发展阶段，病机重点有所不同，且应兼顾"伤阴耗气、阴损及阳"之虑，临床常用补益肾气之仲景之肾气丸，或用六味地黄丸、八味地黄丸、左归丸、右归丸之类，均可灵活套用。例如，若消渴早期以燥热为主，日久耗气而致气阴两虚，肾气不固，经脉失养，气虚血瘀；若初起阴虚为主，津血不足，脉道不濡，血行涩滞而瘀血阻滞肾络；久病气虚，气为血之帅，气虚乏力，推动血液运行不畅必致瘀阻滞肾络；病久阳伤，阳气不足，温煦不力，凝滞而成瘀。血瘀一成，渐血脉瘀阻，积聚日久，瘀阻肾络。血瘀则气血化生更难，气虚则血瘀更重，形成恶性循环，加重病情。因此，米师认为在治疗糖尿病肾病过程中，当谨守病机，始终重视"活血化瘀"。米师临床善于"内外合治"，曾治疗一例消渴病患者，内服汤药，外用中药熏洗浴足，双管齐下，短期内即见显效。米师认为对于糖尿病肾病的中医治疗，在内服汤剂治疗的同时应该发挥中医外治法特色，适时给予"针灸""穴位贴敷（耳穴）""足浴""灌肠""肾区热敷"等外治法配合治疗。目前笔者所在内分泌病区广泛开展"中药肾区热敷"疗法，予黄芪、丹参、红花、川芎、锁阳各60g，制成肾区热敷包，操作以双侧肾俞穴为中心，周围3cm为热敷区。

每次热敷 30min，每日 1~2 次，7~10d 为一个疗程。本文此处着重介绍米师临床验方之益肾活血汤（黄芪、黄精、丹参、熟地黄、山茱萸、山药、茯苓、泽泻、牡丹皮、葛根、水蛭等）。此方以六味地黄汤为基础方，后是宋代钱仲阳依据《金匮要略》肾气丸减桂枝、附子将干地黄改为熟地黄而成，符合糖尿病肾病的病理特点，按照气血阴阳之不足组药成方，方中黄芪（气）、黄精（阴）、丹参（血）、熟地黄（阳）为君药，黄芪味甘，性微温，归脾、肺经，补气升阳，益卫固表，利水消肿；熟地黄味甘，性温，归肝、肾经，填补阴血而生真阳；黄精味甘，性平，归肺、脾、肾经，补益脾肾之阴；丹参味苦，微寒，归心、肝经，养血活血通络，此四药配合共达益气养阴，活血通络之功。山茱萸、山药、葛根为臣药，山茱萸酸温，借以收少阳之火，滋厥阴之液，滋补肝肾；山药培水之上源，益气健脾；葛根活血通络。山茱萸、山药、葛根为臣加强君药益气养阴，活血通络之力。佐泽泻疏水道之滞，健脾益气；茯苓，淡渗，畅水上源；牡丹皮辛寒，以清少阴之火，奉少阳之气。一阴一阳，天地之道；一闭一合，动静之机，滋化源，奉生气，共奏降蛋白之功。

益肾活血汤治疗糖尿病肾病（气阴两虚兼血瘀证）疗效观察

杨明丽　呼兴华　胡海兵　肖　洋

糖尿病肾病是糖尿病全身性血管合并症之一，也是导致慢性肾功能衰竭的主要原因之一。糖尿病肾病中后期，蛋白尿的持续存在，预示着肾脏病进行性发展的潜在危险。因此，保护肾功能，减少尿蛋白，是治疗的一个关键问题。益肾活血汤是我院米列汉教授根据自己多年的临床经验，针对消渴肾病气阴两虚、肾络瘀阻之病机研制而成，经对数百例消渴肾病的临床观察，疗效满意。现将本院内分泌病区门诊确诊为糖尿病肾病的 102 例患者为对象，观察了应用益肾活血汤及联用盐酸贝那普利的治疗效果，现报告如下。

1　资料与方法

1.1　一般资料　选择陕西省中医医院内分泌科门诊 2011 年 12 月至 2013 年 4 月收治的门诊的 2 型糖尿病患者 102 例，均符合 WHO（1999）诊断标准，确诊为糖尿病。102 例糖尿病肾病患者中男 59 例，女 43 例，年龄均在 26~72 岁；糖尿病病程 3~27 年；另按照国际公认的 Mogensen 标准诊断，102 例糖尿病肾病患者中，Ⅲ期为早期糖尿病肾病，有 31 例（30.39%）；Ⅳ期为糖尿病肾病临床蛋白尿期，有 47 例（46.08%）；Ⅴ期为糖尿病肾病肾功能不全期，有 24 例（23.53%）。

两组在年龄、性别、病程、临床表现、肾功能等客观指标方面无明显差异（$P > 0.05$），具有可比性。

1.2　诊断标准　参照中药新药临床研究指导原则中《中药新药治疗糖尿病临床研究指导原则》（2002 年版）标准诊断。

1.3　观察指标　两组治疗前后主要症状、体征（采用积分法：轻度记 1 分、中度记 2 分、重度记 3 分、症状消失记 0 分），另测两组患者 24h 尿总蛋白。

1.4　统计方法　计量资料用 t 检验，计数资料用 χ^2 检验。

2　治疗方法

基础干预：所有患者均给予糖尿病健康知识教育，由营养师制定糖尿病饮食食谱。所有病例均常规使用胰岛素控制血糖，使空腹血糖 $< 7\text{mmol/L}$，非空腹血糖 $< 10\text{mmol/L}$。

对照组 42 例患者，实行持续基础干预后，加用盐酸贝那普利（由北京诺华制药有限公司提供，批号：X0232）10mg，每日 1 次，早晨口服。治疗组 60 例患者，实行持续基础干预后，在对照组基础上，给予口服益肾活血汤（黄芪、黄精、丹参各 30g、熟地黄 24g、山药、山茱萸各 12g、茯苓、泽泻、牡丹皮各 10g、葛根 15g、水蛭 3g）。中药统一由陕西省中医院药剂科提供，每剂加水 500ml 连煎煮两次，取汁 200ml，统一装袋，每袋 100ml，每次 1 袋，每日 2 次，温服。两组均以 2 个月为一疗程，共观察一个疗程。各组治疗前后均按语要求详细填写临床观察表。

3　疗效判定标准与结果

判断标准：参照吕仁和教授提出的糖尿病肾病疗效判定方法进行疗效评价。统计中医证候改善情况：对口干、神疲乏力、肢体浮肿、小便混浊、五心烦热、腰膝酸软、气短懒言、自汗盗汗、便秘或便溏诸症及血瘀证和舌脉象，按语无、轻、中、重 4 个等级，分别计为 A（0'）、B（1'）、C（2'）、D（3'），分别于治疗前治疗后 2 个月进行计分登记，观察治疗前后积分变化。

表1　两组治疗前后主要症状/舌脉（按语积分法）改善情况比较

症状		治疗组					对照组					组间	
		n	A	B	C	D	n	A	B	C	D	t	P
口干	治疗前	45	17	10	162		38	14	5	10	9	2.11	< 0.05
	治疗后		14	16	123			14	12	6	6		
神疲乏力	治疗前	35	9	10	9	7	30	12	10	5	3	2.03	< 0.05
	治疗后		11	19	2	3		7	13	5	5		
肢体浮肿	治疗前	46	10	17	16	3	32	5	12	9	6	2.16	< 0.05
	治疗后		17	19	7	3		5	7	8	12		

续表

症状		治疗组					对照组					组间	
		n	A	B	C	D	n	A	B	C	D	t	P
小便混浊	治疗前	36	7	10	10	9	25	6	7	3	9	2.23	<0.05
	治疗后		10	8	9	9		5	8	5	7		
五心烦热	治疗前	46	7	14	19	6	26	12	12	2	0	2.41	<0.05
	治疗后		12	10	19	5		10	6	10	0		
腰膝酸软	治疗前	29	12	5	10	2	28	10	6	12	0	2.32	<0.05
	治疗后		19	3	7	0		7	12	9	0		
气短懒言	治疗前	47	12	16	16	3	27	6	12	4	5	2.12	<0.05
	治疗后		18	19	8	2		0	18	2	7		
自汗盗汗	治疗前	15	3	3	6	3	16	3	2	4	7	2.07	<0.05
	治疗后		2	5	8	0		0	4	6	6		
便秘或便溏	治疗前	18	4	4	6	4	16	3	3	4	6	3.22	<0.05
	治疗后		4	6	7	1		0	3	5	8		
舌质紫暗	治疗前	49	10	17	12	10	36	9	15	7	5	2.14	<0.05
	治疗后		19	12	17	1		9	16	7	4		
脉象细涩	治疗前	45	22	10	9	4	41	12	15	9	5	2.09	<0.05
	治疗后		24	13	6	2		6	19	7	9		

　　表1表明，益肾活血汤对口干、神疲乏力、肢体浮肿、小便混浊、五心烦热、腰膝酸软、气短懒言、自汗盗汗、便秘或便溏诸症及血瘀证和舌脉象等有明显的改善作用，组间比较治疗组优于对照组（$P < 0.05$）。

　　表2表明，治疗组治疗后，可明显降低尿蛋白定量、血肌酐、尿微量白蛋白排泄率，改善肾功能，组间比较治疗组优于对照组（$P < 0.05$）。

表2　两组治疗前后尿蛋白定量、血肌酐、尿微量白蛋白排泄率、尿素氮测定值比较（$\bar{x} \pm s$）

	n		尿蛋白定量（μmol/L）	血肌酐（μmol/L）	尿微量白蛋白排泄率	尿素氮（mmol/L）
治疗组	60	治疗前	92.44 ± 10.56	119.78 ± 16.84	109.27 ± 15.22	8.34 ± 1.07
		治疗后	80.45 ± 11.23★☆	80.32 ± 19.55★☆	56.79 ± 11.34★☆	6.26 ± 1.82
对照组	42	治疗前	91.23 ± 11.43	117.28 ± 15.58	107.27 ± 27.45	8.22 ± 1.04
		治疗后	84.63 ± 15.38★	99.42 ± 17.33★	80.47 ± 21.35★	6.27 ± 1.74

　　注：与本组治疗前比较，★$P < 0.05$；与对照组比较，☆$P < 0.05$

4 讨 论

消渴肾病即糖尿病肾病，是指糖尿病日久致肾小球弥漫性硬化的特异性肾损害，是糖尿病患者的主要死亡原因，且糖尿病发展至 IV 期常出现不可逆损害，最终发展为晚期肾衰或提前死于心血管病并发症。而早期糖尿病肾病若能及时有效地治疗，可逆转肾脏损害，延缓病情发展。米师认为，自清代叶天士提出的"久病入络"理论以来，历代医学家在实践的基础上不断实践，近代学者结合现代医学的发展观念提出"络病学"的概念，受到普遍认可。另一方面，大量的临床及实验研究证实了"活血化瘀法"是治疗糖尿病肾病的有效方法，而这种方法的实质就是"疏其气血，令其条达"。米师所拟益肾活血汤，以六味地黄汤为基础方，后是宋代钱仲阳依据《金匮要略》肾气丸减桂枝、附子将干地黄改为熟地黄而成，符合糖尿病肾病的病理特点，按语照气血阴阳之不足组药成方，方中黄芪（气）、黄精（阴）、丹参（血）、熟地黄（阳）为君药，黄芪味甘，性微温，归脾、肺经，补气升阳，益卫固表，利水消肿；熟地黄味甘，性温，归肝、肾经，填补阴血而生真阳；黄精味甘，性平，归肺、脾、肾经，补益脾肾之阴；丹参味苦，微寒，归心、肝经，养血活血通络，此四药配合共达益气养阴、活血通络之功。山茱萸、山药、葛根为臣药，茱萸酸温，借以收少阳之火，滋厥阴之液，滋补肝肾；山药培水之上源，益气健脾；葛根活血通络。山茱萸、山药、葛根为臣加强君药益气养阴，活血通络之力。佐泽泻疏水道之滞，健脾益气；茯苓，淡渗，畅水上源；牡丹皮辛寒，以清少阴之火，奉少阳之气。一阴一阳，天地之道；一闭一合，动静之机，滋化源，奉生气，共奏降蛋白之功。现代研究表明：六味地黄汤能提高胞液 PKC 活性，降低胞膜 PKC 活性，使胞液 PKC 活性与胞膜 PKC 活性比显著提高，抑制 DN 时肾脏 PKC 的激活，提示六味地黄汤对糖尿病肾病大鼠肾脏的保护作用与抑制肾脏 PKC 活性有关。同时六味地黄汤可以减少 miR-192、collagen I、TGF-β_1 的产生，延缓糖尿病肾病进程。现代研究表明，黄芪对肾小球的基底膜电荷屏障和机械屏障均有保护作用，从而减轻尿蛋白漏出；对肾性蛋白尿有减轻和消除作用，黄精多糖能抑制糖尿病鼠心、肾组织 RAGEmRNA 表达，对高血糖及糖基化终产物（AGE）造成的组织损伤具有保护作用。另外瘀血阻滞是糖尿病肾病又一特点，应用丹参活血化瘀，因为丹参专入血分，其功在于活血行血，内达脏腑而化瘀滞，丹参中含有大量的二醌色素，丹参酮等多种物质，具有活血化瘀，降低血液黏稠度等多种作用，水蛭中含有水蛭素等多种活性多肽，具有抗血栓，降血脂的作用，近年来有应用水蛭降低尿蛋白，减轻肾脏病变的报道，李琳等通过应用中药水蛭干预糖尿病肾病大鼠 8 周后发现肾重指数较模型组下降（$P < 0.01$），尿微量白蛋白、尿肌酐下降（$P < 0.01$），提出水蛭对糖尿病大鼠肾脏的保护作用可能与减少 IV-c 的表达有关。

实践证明，益肾活血汤对改善消渴肾病口干、神疲乏力、肢体浮肿、小便混浊、五心烦热、腰膝酸软、气短懒言、自汗盗汗、便秘或便溏诸症及血瘀证和舌脉象等症状体征有明显疗效；能明显改善肾功能及减少蛋白尿。因此对糖尿病肾病（气阴两虚兼血瘀证）患者是较理想的治疗方药。

米烈汉活用补中益气汤经验

王　欢

米烈汉教授是本校研究生导师、全国名老中医师带徒导师，从事中医医疗、教学、科研及医院管理工作 40 余年，运用中医药诊治内科、妇科疾病等疑难杂病多有建树。笔者作为米教授的学生，有幸侍诊左右，获益良多，对老师常常从中气虚立论而获效深有感触。现将其运用补中益气汤的经验介绍如下。

案例 1：汗证

患者，女，53 岁，2009 年 7 月 21 日就诊。患者自汗、盗汗 2 年，多方治疗无效。刻下：时有身热汗出，恶风，怕冷，手脚冰凉，睡眠差，性情急躁，舌暗红，苔薄，脉细弦。此乃脾肾阳虚、营卫不和，治当补中益气、调和营卫、温阳止汗。予补中益气汤加味：黄芪 30g，白术 10g，陈皮 14g，升麻 6g，柴胡 14g，党参 10g，炙甘草 10g，当归 10g，桂枝 10g，白芍 14g，淫羊藿 30g，炒酸枣仁 30g，浮小麦 30g，麻黄根 30g。水煎服，每日 1 剂。

二诊：服上药 14 剂后，患者身热、汗出明显减轻，手足稍温。守方加煅龙骨 30g、巴戟天 10g、仙茅 30g，继服 14 剂善后。

按语　本案看似简单，实则病涉五脏。身热汗出、恶风是肺气虚表现；怕冷、手脚冰凉因于脾肾阳虚；睡眠差属心气虚，心神失养；性情急躁乃肝气上逆。由此可见，本案患者五脏功能皆有衰退。《医门法律·先哲格言》有"胃气强则五脏俱盛，胃气弱则五脏俱衰。胃属土而喜甘，故中气不足者，非甘温不可"之高见。所以，补益中气才是当前关键，另加桂枝、白芍以调和营卫，且桂枝又能补心脾肾之阳气，芍药兼以泻肝敛阴；再加淫羊藿补肾阳，炒酸枣仁安神，浮小麦、麻黄根敛汗。全方主次分明，诸证兼顾，故收效迅速。

案例 2：月经不调

患者，女，19 岁，2009 年 7 月 7 日就诊。患者月经不调 4 个月，2 月一行，量少、色淡，头晕，乏力，眠差梦多，舌淡红，脉细。证属气虚血少、胞宫失养，治以补气生血。方用补中益气汤加味：黄芪 30g，白术 10g，陈皮 14g，升麻 6g，柴胡加当归 20g，继服 7 剂以巩固疗效。

按语 本案患者证属湿热下注，与血搏结，痹阻血脉。法当活血化瘀、清热祛湿止痒，此为正法。然痛痒兼作，魄之所觉也，宜从"魄"论治，故在抵当汤清热祛瘀基础上，加茯苓杏仁甘草汤宣肺止痒而收效。

案例3：炎性假瘤

患者，男，51岁，2004年11月26日初诊。患者2年前无明显诱因出现右眼突出伴肿胀，查眼部CT示：炎性假瘤。甲状腺功能正常，血压160/100mmHg，曾于某医院眶内注射激素及止痛药，口服泼尼松治疗，症状未缓解。现症：右眼胀痛突出，头晕，不能长时间坐立视物，每于冬季腰腹部出现红色丘疹，瘙痒，易汗出，纳可，寐安，小便自利，大便每日1次，舌绛紫、有瘀斑，苔薄黄，脉弦细。查体可见双眼突出，双眼睑下缘可触及多个小结节；甲状腺不大。既往过敏性哮喘，后自愈；磺胺药过敏。中医诊断：瘿瘤（突眼症）；西医诊断：眼睛炎性假瘤。方以抵挡汤加减：大黄10g，桃仁20g，水蛭20g，虻虫15g，红花20g，赤芍15g，柴胡10g，钩藤（后下）30g，青葙子15g，黄芩10g，野菊花15g，黄芪30g，地龙15g，炙甘草15g。水煎服，每日1剂。

二诊：患者服药10剂后，头晕及右眼肿胀明显好转，大便每日5~6次，为稀黏便，腰腹部出现红色丘疹，瘙痒，舌暗红，苔薄，脉弦细略数。血压135/90mmHg。其大便次数增多而无不适，与重用活血之品有关，此瘀热有出路，故不必考虑。上方加白鲜皮30g、地肤子15g、蝉蜕20g，以清热燥湿、祛风止痒。

三诊（2004年12月27日）：患者连服上方3周后，湿疹消退，右眼肿胀明显好转，大便每日1~2次，为稀黏便，能轻微工作，舌暗红，苔薄白，脉弦细。其症状舌脉向愈，故可丸药缓图。处方：大黄40g，桃仁40g，水蛭40g，虻虫40g，红花40g，赤芍60g，柴胡60g，钩藤90g，青葙子90g，黄芩60g，野菊花60g，桂枝60g，党参60g，炙甘草60g。研末，每次5g，每日2次。保持大便每日1~2次为稀便；如果大便每日1次而干，可增加服药1次，即每次5g，每日3次。

四诊（2005年4月8日）：患者服上方药末3月余，右眼自觉症状消失，能从事一般工作，但仍肿突，大便每日1~2次，略稀，舌暗红，苔薄白，脉弦细，继服药末如前法。

五诊（2005年7月14日）：经8个多月的治疗，患者症状基本消失，能正常工作，右眼轻微肿突。

按语 炎性假瘤当属中医"瘿瘤"范畴，该患者右眼胀痛肿突，舌绛紫，有瘀斑，苔薄黄，脉弦细，知其为血热瘀结，瘀重而热轻，当用破血逐瘀力量最强的抵挡汤主之。后诸症明显好转，病轻势缓，以丸药缓图收功。

米烈汉主任医师运用加味滋肾清肝饮经验拾粹

路 波 沈 璐 指导：米烈汉

米烈汉主任医师，业医近 40 年，学验俱丰。笔者有幸师从其门下，收益颇丰。今就老师常用的古方"滋肾清肝饮"临床运用经验简介如下。"滋肾清肝饮"方出自清·高鼓峰《四明心法》，治胃脘痛、大便秘结，肝血虚。米烈汉老师用该方治疗糖尿病及其多种慢性并发症、更年期综合征、高血压、脂肪肝、甲亢、性功能减退、代谢紊乱综合征等有肝肾阴虚、虚火上炎、肝胆郁热病机者。老师临床运用该方定加黄芩。老师认为：阴血亏虚，相火妄动，火逆上冲，火伤及肺，水之上源为虚火耗散，则津失输布，五脏失润，进而加重全身阴精不足。故于该方中加黄芩清肺火以护肾阴。黄芩善清上焦之火，与栀子相伍可加强清心火之力；与柴胡相配有清疏肝胆之功。另外，黄芩性燥，能防滋补药产生滞腻之弊。故该方加黄芩后滋而不腻，行而不燥，补消兼顾，为补益肝肾，清降虚火的妙方。

1 糖尿病肾病案

薛某，男，71 岁。2003 年 7 月 13 日初诊。主诉：糖尿病 10 年，双下肢浮肿 6 月。10 年前不明诱因多饮、多食，化验空腹血糖 11.2mmol/L。诊为"2 型糖尿病"长期服用"达美康"、"二甲双胍"等药物，血糖控制一般。6 月前发现双下肢水肿，尿 Pro（＋＋～＋＋＋），BUN 6.6mmol/L，Cr 99mmol/L，诊为"糖尿病肾病Ⅳ期"。住西医医院给"诺和灵 30R 每天 40U""瑞泰 5mg/d""凯时 10μg/d""怡开 480mg/d"等药物治疗 3 个月，空腹血糖 7～9mmol/L，餐后 2h 血糖 8～11.5mmol/L，血压 18.5～24/11.5～13.2kPa，尿 Pro（＋＋～＋＋＋），24h 尿蛋白定量 2.23g，BUN 6.8mmol/L，Cr 117μmol/L。疗效不佳。延医至米烈汉教授处。症见：双下肢肿，肿至膝下，按语之如泥，颜面晨起浮肿，身困乏力，腰膝酸软，五心烦热，双足干燥，眠差多梦，大便干燥，舌红暗、有裂纹，苔黄腻，舌下脉络迂曲，脉弦数。证属肝肾阴虚，气虚血瘀。治用滋肾清肝饮加味：熟地黄 24g，山茱萸、山药、茯苓、泽泻、牡丹皮、丹参各 20g，酸枣仁 30g，焦栀子、黄芩、柴胡各 10g，当归、白芍各 14g，黄芪 50g。西药降糖、降压遵原治疗方案。服药后腰痛减轻，睡眠改善，嘱原方连服 1 个月。

二诊（8 月 16 日）：精神大增，活动能力增强，双下肢肿减轻，活动后肿至踝上，休息则消，双睑晨起微肿。腰膝酸软，五心烦热，双足干燥等症明显减轻。食量、体重增加，睡眠改善，做梦减少，大便成形，每日 1 次。舌暗淡红、裂纹减少，苔薄黄，舌下脉络迂曲，脉弦缓。空腹血糖 4.6～6.3mmol/L、餐后 2h 血糖 5.9～7.5mmol/L，血压 13.2～17/10～11.5kPa，尿 Pro（＋），24h 尿蛋白定量 1.10g。治用上方加仙茅、仙灵脾各 14g。

连服 3 个月后，食量如常，胰岛素减量 1/3，血糖空腹 4.5～6.2mmol/L、餐后 2h 6.0～7.8mmol/L。血压稳定，尿 Pro（＋－），24h 尿蛋白定量 0.61g，BUN 6.4mmol/L，Cr 106.5μmol/L。坚持用药至今，尿 Pro（－～＋）波动。自觉症状消失，病情得以控制。

按语 米烈汉教授认为，糖尿病基本病机为阴虚内燥，病变日久，损及肝肾之阴；同时阴损及阳，阳气不足，推动无力，水液停聚，泛滥肌肤，而成水肿；另一方面病久瘀血内生，"瘀血化水，亦发水肿"（《血证论》）。故糖尿病肾病的病机为：肝肾阴虚、气虚血瘀。治用滋肾清肝饮加味。其中六味地黄滋补肾阴，四物汤养血调肝，阴虚得养，内燥得滋，对降糖有良好的辅助作用。又有丹栀逍遥疏肝散火，小柴胡清解少阳，肝火清，患者睡眠、血压得以改善，减小了肾小球压力，为延缓肾病创造了条件。重用黄芪，补气利水，并与后续之仙茅、仙灵脾温阳化气，于阴中求阳，使阳生水运。丹参加强四物汤活血之力，"去菀陈莝"，活血利水。因病程日久，病势沉重，药物取效后守方守法、长期治疗亦是本病治疗的关键。

2 代谢紊乱综合征案

刘某，男，50 岁。2003 年 10 月 20 日初诊。主诉"眩晕 2 年，口干 1 年。"患者 2 年前不明诱因感眩晕，眠休差，性情急躁，未与重视。偶测血压为：24/12.8kPa，诊为"高血压"，此后常服"复方降压胶囊"等药物，血压波动于 17～20/11～12kPa 之间。近 1 年来，患者口干日渐明显，饮水增加，乏力，急躁易怒，身热心烦，口苦，眠差，大便干。患者平时喜食肥甘，喜酒。父亲有冠心病史。舌红、有裂纹、苔黄，脉弦数。体重指数 31kg/m²，血压 19/12kPa。HDL-C 0.92mmol/L，LDL-C 4.25mmol/L，TG 3.51mmol/L，CH 5.72mmol/L，UA 465.2μmol/L，空腹血糖 6.5mmol/L，餐后 2h 血糖 9.7mmol/L，空腹胰岛素 28.2μU/L，餐后 2h 胰岛素 248.7μU/L。中医诊断：眩晕、消渴；西医诊断：代谢紊乱综合征。中医辨证：肝肾阴虚，虚阳上亢，痰瘀内阻。治疗用滋肾养肝，平肝潜阳、化痰祛瘀之法，方用滋肾清肝饮加味：熟地黄、山茱萸、茯苓、泽泻、牡丹皮各 20g，酸枣仁 30g，焦栀子、黄芩、柴胡、当归、白芍、天麻、半夏、钩藤各 14g，生大黄 10g，水蛭粉 2g（冲服）。并嘱其减少主食量，每餐进食七成饱，加强活动。

7 剂后，患者身热大减，口渴减轻，大便通。继用上方减去生大黄，连用 1 个月。眠休明显改善，性情较前平和，眩晕症消失。复查：体重指数 30kg/m²，血压 17/11.5kPa。HDL-C 1.62mmol/L，LDL-C 3.22mmol/L，TG 2.11mmol/L，CH 3.97mmol/L，UA 335.4μmol/L，空腹血糖 5.5mmol/L，餐后 2h 血糖 7.1mmol/L，胰岛素 18.4μU/L，餐后 2h 胰岛素 105.7μU/L。

按语 目前认为，胰岛素抵抗综合征是诱发心血管疾病的危险因素，而其中心环节即为胰岛素抵抗。胰岛素抵抗及其继发的血糖、血脂代谢紊乱是产生冠心病、糖尿病及高血压的共同土壤，即所谓的"共同土壤"学说。米老师认为该病起因为长时间摄入超量营养。"肥者令人内热，甘者令人中满。"《素问·奇病论》大量的肥甘饮食，一方面损伤脾胃，脾胃运化失司，痰湿内生，积于皮下、肌肉、筋膜之间，使人肥胖；流行于**血脉可成痰瘀**，化验可见血脂升高；痰瘀阻脉，清阳不升，而致眩晕。另一方面，**膏粱厚味**，酿成内热，耗伤阴精，日久必及肝肾，肝阴不足，肝阳上亢，**可导致或**加重眩晕；肝肾阴虚，五脏内燥，可致消渴。就其临床规律来讲，一方面病症出现较早，但多不为患者重视，常不就医。另一方面病理损害与前者同时发生，但病症出现较晚，一旦出现常迫使患者就医。所以，临床常见证型为肝肾阴虚，虚阳上亢，或兼有痰瘀阻脉。用滋肾清肝饮加味治疗该病，方中六味地黄滋补肾阴，四物汤养血调肝，阴虚得养，内燥得滋；四物汤加水蛭活血祛瘀，可降血脂，改善高粘血症；丹栀逍遥疏肝散火，柴胡、黄芩清解少阳，肝火清，肝木疏，脾土运，痰湿得化，血脂得降；天麻、钩藤、半夏化痰息风，酸枣仁养心安神，使患者睡眠、血压得以改善。全方可能通过抑制过于兴奋的交感神经，增加肝糖原的合成，降低血脂，增加了胰岛素敏感性，改善胰岛素抵抗。